席梁丞医案医话选

编 著

席守贤　席书贤
席兴贤　席英贤

中国中医药出版社
·北京·

图书在版编目（CIP）数据

席梁丞医案医话选／席兴贤等编著.—北京：中国中医药出版社，2014.8

ISBN 978-7-5132-1960-0

Ⅰ.①席… Ⅱ.①席… Ⅲ.①医案—汇编—中国—现代 ②医话—汇编—中国—现代 Ⅳ.①R249.7

中国版本图书馆CIP数据核字（2014）第147049号

中 国 中 医 药 出 版 社 出 版
北京市朝阳区北三环东路28号易亨大厦16层
邮政编码　100013
传真　010 64405750
北京泰锐印刷有限公司印刷
各地新华书店经销

*

开本 880mm×1230mm　1/32　印张 10.25　字数 220 千字
2014 年 8 月第 1 版　2014 年 8 月第 1 次印刷
书号 ISBN 978-7-5132-1960-0

*

定价 28.00 元

网址　www.cptcm.com

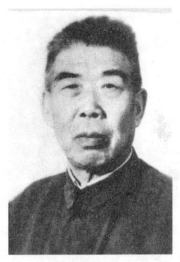

席梁丞照片

·❖·著名中医席梁丞·❖·

先父席梁丞，名作栋（1911–1981年）。甘肃武威人。甘肃省中医院内科主任医师，一生躬耕杏林，悬壶济世，广有口碑，是甘肃乃至全国的著名中医。

先父出生在一个书香门第、中医世家。曾祖父席松龄是清朝咸丰至同治年间游走于凉州城乡的郎中，学识丰富，晚年坐堂行医，声誉遍乡里。祖父席铭生字维新，在清朝光绪年间参加科考，被擢拔贡生，但他放弃仕途，潜心攻读医典，继承家传的"师尧堂"药铺；医技精湛，终生以治病救人为业，成为享誉武威的良医。

在这书香药味浓郁、医学积淀深厚的家庭环境中，先父耳濡目染，年少时，祖父诊病问疾之际，常立于案头默默从学，口诵心惟。18岁高中毕业后，即随祖父研习岐黄之术，攻读《黄帝内经》（以下简称《内经》）《伤寒论》《温病条辨》及《陈修园医书七十二种》等医学典籍，并开始把脉开方下药。祖父离世后，又先后师从凉州名医文仙舟、权爱棠，学习达三年之久。在汲取众家之长后，于1935年正式在武威城乡挂牌行医。因基稳根固、学养厚实又极重医德，不数年便获声名，四邻八乡求医者络绎不绝。

20世纪40年代末，先后参加北平国医砥柱社、兰州健民医学研究社等专业社团组织，与同侪深入探求中医中药之奥妙，同时在武威大力传播、弘扬中医药知识，对中医药在地方的发展，起到了积极的推动作用。

新中国成立后，先父与权爱棠、李明轩等凉土名医，组建武威县民康诊所并任所长，同时兼任武威县中医协会秘书长。1955年，民康诊所被并入武威县人民医院，乃任内科中医师。1958年，被保送到北京中医学院教学研究班进行理论深造，两年学满后奉调到甘肃省中医院工作，先后任内科中医主治医师、主任医师，并当选中华全国医学会分会第一届理事、甘肃省政协委员、兰州市人大代表等职，在晚年光荣地加入了中国共产党。1973年，被聘担任首批全国名老中医师带徒指导老师，为培养中医后备人才尽献心力，现甘肃著名中医王自立先生、唐士诚先生及梁玉珍女士等就出自其门下。

20世纪70年代，集先父一生从医经验的结晶《席梁丞治验录》付梓。其学术思想亦被收入《著名中医学家的学术经验》一书中。此外，他的诸多医案、医话、临床经验等分别被刊行于全国各种医学医药书刊上。先父去世后，20世纪80年代后期，他被家乡政府列入《武威市志》中的"武威文化历史名人"卷，这是对先父一生最大的褒奖，也是社会对其中医学术思想、理论及实践成果的肯定。

纵观先父五十余载的从医生涯，一生恪守中医传统，在中医这座奇葩充盈的杏苑园里，孜孜矻矻，居敬持志，终在内科、儿科、妇科诸方面结出丰盛果实。尤其对温病、脾胃病、肝胆病、肾病、疑难杂症及小儿泄泻、肺炎、惊风和妇女月经不调、不孕不育的治疗，更是深研独到，疗效卓著，因而名噪陇上，在整个医界广有隆评。他在晚年集一生实践之经验，深切体会到，人以水谷为本，故脾胃之病最为常见，而调治脾胃之法也最多最繁杂。为此他殚心竭虑，专攻于此，晚年形成了以调补脾胃、培肾固本见长的学术风格。他以"力倡平补脾胃但又注重固护胃阴""健脾勿伤阴，养阴莫碍胃"等辨证理论，独创出甘淡健脾、平补脾胃而无伤阴之嫌的"加减六神汤"，在治疗脾虚泄泻及一切脾虚胃弱之证上显出奇效。胃气一虚，五脏受病；补脾法，既能益气、补血、摄精，又能制湿、化痰、消水，为此，他又将补脾法推广于妇科疾患和某些心肺肝肾诸证，亦屡收奇效。

"涉浅水者见虾，其颇深者察鱼鳖，其尤甚者观蛟龙。"先父经常以此古语自励并励人。他认为，欲观医海"蛟龙"，必得深潜于浩如烟海的中医药古籍之海中遨游。他尝言，对《黄帝内经》《伤寒论》《温病条辨》《千金要方》等名典，务要百读不厌乃至成诵，以可熟能生巧信手拈来；对历代医著典籍，他主张在兼收并蓄之时又不必拘泥于成方、古法，而是应紧密结合临床验证，灵活汲取经方时方、单方验方、诸家诸派之精华为我所用。此之谓：

"千方易得，一效难求；方不在多，有效则验；药不在贵，去病为灵；欲知效验，实践最重。""病无常形，医无常方，药无常品，在乎人之善学善用耳。"

先父的从医经验中，还有一显著特点，那就是临证遣方下药时，不但重视理法方药，而且非常讲究配伍，君臣佐使一目了然，寒热温凉、升降浮沉各有所使，方专而药精，量轻而方小，并使处方删繁就简而精炼搭配。他尝有言："用药如用兵，兵不在多而在精。药无贵贱，愈病则良，只要医理精明，知病知药，量少而精，亦能起到四两拨千斤、药到病除之良效。何必大方重药，药多方杂，只见药不见法，如此施治，岂能收效？"为此，他的处方风格深受患者青睐，也令同仁交口称赞。

此外，先父在数十载行医生涯中，还非常重视搜集民间的单方验方，然后去伪存真，求验于临床融为己见。这方面，他始终坚持深挖细掘，钩沉探奥，觅得奇方妙药后，以己心得融会贯通，使临床施治向背得宜，精细熨帖，毫无滞机。如他用雄鼠散治疗癫痫、五子养亲膏治疗老年咳喘，用天灵盖散治疗骨结核，单味蝼蛄治疗癃闭，五倍枯矾散外用治疗脱肛，麝香马钱散外用治疗疝气等痼疾，用秘方之本而又因人因病活用，无不赢得佳效。尤其是麝香马钱散，从先父临床试用治疗疝气初获成功后，到其儿孙辈传承使用不断完善，几十年来已累计施治近万例，疗效十分显著，成为治疗疝气病的祖传秘方。

在先父立业立德立人的影响和熏陶下，我们兄弟姐妹四人都继承父业，走上了从事中医或中西医结合医疗之道，分别在武威市中医院、兰州大学附属第一医院、新疆吐哈油田医院、甘肃省中医院从业，延续家学传统，得"四代中医世家"的称号。"医者，须要胸中有道义，立身务修其本。必如此，乃可悬壶行医"，这正是先父医德医风的最好写照，也是先父立下的家训，是送给子女的座右铭。他的谆谆教诲成为我们从医做人的准则，并伴随我们一生为人处世、立业做学问。

先父曾亲笔书写古代大医学家孙思邈论医德的箴言分送各子女，叮嘱我们践行，使我们终生受益终生难忘："凡大医治病，必当安心定志，无欲无求，先发大慈大悲之心，誓愿普救含灵之苦。若有疾厄来求救者，不得问其贵贱贫富、长幼妍蚩、怨亲善友、华夷愚智，普同一等，皆如至亲之想；亦不得瞻前顾后、自虑凶吉、护惜身命；见彼苦恼，若己有之，深心凄怆，勿避险巇，一心赴救。如此可为苍生大医，反之则是含灵巨贼。""为医之道，亦不可訾毁诸医，自矜己德，偶然治瘥一病，乃昂头戴面而有自许之貌，谓天下无双。此医人之膏肓也。"

追忆先父五十余载从医生涯，其坐拥书城苦读医典，终生向学勤于实践，临床诊治医案及经验可谓丰赡，但因种种原因未能尽搜集结成书。20世纪80年代初，医界王自立、唐士诚、梁玉珍诸贤达及先父小女席书贤曾共同整理编纂《席梁丞医话》一书，初稿已定，但先父突患疾溘逝，未能亲自审稿，致使此书稿因故延宕，惜未正式出版。为实现先父夙愿，我们对他遗留的手稿、医话、医案进行了精细梳理，三易其稿，选其精华部分予以汇集，编纂为《席梁丞医案医话选》，庶几可反映先父一生的临床经验和学术思想，以与医界同行共享，并希冀得到专家学者指正。

《席梁丞医案医话选》是《席梁丞治验录》的姊妹篇。此书面世，我们可无憾地告慰慈父：您终生以治病救人、弘扬中医为业，德不伪立，名不虚成，应该含笑于九天了。

席兴贤　席英贤　席守贤　席书贤

2012 年 12 月 18 日于兰州

忆恩师席梁丞先生

　　时光荏苒，转眼间先师离开我们已经三十二载了，先师的教诲时常会在耳畔响起，先师谦和的身影时常会浮现在脑海。回顾我的行医之路，幸蒙先师传道、授业、解惑、答疑，使我受益至今。值此《席梁丞医案医话选》付梓之际，谨撰此文以表对先师敬仰、感激之情。

　　先师出身中医世家，幼承庭训。18岁时正式师从其父凉州名医席铭生先生研习岐黄之术，24岁时已在武威挂牌行医。1958年，先师被选派至北京中医学院学习深造。1960年，奉调到甘肃省中医院工作。1973年我有幸成为先师的弟子，随先师临证、查房、会诊、抄方，在先师的指导下研读中医经典。凡此五年，打下了坚实的中医基础，在以后的临证中每每想起老师的谆谆教诲。

　　先师治学既注重经典著作的学习，又注重临床实践的验证。尝谓："千方容易得，一效实难求。"意即：方不在多，有效则名；药不在贵，去病为灵；欲知效灵，实践最重。又谓："病证虽千变，理法遵《内经》；规矩有准绳，问世无闲停；胸中多疑虑，枕旁书常盈。"特别强调对"岐黄《内经》、长沙《伤寒论》"要深入学习研读，方能继承发扬中医学。

先师医术精湛，擅长治疗内科、妇科、儿科病证，尤其对脾胃病的治疗有独到之处。创立甘淡健脾、平补脾胃，而无伤阴之弊的"加减六神汤"，治脾虚泄泻及一切脾虚胃弱之疾，其效甚佳。借此记述两例病案，以资后昆赏学，以舒怀念之意。

时有一患儿，一岁半，因三个月前，喂食不当，引起腹泻，每日三次左右，为绿色水样便。曾用痢特灵、黄连素、链霉素等治疗，时作时止，迁延不愈。后下痢脓血，日行三四次，十余次不等。大便化验检查：黄色稀便，黏液（++++），脓细胞（++++）。且面黄，手足不温，食欲不振，精神欠佳。指纹淡红，舌质淡，苔白微腻。先师认为是饮食不节，损伤脾胃，水谷不别，并走大肠，泻痢由作。虽下痢脓血，但无里急后重。泻下日久，脾阳更伤，大有滑脱之势，且中阳不足，呈现面黄气弱，四末不温。脉证合参，知为虚寒下痢。治宜健脾益气，温中固脱。方用加减六神汤合桃花汤加减施治。服药后，大便成形，一日一次。连续三天化验大便，均无异常。住院六日痊愈出院。

时一肠痈患者，年三十余岁，少腹疼痛，以右腹痛为剧，经某医院诊断为"阑尾炎"，患者拒绝手术，每日注射青霉素抗炎治疗，但腹痛日益加重，邀先师会诊。患者腹痛剧烈，不时呻吟，长达七日，未能入眠。诊脉弦紧不数，舌苔白、微腻不燥，时有肠鸣，但小便清长，而大便不通。结合脉证，先师认为是下元阳虚，寒气凝结，结则不通，不通则痛。遂予温经助阳、祛寒散结之剂，以真武汤加味治疗，傍晚服第一煎，约莫片时，呻吟渐止，已入酣睡，将至午夜，家人意欲唤醒服药，先师告以勿惊，令其安睡。方至鸡鸣，患者睡醒，自服二煎。约莫半时，又连续呻吟，诉其腹痛，肠鸣后重，急欲登厕,先多矢气,后下绿水样便,量虽不多,腹部疼痛从此消失。可见肠痈虽多是湿热蕴结,血瘀气滞,但在临床上亦有阳虚阴盛,寒凝水结,肠道不通所致之证。

先师不但医术精湛,而且医德高尚,在先师的眼里没有高官与百姓之别,没有富人与穷人之分。凡来求治者一视同仁,认真聆听每一位患者的述说,详细询问患者的病情,察色按脉,辨证施治,药到病除,活人无数,先师却从不以疗效显著而自诩;先师淡泊名利,常告诫我们"医人不得恃己所长,专心经略财物,但作救苦之心,于冥运道中,自感多福者耳"。

逝者已矣,遗产永存。先师一生精勤不倦,博采众方,以治病救人为己任,一生恪守中医的传统特色,致力于中医的传承与发展,为后人留下一笔宝贵的财富。我等后学者,当继承先师衣钵,光大先师的医德医术,弘扬祖国的传统医学,为大众谋健康。

学生王自立

2013 年 3 月 28 日

注:王自立先生为享受国务院政府津贴专家、国家中医师承指导老师、甘肃省优秀专家、甘肃省名中医、中华中医药学会理事、甘肃省中医药学会副会长、甘肃省医师协会副会长、甘肃省中医院首席主任医师、《甘肃中医》主编。

行好医，先要做好人

——怀念恩师席梁丞先生

1978 年 6 月，《席梁丞治验录》一书出版，受到医界和读者的广泛好评。1981 年，其姊妹篇《席梁丞医话》又完成初稿，待席梁丞先生审定，然先生突患疾而逝，未能付梓。今天，席梁丞先生的后人（兄妹四人均攻读医学，从事中医或中西医结合之道），对其父的医案、医话、手稿等进行精细梳理，仔细勘校，三易其稿选其精华合并成集为《席梁丞医案医话选》。此举，一则了却了先生夙愿，二则为中华医学宝库增添了一件颇具价值的瑰宝，可喜可贺！

我与席梁丞先生相识于 1961 年。那年，我从兰州医学院毕业分配到甘肃省中医院内科工作，当时先生已是中医主治医师，因医术高明，疗效显著，令我仰慕。从那时起，我有幸与先生朝夕相处，跟随查房、写病历、抄处方，陪同出诊、会诊等二十余载。期间，在先生的言传身教、答疑解惑和悉心指导下，我系统地学习了中医经典著作及基础理论，结合临床实践，医术亦不断长进。在我和先生相处的二十年余间，其严谨的治学态度、精湛的医术及高尚的医德人品熏陶、影响着我，使我获益匪浅。至今回想起来，如果说我在中医事业上有些许成绩的话，这都与先生的点滴教诲分不开。席梁丞先生是我中医启蒙最优秀的老师，也是我永远铭记的恩师。

陇上素有"自古凉州出名医"的说法，席梁丞先生恰出生在武威一个中医世家，其祖父是清朝咸丰至同治年间的名医，其父又是清朝光绪至民国年间的名医，到他已是第三代名医。俗话说，书香人家多秀才。先生成名正应验了此理。先生又一脉相承，从小立志学医，继承家传，秉受家训，沿袭父业。他最初师从其父，受医药世家丰厚的中医文化积淀氛围的熏陶及良好的教育，耳濡目染，刻苦攻读中医经典，后又拜师于当地多位名医，汲取众家之长，得其真传。从此，如虎添翼，为以后个人的迅速发展与提高打下了坚实的基础。先生博采众长，兼收并蓄，摒弃因循守旧，割除门户之见，并大胆实践于临床。青出于蓝而胜于蓝。在弱冠之年，就悬壶济世、挂牌独立行医，诊治病人，效如桴鼓，不几年就声名大噪，誉满凉州城乡。

先生秉性敦厚，为人谦和，淡泊名利，无欲无求，潜攻医典，治病救人，在修得精湛医术之际，更重视医德修炼，事事处处以唐代大名医孙思邈的《大医精诚》精神为宗旨，来规范省察自己的行为，常以其警语告诫我们："夫大医之体，欲得澄神内视，望之俨然；宽裕汪汪，不皎不昧；省病诊疾，至意深心；详查形候，纤毫勿失；处判针药，无得参差。"先生高尚的医德为我们树立了榜样，值得学习，值得效仿。他常常挂在口头上的一句话就是"要行好医，先要做好人"，在他眼里，没有达官显贵、贫贱农夫之分，对所有患者都一视同仁，凡有叩门求医者，从不推诿。从而赢得了百姓的好评，被誉为陇上良医。

"病无常形，医无常药，药无常品，在乎人之常学常用耳。"以此为训，先生在诊病时，聚精凝志，耐心听患者陈述病因、病症，细心把脉，根据每个病人的具体病情，望、闻、问、切，四诊合参，再认真处方，大凡病人服用先生的药后都能立见成效，救人无数，深受群众爱戴。

先生到晚年学验俱丰，疗效甚佳，广有口碑，虽早已是陇上名医，声望很高，但他仍深夜挑灯，孜孜不倦而沉湎查阅古今医籍文献，埋头于案，不断充实和提高自己的学术理论知识。在读书方法上，常用朱熹的名言赐教："读书之法，在循序而渐进，熟读而深思"；"未得于前则不敢求其后，未通乎此则不敢忘乎彼。"因此，使我在读书方法上长进不少。他还经常用韩愈"业精于勤，荒于嬉；行成于思，毁于惰"的名言来警示、策励我。他那活到老学到老的勤勉精神，是我们永远学习的榜样。

先生仁厚，平时很关心体贴同事、学生，对他的工作如有些许帮助，他都会铭记在心，予以回报。在20世纪70年代编写《席梁丞治验录》和《席梁丞医话》（因故未出版）时，先生完成初稿后，王自立、梁玉珍、席书贤和我协助整理。（《席梁丞治验录》）此书出版后受到嘉奖，他从并不丰厚的奖金中拿出部分来奖励我，这使我颇为感动。我用这笔奖金买了一台缝纫机。在那个年代，能买一台缝纫机的钱，就是很大的奖赏了。至今，这台缝纫机我还留存着，成为我永久的纪念。

逝者如斯夫，如今，先生已在另外一个世界，天地两隔，不能一起欣赏新出版的《席梁丞医案医话选》，可谓大憾。但在此刻，先生一定会含笑于九天，因为先生黄金般的品格、高尚的医德、精湛的医术、坦诚的人格魅力，我们将永远传承下去，弘扬国粹，发扬光大。

席梁丞先生，我永远的恩师！

唐士诚

2013 年 4 月 25 日

注：唐士诚主任医师，甘肃省中医院原业务副院长，中西医结合主任医师，甘肃省名中医，荣获"甘肃省首届十大公益之星""甘肃省科普工作者"及"全国农村科普先进工作者"，现任甘肃省老年科技协会副会长，甘肃省老年保健协会会长，《保健杂志》顾问。

目录

MU LU | **目 录**

第一章
医案

内科医案

妇科医案

小儿科医案

温病病案

第二章
医话

第三章
跟师心得

第一章
医案

内科医案

类中风

　　徐某，女，二十余岁。于1963年秋季初诊。因暑夏受潮，汗出当风，以后自觉下肢顽麻，腰膝无力，步履艰难。两月后，下肢完全不能活动。由于迁延失治，卧床不起将近半年，大小便 时以双手双膝跪匍而行，跪行时可听到关节咯吱作响。虽久病卧床，但形体肥胖如旧，容若新装，食量较前大增。问其痛苦，口唇微动，舌强语涩，脉浮大缓。

　　辨证：脉浮缓为风，大为内虚，内虚难御外邪，风邪乘虚而入，又因水不涵木，出现虚阳外越之象。

　　治法：滋肾培肝以息风，引火归原以降冲逆。

　　处方：地黄饮子。

　　　　熟地15克　远志6克　石斛9克　山萸肉9克

菖蒲9克　　苁蓉9克　　巴戟9克　肉桂4.5克

麦冬9克　　附片4.5克　茯苓9克　五味子4.5克

薄荷3克

水煎服，一日一剂。连服三剂，嘱其多晒太阳，并扶杖倚墙而行，以锻炼下肢功能。不数日能弃杖扶墙行走。又投原方三剂，面色转为苍黄，语言逐渐清楚，食量接近正常，能自然活动，惟觉下肢仍软，行动乏力。原方再服三剂，半月后行动自如，再未服药，逐渐恢复健康。

体会：方书说："足痿不能行，舌痦不能言，此少阴气厥不至，名曰痦痱。"患者平素肾虚精亏，筋失濡润，骨失滋养，且表虚不固，又乘暑湿劳动，汗出当风，风邪乘虚中络，痹阻经脉，肌肤因之不仁，下肢于是软弱，正如《内经》所说："肾藏精，精生髓，髓生骨。"及《金匮要略》（以下简称《金匮》）说"邪在于络，肌肤不仁，邪在于经，即重不胜……邪入于脏，舌即难言"之理。舌强语謇，因肾气不荣于舌本，更因肾虚火不归原，而现戴阳之证。风能消谷，故患者多食善饥。究其病因，肾虚为本，虚则补之，方用地黄饮子，以熟地、巴戟、苁蓉、山萸肉益肾养肝息风；远志、菖蒲交通心肾，芳香开窍；麦冬、石斛、五味子滋阴敛阳以清胃热；薄荷轻清辛散余邪；桂、附引火归原，摄纳浮阳。此病治本，标病自愈，故疗效显著。

小结胸（热实结胸）

张某，男，三十余岁。因食生冷，胃脘剧痛，口渴喜饮，呕吐黄涎绿苦水，小便短赤，大便秘结，胃脘硬满拒按。于

1962 年初秋住院治疗，诊为"急性胆囊炎？胆道蛔虫？"，经输液、注射止痛剂效果不显。外科会诊，诊断同前，建议非手术治疗，必要时进行手术。诊其脉弦滑数，舌苔焦黄少津。

辨证：脉弦数多热，滑为痰火，知其素有痰热，又因生冷饮食停积胃脘，水火互结所致。

治法：开胸利膈，清热豁痰。

处方：仲景小陷胸汤加味试治。

　　　　全瓜蒌 15 克　　清半夏 9 克　　姜黄连 6 克　　淡竹茹 9 克
　　　　生山楂 15 克　　焦山楂 15 克

水煎服。连服两剂，胃痛大减，呕吐已止，稍能进食，惟仍口燥咽干，苔黄便秘，系热盛津亏，拟大黄黄连泻心汤加味，以清热开结。

处方：大黄 9 克　　黄连 6 克　　黄芩 6 克　　花粉 12 克
　　　　竹茹 9 克　　水煎服。

服一剂后，大便通畅，舌润苔白，诸症悉愈而出院。

体会：《伤寒论》说："小结胸病，正在心下，按之则痛，脉浮滑者，小陷胸汤主之。"本例结胸，症见胃脘硬痛拒按，呕吐黄涎，口燥，舌焦，喜饮，大便秘结，属水火互结，热实结胸，故先以小陷胸汤豁痰清热开结，加竹茹清热止吐；二楂消食破积。继用大黄泻心汤，以芩、连直折心火；以大黄荡涤坚实；加花粉生津止渴。证候热实明显，用方直截了当，收效亦速。

大结胸

石某，男，三十余岁。1968 年 7 月，因胃腹胀满疼痛，按之加剧，口渴喜饮，数日来小便短少，大便秘结，诊为"肠梗阻？"曾经灌肠、注射消炎止痛剂五六天，效果不显，而且腹痛日益加剧，要求服中药治疗。诊其脉寸浮、关沉、尺弦，舌苔白腻。

辨证：寸脉浮，关脉沉为结胸之脉。从心下至少腹硬满而痛不可近者为结胸之证。舌苔白腻，口渴便秘属痰湿郁滞，水火互结，结则不通，不通则痛，脉证符合，遂用大陷胸丸（汤）攻之，以期通则不痛。

处方：大黄9克　芒硝6克^{（调服）}　杏仁9克　甘遂3克

　　　葶苈子9克^{（炒）}

水煎服。一剂，嘱先服头煎，候三小时如不见泻，再进二煎。服第一煎后腹中作响，频频矢气，痛胀稍减。二煎服完，先下燥屎数枚，后泻稀便一次，腹痛立止，小便亦利。

三周后，患者独自骑车前来就诊，观其面色较前华润。自述常感头晕疲乏，食欲虽好，但食后腹胀，不能多食。此乃结胸虽愈，中气未复，拟健脾益气之剂以调理之。

处方：党参15克　茯苓9克　半夏9克　炙甘草4.5克

　　　白术9克　陈皮9克　生姜6克　焦三仙各9克

　　　大枣5枚

三剂，水煎服，一日一剂。

体会：本例之证为胃脘连及少腹硬痛，其脉寸浮关沉，疼痛拒按，大便秘结，数日未行，舌苔白腻不滑，口渴喜饮，实属结胸，当攻之，正如《伤寒论》说："寸脉浮，关脉沉，名曰结胸也。""从心下至少腹硬满而痛不可近者，大陷胸汤主之。"脉证符合，确诊无疑，病势虽重，方药亦猛，攻之即下，通则不痛。

寒实结胸

石某，男，四十岁左右。素无胃病，1968 年 8 月，因食水果，引起胃脘剧痛，诊为"急性胃炎"，注射阿托品，口服颠茄酊后一时许，痛止。次日胃脘疼痛较前更剧，呕吐不能进食，口干不喜饮水，大便时干时稀，小便清利，胃脘喜暖，但按之疼痛更甚。诊其脉沉弦兼紧，舌苔白腻。复如前法治疗，其痛不止，要求服中药治疗。

辨证：此例胃脘疼痛喜热拒按，脉沉主里，弦紧主寒主痛，舌苔白腻属湿痰寒邪，积食凝聚之象，脉证合参，证属寒实结胸。寒凝水结，"寒者温之""结者散之"。

治法：温中散寒，降逆破积。

处方：枳实理中汤加减。

枳实 9 克　　附片 6 克　干姜 6 克　白术 9 克

甘草 4.5 克　半夏 9 克

两剂，水煎服。服一剂后，下泻稀便一次，胃脘时痛时止。两剂服完，胀痛痊愈，观察二日，饮食正常，再未复发。方中姜、附温中散寒以行水；枳、术健脾消导以开结，共奏辛开苦降，温通导滞之能。

发颐后遗症

李某，男，七岁。于 1974 年 4 月前来就诊。其母代述：患儿半月前发烧二日，伴有左颌下红肿灼痛，诊为"颌下腺炎"，注射青霉素、口服消炎剂等数日，热退肿消痛止，但喉旁留有硬核，迄今月余未能消失，又诊为"淋巴结核""淋巴结炎"。诊脉弦细，舌苔淡白，项下疬瘰，大如胡桃，扪之不热，推之移动，压之稍痛。

辨证： 温毒风热，血凝热结，早用消炎退热，炎症虽去，风邪尚遗，形成血凝毒结。

治法： 活血祛风，温经驱邪。

处方： 阳和汤加味

    熟地黄 15 克   鹿角胶 6 克   白芥子 3 克   肉桂 3 克

    夏枯草 12 克   干姜炭 3 克   麻黄绒 3 克   皂刺 4.5 克

两剂，水煎分两次服，一日一剂。并嘱以大葱 120 克，切碎捣稀，加蜜炒热摊纱布上敷在肿处，每日换一次。五日后复诊，疬瘰渐软，缩小大半，嘱其再以葱蜜炒热外敷以疬瘰完全消失为度。

胃脘虚痛（一）

赵某，男，四十余岁。1954 年初秋出差路过，因胃脘疼痛，前来门诊就治，自述胃痛已有七八年之久，疼痛有规律性，饥时则痛，得食缓解，按之舒适，常觉心跳心慌，怕冷疲倦，寐少梦多。按其脉虚大无力，舌体肥大，苔白微腻，面黄无华。

辨证： 脾胃虚弱，心气不足。

治法： 强心健脾，护胃益气。

处方： 归脾汤加味。

    炙芪 30 克   当归 9 克   远志 6 克   石菖蒲 9 克

白术 9 克　茯苓 9 克　　木香 6 克　　龙眼肉 9 克

台乌 9 克　百合 15 克　炙草 4.5 克　炒枣仁 15 克

丽参 9 克^{（另煎兑服）}　水煎服。

二诊：服两剂，胃痛顿止，食量稍增，睡眠较好，惟感泛酸，便秘，原方去枣仁加牡蛎，再进两剂。

三诊：数日来胃痛再未发作，饮食增加，心慌疲乏诸症日有好转。故以原方五倍其量，研细做蜜丸，每丸重 9 克，每服一丸，日服二次，巩固疗效，以期根治。至次年春季，又来诊治，谓原方配制二料已服完，旅行半年胃痛未作，饮食大增，身体日益强壮。诊其脉弦缓有力，此乃胃气已复，心脾气旺之象，嘱按原方配服。

体会：本例胃痛，喜温喜按，饥时则痛，得食缓解，显系脾虚胃弱，心脾双虚。《内经》说："虚则补其母。""母能令子实。"故以归脾汤直接补心，间接补脾，则心气足，脾气充；使以菖蒲强心开窍，增进食欲；佐以百合、台乌补肺理气。服数剂而治愈七八年的胃痛宿疾，可见虚补实泻，辨证论治的重要。

胃脘虚痛（二）

刘某，男，三十余岁。因久患胃脘疼痛之疾，诊为"胃及十二指肠溃疡"，于 1972 年冬季来门诊就医。述其胃痛每在饭前，食后渐舒，惟感泛酸，痛时喜按，如进肉食，则能两三天不痛，惟四肢经常困倦。脉沉弦无力，舌苔正常，舌质淡红，面色苍黄消瘦。

辨证：脾胃虚弱，血虚气痛。

治法：益气补血，健脾和胃。

处方：黄芪汤合百合台乌汤加味。

　　　　炙黄芪 30 克　全当归 9 克　肉桂 3 克　百合 15 克

　　　　天台乌 9 克　　石菖蒲 9 克　香附 9 克　建曲 9 克

　　　　煅牡蛎 15 克　片姜黄 9 克　炙草 4.5 克

水煎，分两次服。服一剂后，胃痛稍减。两剂服完胃痛泛酸减轻大半，惟觉四肢发软，原方继服三剂后，纳谷渐增，疼痛即止。

体会：本例胃脘疼痛，每在饭前，得食痛止，痛时喜按，每进肉食，胃痛尚能缓解数日，脉弦无力，纯系心脾亏损，血虚气痛，根据“虚则补之”之原则，以黄芪汤大补气血，百合、台乌以理气；香附、姜黄、肉桂以调血，使气血协调，荣卫畅通，胃气因和，故疼痛得止。

血瘀胃痛

　　景某，男，六十余岁。1969 年春季，偶然胃脘胀痛，痛如针刺，胸中烧灼，烦躁不安，心中难受如食大量薤蒜之感。口渴喜饮，小便短少，大便不通，不敢仰卧，倚坐稍适。前医见其年高体弱，投以参、芪、姜、术之味，胃痛增剧，烦躁更甚。邀余诊治，其脉弦数有力，苔白微腻，舌质红。

辨证：脉证合参，弦数多热，有力为实，证系血瘀气滞，脾胃郁热。

治法：清热活瘀，理气止痛。

处方：赤丹参 15 克　焦栀子 9 克　五灵脂 9 克

　　全当归9克　　炒枳壳9克　　广木香9克

　　生蒲黄6克　　淡豆豉12克　　杭白芍9克

　　生甘草4.5克　　三七4.5克^{（冲服）}

　　水煎服。服两剂，烦热胃痛减轻，已可平卧，稍能进食，惟大便数日未行，原方加大黄4.5克，再投两剂，以釜底抽薪，清热导滞。半月后又邀复诊，诉其胃痛已愈，但觉气短疲乏口干，大便不畅，脉转细数，乃气阴两虚，给以补阴益气煎加减与服。

　　处方：北沙参15克　　当归9克　　山药15克　　生地15克

　　川柴胡9克　　升麻6克　　陈皮9克　　甘草4.5克

　　五味子4.5克　　麦冬9克　　水煎服。

　　体会：本例主症，胃脘胀痛，痛如针刺刀割，为血气刺痛，血瘀属实。兼有心烦懊恼，证属虚烦。虚实互见，治何为急？《内经》说："虚者正气虚，实者邪气实。"今患者虽年高体瘦，脉见弦数有力，口渴，心烦懊恼，便秘，胃脘烧灼刺痛为急。急则治其标，治标当泻实，邪去痛自止。即《内经》所谓"必伏其所主，而先其所因"之旨。故主以失笑散活血化瘀，佐以木香、枳壳以行气导滞；使以栀、豉苦寒，清胃热，除虚烦，俾邪去郁解；再用三七、白芍、甘草和中镇痛；丹参、归、芍养血扶正。是以二方合用，虚实并治。

寒实腹痛

　　张某，女，五十余岁。1969年秋，因小腹胀痛，呕吐不能进食，小便不利，大便稀溏量少，隔日一次，肠若雷鸣，有包块上攻，腹部阵阵绞结胀痛，头晕眼花、疲乏，某医院诊断为"不完全性肠梗阻",经治无效。转院治疗,诊断同前,经灌肠、胃肠减压等非手术治疗,仍不效。因患者及家属不愿手术,而来我院门诊诊治。诊其脉弦紧,舌苔微见白腻。

辨证：脉弦为停饮,弦紧主寒主痛,腹中雷鸣绞痛,乃阳虚阴盛,肠胃虚寒,水蓄寒凝,虚实并存。

治法：温经散寒,攻积降逆。

处方：附子粳米汤合温脾汤加减。

  附片9克 半夏9克 粳米1撮 干姜9克

  当归9克 大黄6克 党参15克 甘草3克

  大枣3枚 水煎服。

二诊：服一剂,肠鸣腹疼稍减。两剂服完稍能进食,包块时有时无,小便略增,屡欲大便,但不通畅,脉弦紧不迟。乃阳气未复,寒邪仍盛,积滞未去之故,仍以前方加减与服。

处方：附片9克 半夏9克 当归9克 干姜9克

  大黄6克 党参9克 厚朴6克 甘草4.5克

  粳米1撮 二丑6克^(捣末冲服) 水煎服。

服一剂后,泻稀便二次。服完两剂,虽未下泻,但腹痛肠鸣诸症悉平,且能进食。患者急欲回家,故以原方去大黄加大枣,三倍其量为末,嘱每服9克,日服二次,以巩固疗效。

体会：本例少腹急结,肠鸣绞痛,胸胁胀闷,呕吐上逆,纯系阳虚阴盛,胃肠虚寒之特征,但时有包块上攻,欲便不能,又为虚中夹实之象。寒盛非温不散,夹实非攻不通,阳虚非补不复。故主用附子、干姜温中以散寒;使大黄、二丑,破积泻实以导滞;佐厚朴、半夏行气和胃以降逆;又以参、归补气养血以润肠;粳米、枣、草培脾护胃以扶正。治以寒热并用，攻补兼施，祛邪而不伤正，扶正而不滞邪，起到温通补泻，各尽其能之效。由此可见，临床选用方药，必须辨证施治，同时还要把辨证与辨病结合起来，方可收到预期效果。

停食腹胀

张某，女，三十岁。1962 年初秋，因吐泻较剧，以急诊住院。自述因食瓜果及油腻之物引起腹部胀满，肠鸣下泄稀水，带有不消化食物，呕逆不能进食，口渴、尿少。

辨证：诊其脉弦滑，舌苔白腻，腹胀呕逆均为脾虚湿郁，食积肠胃之故。

治法：健脾利湿，消积化浊。

处方：胃苓汤加味。

苍术 9 克　白术 9 克　厚朴 4.5 克　陈皮 4.5 克

茯苓 9 克　猪苓 6 克　泽泻 6 克　肉桂 4.5 克

山楂 9 克　藿香 4.5 克　甘草 3 克　水煎服。

连服两剂，吐泻腹胀渐愈，大便成形，食欲大增。但因第三日中午一次吃软馒头半斤，至夜晚发冷头痛，腹又胀痛，不吐不泻，翌日胀满愈甚，痛不可忍。脉浮数，苔白腻。究其病因，吐泻愈后，脾胃虚弱，消化力差，又暴食不易消化之物，阻塞肠胃气机。系外感夹食，里重于表，拟以表里两解之法，厚朴七物汤去大枣治之。

处方：厚朴 9 克　大黄 6 克　生姜 4.5 克　枳实 9 克

桂枝 6 克　甘草 3 克　水煎服。

因胀满甚剧，故去大枣之壅滞。服一剂后大便未下，胀满如故。根据《伤寒论》"腹满不减，减不足言，急下之"之意，遂将原方中大黄加至 9 克再投一剂，服后连泻稀便二次，夹有燥屎数枚，腹胀顿时消失。后以流质饮食将息半月，精神饮食正常，病愈出院。

体会：本例患者，先因伤食，引起吐泻，治以健脾消导，吐泻虽止而中气已虚，又因外感夹食，停积肠胃，阻滞气机，对此虚中夹实之证，当以治标为急，故以厚朴七物汤下后表解里和，胀减病愈。

胃热呕吐

蔡某，男，三十岁。常觉口臭、口苦，发渴，喜食生冷凉物，迨后打嗝频繁，食入即吐，长达月余。如偶食西瓜或饮泉水，呕吐尚能暂止。于 1940 年 7 月邀诊：脉象弦数有力，舌质红，苔黄燥，口气腥臭逼人。自诉小溲短赤，粪如羊屎，经常鼻干口燥，喜食凉物。

辨证：脉弦数、小溲短赤、口臭口苦、食入即吐，系肝胆火盛，胃气上逆。经云"实则泻其子"。

治法：平肝泻火，降逆止吐。

处方：大黄黄连泻心汤加味。

生大黄 6 克　　川黄连 4.5 克　黄芩 9 克　　花粉 9 克

旋覆花 15 克　　代赭石 15 克　竹茹 9 克

一剂，水煎二次，嘱其徐徐服之。

复诊: 呕吐较前更剧,每服一口药,咽下即吐,令煎药当面试服,未及咽下,即行吐出,又将药候凉与服,同样欲吐。患者急以手捏喉咙,强令不呕,药入胃中片时,仍然吐出。脉仍弦数有力,吐后心中烧灼,每饮泉水,自觉舒适。再以前方加减调量试服。

处方: 生大黄9克　川黄连9克　黄芩9克　淡竹茹9克

　　　　旋覆花15克　代赭石30克　甘草9克　伏龙肝120克^(纱布包)

　　　　一剂水煎,分七八次冷服。

三诊: 服后燥屎虽下,仍不通畅。服药、吃饭呕吐不甚急剧,虽停留能达半时,但终必吐出,吐出之物,味酸且苦,色如槐汁。证系胃火过盛,格拒食物不入之故。前方加玄明粉9克专清胃肠,通便泄热,救阴降逆。

四诊: 呕吐大有减轻,口臭亦有好转,继服原方十余剂,呕吐已止,食欲大振,二便正常,病告痊愈。

食入即吐

　　海某,女,二十岁左右。因每食必吐,于1973年秋季前来就诊。诉其食后饭碗未放,即行呕吐,吐出食物无味无色,连稠带稀一并吐出,食物吐尽,呕吐方止。询其大便干燥,手足发烧,吐后渴欲凉饮,诊脉滑数,舌苔微显黄腻。

辨证: 脉滑多停痰蓄饮,滑数多热多实,证系肝胆热盛,胃火上逆,故食入即吐。

治法: "以甘缓之""以苦泄之。以泻热通便,降逆止吐。

处方: 大黄甘草汤加味。

大黄 9 克　　甘草 6 克　　代赭石 30 克　竹茹 9 克

姜连 1.5 克　苏叶 1.5 克　伏龙肝 120 克^(纱布包)

水煎，分十余次，徐徐服之。

服药两剂后，早饭不吐，午饭必吐，但能忍耐片时，再以原方连服三剂，吐已痊愈。

朝食暮吐

张某，女，年三十岁。因呕吐年余，屡治未效，于 1968 年秋季来诊。述其朝食暮吐，吐出之物犹如新食，常觉胃中发凉，喜食热饭，虽沸水咽下，亦觉胃脘发凉，尿少便溏，脉沉迟，舌苔白滑。

辨证: 脉沉迟，朝食暮吐，胃冷便溏，显系脾肾虚寒，胃火不足，不能腐熟水谷，痰饮停滞不行，以致呕吐。

治法: 健脾温肾，理气调中，燥湿化痰。

处方: 苓桂术甘汤合二陈汤加味。

茯苓 15 克　桂枝 6 克　　白术 15 克　附片 6 克

香附 9 克　　良姜 4.5 克　半夏 9 克　　陈皮 9 克

生姜 9 克　　甘草 3 克　　伏龙肝 120 克^(纱布包)

水煎二次，嘱其徐徐服之。

三剂服后，呕吐好转，又服三剂，三日未吐，且胃凉现象逐渐消失，继以原方加量，研细，每服 9 克，日服二次，以伏龙肝水送服，一月后呕吐基本痊愈。

虫积呕吐

张某，男，十余岁。每感腹饥，必呕吐清水，吐后饮食倍增，从不腹胀腹痛，于1973年秋季来诊。诊脉弦大，舌苔正常，观其面黄体瘦，诉其常感疲倦乏力。

辨证：脾虚胃弱，饮邪停聚。

治法：健脾胃、祛痰降逆之法。

处方：平陈汤加减。

苍术9克　　厚朴6克　　半夏9克　　陈皮9克

茯苓15克　　槟榔15克　　生姜9克　　水煎服。

二诊：服后下泄稀便，夹有绦虫一段，约三尺余长，乃悟呕吐为虫扰乱胃肠。遂以健脾和胃驱虫法治之，拟椒梅理中汤加减。

处方：干姜4.5克　　炒白术9克　　川椒3克　　乌梅9克

槟榔30克　　苦楝根皮15克

一剂，嘱其水煎分两次服。服后次晨，从大便排出绦虫长达丈余，从此呕吐顿愈。

排精如血

王某，男，三十岁左右。于1972年夏季门诊，诉其半年来，每次同房后，发现排出精液，纯是鲜血。观其体格强壮，面色华润。述其饮食正常，惟觉腰酸乏力，阳物易举，性欲亢进，常感口苦喜饮，手足发热，小溲短赤，大便秘结。脉象弦数无力，舌质略绛，舌苔正常。

辨证：肾水不足，相火妄动，阳物易举，乃斲伤太过，阴亏精竭，故排精似血。

治法：滋肾益精，壮水制火，并嘱节制房事，以资恢复。

处方：知柏地黄汤加味

熟地黄 15 克　茯苓 9 克　　怀山药 15 克　粉丹皮 9 克

净山萸 9 克　泽泻 6 克　　肥知母 9 克　炒黄柏 9 克

菟丝子 15 克　五味子 4.5 克　桑椹 30 克

三剂，水煎分两次服，每日一剂。

复诊：药后手足发热、口苦等症减轻。脉仍弦数无力，继以滋肾益精、清热法施治。原方连服十剂后，述其自能克制性欲，腰酸乏力等症大有好转，惟觉口干尿黄，阳物易兴，原方加玄参、龟甲、龙骨以滋肾潜阳。

处方：生地黄 18 克　茯苓 9 克　　五味子 6 克　菟丝子 15 克

怀山药 15 克　丹皮 9 克　　龟甲 15 克　　桑椹 30 克

山萸肉 9 克　玄参 15 克　　知母 9 克　　炒黄柏 9 克

生龙骨 18 克　水煎服，一日一剂。

三诊：连服十剂后，自觉体力日增，口渴、手足发热等症明显减轻，阳物亦不易蠢动，脉弦略数，惟仍溲赤便秘。改用知柏地黄丸，每服二丸，日服二次，服至月余，前来告知：近日房事不见鲜血，排精正常。

着湿耳聋目瞀

朵某，男，四十岁。于 1975 年 5 月中旬，由同伴搀扶前来就诊。伴者代述：两月前因感冒头痛，头昏、头重，目瞀，视物不清，耳鸣、耳聋、不闻雷声，相继腰酸腿软，下肢沉重，行走无力,常赖人扶持,经多方治疗,效果不显。询其口不知味,胸闷胃胀。诊脉弦大兼缓,舌苔白腻。

辨证:据脉弦大为风,缓则为湿。证系湿浊内蕴,复感风邪,新感引动伏邪,湿邪蒙蔽清窍,湿着筋骨,痹阻气血,故目眽耳聋,腰酸腿重等症,由是而作。

治法:升阳益气,利湿开窍。

处方:益气聪明汤加味。

黄芪30克　党参15克　升麻3克　粉葛根9克

柴胡4.5克　赤芍9克　黄柏6克　蔓荆子6克

木瓜9克　寄生15克　甘草4.5克　石菖蒲9克　三剂,水煎分两次服。每日一剂。

复诊:药后头重耳聋稍有减轻,大声问话,已能回答,但仍腰酸腿软,行动乏力,午夜耳鸣。证属湿邪虽去,脾肾阴亏,拟健脾补肾,潜阳明目之剂施治。方用左慈耳聋汤加味。

处方:熟地15克　山萸9克　怀山药15克　磁石15克^(打碎)

泽泻6克　丹皮6克　云茯苓9克　朱砂2克^(冲服)

神曲9克　菊花9克　石菖蒲9克　水煎,分两次服。

连服六剂,耳鸣、耳聋大有好转,行走有力,能自己前来就医,仍以原方加入牛膝、枸杞子、续断连服十余剂后,耳聋、耳鸣、目眽诸症痊愈。

湿痹下肢沉重浮肿

孙某,女,二十七岁。从事理发工作,因久站立,感受潮湿，湿着肌肉，始觉两腿沉重，行动乏力。迨后右下肢异常沉重，渐次浮肿，按之凹陷，举步困难，行动受限，历时三月，生活不能自理。经当地医院诊断为："腓总神经麻痹"。于1976年3月初诊，按脉沉缓兼涩，舌苔灰腻。诉其下肢不痛，只觉沉重。

辨证：脉沉缓主风，兼涩主湿，肢体沉重，下肢浮肿，为湿着之特征。湿痹肌肉，气血运行不畅，下肢沉重浮肿等症，由是而作。

治法：宣肺利湿，健脾通阳。

处方：防己茯苓汤合麻杏苡甘汤加减试治。

防己15克　白术9克　薏苡仁18克　伸筋草18克

桂枝6克　茯苓30克　杏仁9克　豨莶草15克

麻黄9克　甘草4.5克　三剂，水煎分两次服。

复诊：药后下肢略感轻便，浮肿稍减，但下肢仍感沉重，步履艰难，原方加黄芪、生姜连服五剂，下肢沉重减轻大半，自能行动，效不更方，一诊方又服六剂，肿势明显消失，走路轻便，已如往常。

热　痹

蔡某，女，三十余岁。于1961年因关节疼痛，全身发烧，肌肤灼热，体温常在38℃上下，烦渴引饮，大便秘结，盗汗颇多，住院治疗。罹病二月，四肢关节疼痛剧烈，手足不能举动，甚至衣被撞及皮肤、医生诊脉都能引起疼痛，不能忍受而哭叫。脉弦大数，舌质绛，苔黄腻少津。前医均按"风湿热""热痹"论治，曾服白虎汤加桂枝二十余剂，独活寄生汤十余剂，未曾见效。余依其脉证给以白虎汤加桑枝、秦艽连服三剂，亦未效。

辨证：发烧、盗汗，肢节剧痛，长达二月之久，汗愈出而阴愈伤，阴伤则热炽，热甚灼筋，筋脉失养，故关节疼痛日益加剧。服白虎汤清热，而热终不解；以风药祛风镇痛，而痛愈剧者，乃阴血极虚，不能濡筋；用独活寄生汤不能祛风止痛者，乃因风药之故，而"风假火威，火乘风势"，不但增其热，亦更增其痛。

治法：余根据"治风先治血，血行风自灭"和"治病必求其本"的原则，拟滋阴清热，固表止汗。

处方：当归六黄汤加减。

　　　　黄芪24克　　生地15克　　当归9克　　黄连6克

　　　　黄芩6克　　黄柏6克　　花粉9克　　桑枝24克

　　　　秦艽9克　　水煎服。

连服四剂，口渴、发烧、盗汗大有减轻，舌苔渐润。又服三剂，燥屎下，上肢关节疼痛渐有好转，自能持杯饮水吃饭。效不更方，仍以此方连服四剂，关节疼痛减轻，自能辗转活动。半月后，能下床步履。在服中药的同时配合针灸，二日一次。二旬之间，身凉脉静，诸症悉愈。

类 风 湿 （一）

王某，男，四十岁。1970年春，全身关节肿疼已8个月。先有风湿侵袭，后因感冒发热引起腰胯及双膝酸痛，夜间更甚，渐次手指关节疼痛肿大变形，迨后膝关节逐渐肿大，疼痛加重，步履艰难，下肢有时发凉。西医诊断为"类风湿性关节炎",服"激素"无效。中医诊断为"风湿",曾服羌、独、防风之类方药,约有七十余剂,又服桂枝加附子汤二十余剂,反而下泻稀便,关节疼痛加剧,后赴武山温泉洗浴月余,均未见效。邀予诊治,证如前述。其脉弦大数无力。

辨证: 关节疼痛将近8个月,脉弦大为风,弦数为热,无力为虚,证乃久病阴虚,风湿化热之象。前服风药驱风,止痛未效者,以其阴血亏,不能鼓邪外出;服桂枝加附子汤反下泻者,以其阴虚内热,热药下咽,以热攻热,导致肺移热于大肠而泄泻,即经云"暴注下迫,皆属于热"之故耳。"治病必求其本",患者因风湿侵袭,感冒发热而起病,湿热交蒸,阻遏经脉而致关节肿痛。罹病8个月,久病阴虚,屡用风热之药,导致虚虚。

治法: 滋阴清热,舒筋活络。

处方: 健步虎潜汤加减治之。

生地 15 克	龟甲 12 克	白芍 12 克	肥知母 9 克
黄柏 9 克	陈皮 6 克	锁阳 9 克	怀牛膝 12 克
木瓜 12 克	防己 9 克	寄生 18 克	伸筋草 18 克
当归 9 克	甘草 6 克	灵仙 9 克	忍冬藤 30 克

水煎服。

连服七剂后腰痛开始减轻,食欲渐增,大便成形,但仍口渴喜饮,原方以油松节、萆薢、豨莶草出入加减与服。连服二十余剂后,腰胯关节疼痛好转,渐能下床行动,其脉由弦大数转为弦细数,知其风气去而正气未复。时近冬季,以原方加味做成丸药,每日服之,以固疗效。

处方: 桑寄生 90 克　油松节 120 克　黄柏 45 克　萆薢 90 克

制龟甲 120 克	汉防己 90 克	锁阳 45 克	牛膝 90 克
伸筋草 90 克	忍冬藤 120 克	当归 45 克	杭芍 90 克
炒干姜 15 克	广陈皮 30 克	虎骨 15 克	知母 60 克
炙甘草 15 克	川木瓜 120 克	熟地 60 克	生地 60 克

共为细末，炼蜜为丸，每重 9 克，每服一丸，日服二至三次，服至 1971 年初春，关节疼痛痊愈。

类 风 湿（二）

张某，男，年约五十岁，建筑工程工作者。双膝关节肿大疼痛，扶拐行走，动则痛剧。于 1962 年夏季住我院内科，诊为"类风湿性关节炎"。自述膝关节有灼热感，下午尤甚，常感后腰疲困，口稍干，小便略黄，诊其脉弦细而数。

辨证：此人居处潮湿，气候寒冷，湿着关节，痹阻经络，故关节肿痛，久则变形。如"湿为地气，先伤下肢"之理。湿着经久化热，久病导致阴虚，故下午灼热，关节痛剧。脉象弦细而数，乃阴虚生热，血不养筋之象征。

治法：滋阴清热，舒筋通络。

处方：拟用健步虎潜丸治疗，有时改丸为汤，去虎骨、干姜，以木瓜、防己、伸筋草、豨莶草、茄子根等出入加减。服药月余，已能弃拐步履，连服二月，关节肿痛痊愈。

类 风 湿（三）

高某，男，二十一岁。因四肢关节疼痛，住某医院，诊为"类风湿性关节炎"，经治一月余，未见好转。遂转某医院，经检查血沉98毫米／第1小时，抗"O"正常，同意该院诊断，用"激素"、理疗等治疗两个多月，效果仍不显著。于1972年5月中旬，前来我院就诊。其脉左弦细数，右弦大数，舌苔白稍腻，面色虚浮，腕关节及手拇指和中指关节肿大，伸屈疼痛，持物欠灵。述其下肢沉重，踝骨和足背足趾，俱现红肿，行动困难，步履酸痛，伴有口苦心烦，少寐多梦，有时鼻衄，溺赤，梦遗等症。每因潮湿着凉，两腿酸困，手足关节疼痛加重。

辨证：据《内经》说"风淫末疾，雨淫湿疾"，悟其手足为人身四末，气血较弱，易受邪侵，如风湿合邪，侵入经络，着于筋骨，痹阻气血运行，不仅肢体沉重，关节疼痛，甚至肿大变形。风湿之邪，经久化热，最易伤阴，故症见心烦、口苦、多梦、鼻衄、遗精，其脉弦数，右大于左，足见风湿化热，正虚邪盛之象征。

治法：辅正祛邪，滋阴清热，祛风渗湿。

处方：拟麻杏苡甘汤合健步虎潜汤加减。

麻黄4.5克　杏仁9克　薏苡仁18克　制龟甲15克
杭芍12克　寄生18克　知母9克　炒黄柏9克
木瓜9克　甘草4.5克　防己12克　豨莶草18克

每日一剂，水煎分两次服。嘱其连服五剂。

二诊：下肢略感轻便，足跗肿势见轻，行动仍感脚痛，再以原方继服五剂。药后双足肿势明显消失，走路不觉沉重，小便也清，但手指、足趾关节依然肿大疼痛。脉仍弦数（右盛于左），舌苔同前，证属湿邪渐去，风邪尚存，本着"治风先治血，血行风自灭"之旨，以健步虎潜汤加减，以滋阴清热，养血息风。

处方： 肥知母9克　　生地15克　　杭芍18克　龟甲15克

川木瓜12克　陈皮9克　　防己15克　锁阳9克

伸筋草15克　桑寄生30克　灵仙9克　黄柏6克

豨莶草18克　水煎分两次服，一日一剂。

连服十剂后，手足关节疼痛日有减轻，口苦、失眠大有好转，脉象渐见和缓。效不更方，仍以原方以萆薢、茄子根、油松节、海桐皮等出入加减。续服三十余剂，手足关节肿痛完全消失，行动自如。经化验检查，血沉接近正常。以原方五倍量研细末做蜜丸，每重9克，嘱其每次服一丸，日服三次，以资巩固。出院后，在家休养两月，返回工作岗位。至今三年多，精神、体力健壮如常。

风湿热

张某，女，年三十余岁。由于夏季受暑，复受潮湿，湿热熏蒸，侵袭经络，痹阻筋骨。开始只觉下肢沉重，四肢关节微痛，未及时治疗。迨后日渐全身关节疼痛加重，伴有浑身灼热，遂卧床不起，每以手足移动，即呻吟不休。诊为："痛风""白虎历节风"，均以驱风镇痛，或养血祛风之剂治之，竟无少效。卧床三月，尻部褥疮脓血时流，病势重笃。有日家人告以病者胸腹出有白痦，邀予诊治。见胸腹白痦满布，口渴、发热更甚。诊其脉弦数，舌绛苔黄少津，关节疼痛如故。

辨证： 湿为黏滞之邪，侵着人体，延缠难愈。湿着关节，郁久化热，湿不去而热不休，热炽阴伤，阴伤则痛更剧。今白痦满布，湿邪有外出之机，湿气去，热邪方可渐熄。

治法：淡渗利湿，养阴清热。

处方：渗湿行气之薏苡仁竹叶散（汤）合大补阴汤加减试治。

薏苡仁24克　云茯苓9克　竹叶6克　蔻仁3克

生甘草4.5克　制龟甲15克　知母6克　黄柏6克

陈橘皮6克　连翘9克　白芍12克　水煎服。

连服三剂，热势渐平。又服三剂，痞疹消失，关节疼痛减轻，能自翻身。将息半月后，关节疼痛若失，起坐自如。

痿　证

何某，男，十二岁。因两下肢痿软无力半年，于1962年秋住我院内科治疗。半年前感冒发烧，后即下肢软弱，两脚无力，行动困难，两手拄拐而行。脉象左手细数，右手弦数，舌绛苔薄白。询其下肢不痛，惟觉软弱无力，举步困难，观其两下肢肌肉明显消瘦，诊断为痿证。

辨证：经云："肺热叶焦，发为痿躄。"可知痿证之作，来自肺热津亏，不能下滋于肾；肾阴不足，不能上润于肺。肺肾阴亏，肢体肌肉及筋脉失养，故肌肉消瘦，步履艰难。

治法：壮水制火，滋肾清肺。

处方：健步虎潜汤加减。

生地15克　杭芍12克　龟甲12克　知母9克

黄柏6克　麦冬9克　陈皮6克　牛膝9克

锁阳12克　元参15克　甘草4.5克

水煎，分两次服，一日一剂。

连服十余剂，步履较前稍好，经治二月后，已能弃杖行走，逐渐痊愈。

体会： 健步虎潜汤加减运用于临床，治疗"类风湿"关节炎有效者，乃风湿经久，化热伤阴，筋脉空虚，正虚邪盛，正不复而邪不去，邪不去而痛不止之故耳。方中地黄、龟甲、杭芍大滋肾水，养肝柔筋；知、柏坚肾清热；陈皮、锁阳、甘草行气养精和中，使筋脉充实，邪气无以容，不治风而风自去矣。本方治痿证亦能收到良效者，不外扶正祛邪，治病求本之欤。

当归六黄汤治愈"热痹""痛风"，不用驱风止痛之味，而热退汗止痛愈者，正是"治风先治血，血行风自灭"之证明，用薏苡仁竹叶散（汤）合大补阴汤，对"历节风""痛风"收到疗效者，是邪去正复之故。

脾虚便血（一）（溃疡病出血）

刘某，男，六十一岁。于1977年2月25日应邀会诊。患者以往有胃病史，但不严重，有时胃腹胀痛，服健胃药即愈。于1977年2月14日上午，在抽烟、喝茶时，突然头昏晕倒，曾休克两次，经抢救苏醒后，大便呈柏油色，化验大便潜血（+++），血红蛋白65克/升，经某医院会诊，诊为："胃溃疡出血"，行胃大部分切除术。术后大便仍为柏油样，日行3～4次，检查大便潜血（+++），经输血、输液、服西药止血剂及十灰散、云南白药等，大便出血情况仍未改变，疑为吻合口出血，欲再行手术，家人不肯。

初诊（2月26日）：患者面色苍黄，口唇淡白，舌胖娇嫩，舌质淡红，苔薄白润，中心微黑，口渴不欲饮，身疲嗜睡懒动，脉左涩右弦稍数无力。

辨证：突然晕倒，休克两次。随后大便下柏油便，日行3～4次，由于出血过多，气血空虚，引起虚脱。舌胖娇嫩，苔润中黑，脉涩无力，面苍唇淡，属中气不足，脾虚气陷，脾不统血，气不摄血之证。

治法：健脾温中，益气清热止血法。

处方：加味黄土汤。

生地炭 18 克	炒白术 12 克	黄芩 4.5 克
阿胶珠 9 克^{（烊化）}	焦地榆 15 克	干姜炭 2 克
棕榈炭 12 克	三七粉 2 克^{（冲服）}	藕节炭 15 克
乌贼骨 15 克	甘草 6 克	伏龙肝 30 克^{（纱布包）}

三剂，每日一剂，水煎分两次服。

复诊（3月1日）：服药两剂后，渐能进食，大便色已转黄，日行1～2次，化验潜血减少（++），继以原方加仙鹤草、白及、侧柏炭，再进四剂。

处方：生地炭 24 克	白术 9 克	焦地榆 15 克
阿胶珠 9 克^{（烊化）}	仙鹤草 30 克	黄芩 3 克
乌贼骨 15 克	三七粉 3 克^{（冲服）}	侧柏炭 12 克
白及 9 克	藕节炭 15 克	伏龙肝 30 克^{（纱布包）}
棕榈炭 15 克	甘草 4.5 克	姜炭 2 克

水煎，分两次服，每日一剂。

三诊（3月10日）：近日精神、食欲均较好，能下床活动。大便日行一次，色黄成条，化验检查潜血已无，血红蛋白115克/升，脉舌同前，惟觉活动后，气短乏力。乃出血虽止，气血仍亏，继以益气养血健脾法施治。

处方： 熟地15克　　当归9克　　杭芍9克　　阿胶9克^(烊化)

首乌15克　　沙参15克　　麦冬9克　　五味4.5克

牡蛎15克　　黄芪18克　　山药15克　　莲子9克

枸杞子9克　　建曲6克　　甘草4.5克

三剂，一日一剂，水煎分两次服。

嘱其节制饮食，适当活动，以固疗效。

脾虚便血（二）（溃疡病出血）

刘某，男，六十三岁。因胃脘疼痛，大便色黑，住某医院经治月余，效果不显，于1976年3月10日邀诊。

自1973年开始，自感上腹部阵发性钝痛，每当饥饿时，疼痛加重，进食后，疼痛缓解，伴有头昏头痛，自汗口干，全身不适，偶有恶心、腹泻，食纳欠佳日久，曾在1975年7月，发现黑便一次，经服云南白药后，大便好转。近半年来，上腹部疼痛加重。入院前四天，又发现黑色大便。以上消化道出血（十二指肠球部溃疡合并出血）住院。住院后化验检查：血红蛋白85克/升，红细胞3.03×10^{12}/升，大便潜血强阳性。用氢氧化铝、庆大霉素、安络血（安特诺新）、云南白药、三七粉、白及粉，并输血4200毫升，病情未见好转。

诊脉左弦涩数，右弦大数，舌质紫暗，口唇淡白，颜面苍黄，舌苔白腻少津，伴有头昏眩晕，自汗心烦口干。

辨证：饥时胃疼，食后痛减，口干心烦，苔腻少津，大便色黑。证属脾虚胃热，热伤胃络，脾不统血之象，脉弦涩数，右大于左，显系肺胃热炽，心脾阴亏之证。

治法：健脾养血，清热止血法。

处方：黄土汤加减。

生地炭 15 克	黄芩 4.5 克	姜炭 1.5 克
当归 6 克	怀山药 15 克	黄芪 18 克
竹茹 9 克	棕榈炭 9 克	焦地榆 15 克
甘草 6 克	侧柏炭 15 克	仙鹤草 30 克
三七 4.5 克 ^(冲服)	伏龙肝 30 克 ^(布包)	阿胶 9 克 ^(烊化)

三剂，水煎分两次服，每日一剂。

二诊：服药六剂，出血已止，大便由黑转黄，但查大便潜血仍为阳性，口干心烦，自汗恶心，脉象同前，舌质紫暗，苔腻干燥。继以养阴清热止血法治之。

处方：北沙参 15 克　生地炭 15 克　当归炭 9 克
　　　　　侧柏炭 15 克　杭白芍 9 克　　乌贼骨 15 克
　　　　　条黄芩 4.5 克　淡竹茹 9 克　　阿胶珠 9 克 ^(烊化)
　　　　　仙鹤草 24 克　何首乌 15 克　三七粉 4.5 克 ^(冲服)

四剂，水煎分两次服，每日一剂。

三诊：大便成形色黄，面色转红，精神较好，查大便潜血为弱阳性，血红蛋白 13.3 克/升，惟纳呆气短，自汗多梦，脉仍弦数，舌苔由黄转白微腻，口干喜饮。证属肺胃阴亏，余热未清，拟益气养阴法施治。

处方： 北沙参 15 克　麦冬 9 克　五味子 3 克　桑叶 9 克

浮小麦 15 克　白芍 9 克　合欢皮 30 克　首乌 15 克

东山楂 9 克　神曲 6 克　生甘草 3 克

四剂，一日一剂，水煎，分两次服。

四诊： 药后精神好转，纳谷较好，但胃脘有时烧灼疼痛，大便色黄，一日一行，化验检查仍为弱阳性，脉象沉弦，舌质暗，苔白薄，继以养阴和胃止血法施治。

处方： 北沙参 9 克　麦门冬 12 克　扁豆 9 克

桑叶 9 克　　肥玉竹 9 克　　仙鹤草 30 克

陈皮 6 克　　甘草 4.5 克　　乌贼骨 12 克

焦地榆 15 克　阿胶 9 克 ^(烊化)　三七 3 克 ^(冲服)

四剂，水煎，分两次服，每日一剂。

连服七剂后，食欲渐增，精神逐渐好转，自汗、胃脘灼热疼痛消失，检查大便潜血，时有时无，仍以原方调整继服五剂，以固疗效。

破伤风

尹某，男，五岁。因碰伤头部，五日后突然口噤不开，牙关紧闭，不能进食，曾注射破伤风抗毒素二次，八天后病情日益加重。患儿头向后仰，四肢强直，手足抽搐，角弓反张，背不着席，苦笑怒视。于 1971 年 5 月 15 日邀诊，脉弦而紧，肌肤干燥无汗，类似刚痉。

辨证： 证属风毒由伤口直中经络，筋脉拘急，营卫不和。

治法：症无恶寒头痛，不得按解肌发汗论治。法当祛风定痉，仿用《金鉴》雄鼠散加味试治。

处方：乳鼠 30 只^{（乘活焙干）}　蝉蜕 30g　人指甲 15g^{（焙黄）}

上药共研细末，每服 5 克，日服三次，黄酒冲服。

嘱其家属服药后将患儿放在日光下晒之，以汗出为度，每天如此。余每天往视，询知从第一日服药、日晒后，惟头面汗出，手能持物，腰不弯曲。第三日下肢汗出，腿不强直，抽搐消失，起坐自如。四日后，药已服尽，病也痊愈。

破伤风后肢体无力症

李某之子，九岁，于 1973 年 4 月中旬初诊。家属述其患儿七天来右侧上下肢软弱无力，足不能走路，手不能持物。询知病始于头皮碰伤（右边），后即发烧，肢体不遂，活动受限，诊脉弦大略数，肌肤灼热，舌苔正常。

辨证：脉弦大为风，弦数多热，证系风邪直中经络。

治法：祛风、清热、镇惊。

处方：僵蚕 3 克　钩藤 9 克　连翘 9 克　蝉蜕 4.5 克

木瓜 9 克　甘草 3 克　全蝎 3 个　银花 9 克

寄生 15 克　白芍 9 克　天麻 4.5 克

水煎，分三次服。

服药两剂，发烧减轻，脉弦不数，手仍不能上举，但下肢似觉有力，原方加黄芪 15 克、当归 4.5 克、红花 6 克，连服三剂后活动自如。

狂犬咬伤

1942 年夏初，正是农村锄草、灌苗、耕耘、补谷之际，某日早晨饭后，张家村，男女三五成群，陆续上地，行至中途，突然逢狂犬一只，猛扑而至，接连咬伤二男三女，衣裤多被咬破，多数鲜血沾衣。有的咬伤腿前、手臂，有的咬伤后腿臀部。群众早知疯狗咬人，创口虽小，毒气最重，流血不多，为害甚巨。村中邻人，搀扶伤者，各回其屋，家属见之，不知所措，异常惊惧。我适出诊，途经其处，急予诊之：疯狗咬伤，毒从涎遗，历时不久，毒在表皮，毒气虽重，还未深入经络脏腑，尚可施治。

拟用火力较强，吸力较大之药葫芦，急行拔之，务使引邪外出，拔净毒汁，使不陷里为患，方保无虞。

治用：药葫芦 1 个，拣如碗大，肚大颈细者，按创口大小，平切上口，掏出内瓤，内入白酒四两，紧封其口，放锅内煮沸，极热时取出，将酒倾尽，乘热对准疮口，猛然拔之，以吸紧为度，嘱其每个伤口，各拔一至二次。

并嘱患者，再勿疑惧，要安静卧床休息，禁止高声喧噪，勿往敲锣打鼓之处，日食清淡饮食，禁吃食盐、荤腥发物，特别要忌房事百日。五日后随访，各患者创口均已愈合。未满两月，五位患者先后都已参加劳动。

癫 痫（一）

张某，男，十五岁。在五岁时因猝然晕倒，不省人事，两目上翻，口角流涎，手足抽搐，甚至口噤嚼舌，二便失禁，轻则历时 3～5 分钟，重则长达半小时之久，数日或月余一发，发无定时。曾先后到兰州、西安等地诊治，皆诊断为"癫痫"，屡经治疗效果不显。于 1970 年冬季来兰就诊：脉弦滑，舌苔正常。

辨证： 积痰生热，热甚生风所致。

治法： 清热镇痉，豁痰息风。

处方： 琥珀寿星汤合导痰汤加味。

琥珀 3 克^(冲)　　胆星 4.5 克　　半夏 9 克　　陈皮 9 克

朱砂 2 克^(冲)　　焦栀 6 克　　茯苓 12 克　　枳实 6 克

青龙齿 15 克　　全蝎 3 个　　竹茹 6 克　　钩藤 9 克

石菖蒲 9 克　　甘草 1.5 克

五剂，水煎分两次服，一日一剂。

复诊： 服药期间未曾发作，服药后无任何不适，嘱照原方继服十剂。

三诊： 服药 15 天后，有时自觉头昏心慌，为时短暂，痫证有欲发之势，顷刻即过。原方五倍其量，并加白乳鼠 60 个焙干研细末，以公猪血和蜜为丸如梧桐子大，每服 10 粒，日服三次，以期巩固疗效。服药月余，未见发作。

余以本方治疗痫证，屡治屡验，兹举三例简述于下。

例 1：宋某，女，十七岁。于 1955 年时因看电影受惊，忽然昏倒，抽搐不止，持续半小时之多，发作过后，宛如好人，此后每天发作，经服琥珀寿星汤合导痰汤为丸，服一料而愈，迄今未发。

例 2：郑某，男，十二岁。于 1957 年夏天，吃饭时眩晕倒地，将饭碗扣在头上，手足抽搐，头身颤动，每天发作两三次。饮食赖人喂养，亦服本方一料基本治愈。

例3：席某，女，十岁。诉其每觉头昏心急，眼前发黑，初则扶墙片时即过，迨后眩晕更甚，晕倒在地，手足抽搐，日发一次，配服前方一料而愈。至今再未发作。

癫 痫（二）

王某，女，五岁。于1970年7月，初因突然昏仆，两眼上视，手足抽搐，一日二三发，越时三五分钟，抽动消失，醒后精神萎靡，表情呆板，别无不适。次日发作，次数增多，两手抽搐，经常不休。遂住某医院，诊断为：癫痫；缺钙。曾服镇静剂及冬眠疗法，经治半月未效。邀会诊：患儿昏睡，两手向背钩曲，手指颤动。脉滑数，舌苔白薄干燥。

辨证：据脉滑为痰，数则为热，证系痰热上冲，热盛生风，肝肾阴亏。

治法：急则治标，先以搜风镇惊安神。

处方：自拟雄鼠散。

白乳鼠60个^{（乘活焙干）}　朱砂4.5克　琥珀9克

共研细末，每服1克，开水冲服，日服三次。

二日后神识已清，抽遂渐止。1月后其父来信告知，抽风再未发作，并询问继服雄鼠散有无妨碍？答以儿病已愈，不必继服。

雄鼠散治疗癫痫取效甚捷，又如：

梁某，女，四十余岁。每到深夜，自觉心烦眩晕，而目瞪口呆，痰鸣气粗，手足抽搐，过后犹如常人。1970年8月给服雄鼠散，每服3克，开水冲服，日服三次，连服五日后基本痊愈。同年10月，吴家园张氏婴儿3个月，因突然惊啼，目睛上翻，手足抽搐，痰涎上涌，日发3~4次，亦给以雄鼠散，每服1克，日服三次，服一日后，抽风现象完全消失。此两例患者愈后距今已五年，未曾复发。

注：白乳鼠即小白鼠之哺乳鼠（小白鼠医药研究单位实验室多用）。如无白乳鼠时，可用小家鼠之乳鼠，功用相同。

妄　笑

何某，女，年二十二岁。于1974年11月上旬门诊，患者体格强健，身高体胖，由两女搀扶前来就诊。观其面容痴呆，狂笑不休。诊脉弦缓，舌苔正常，问话能答，随笑随说，笑比话多。询其病因：半月前曾在高空练习旋轮技能，突然机动失灵，倒悬高空，异常惊惧，及至抢救下地，呈现四肢瘫痪，神昏呆痴，经抢救苏醒，遂出现狂笑不止，且腿膝软弱，行走赖人扶持。

辨证： 病由惊恐伤及心肾，《内经》云："惊伤心，恐伤肾。""惊则气乱。""笑为心声。"心气伤则心气缓散；"肾主骨"，肾伤则骨软筋弛，是以肢体无力狂笑之症出现。

治法： 强心养血、安神镇惊。

处方： 桂枝去芍药蜀漆加龙骨牡蛎救逆汤合甘麦大枣汤加减。

桂枝6克　　生龙骨15克　　生牡蛎15克　　生姜6克

甘草 9 克　大红枣 7 枚　　石菖蒲 9 克　　小麦 24 克

远志 6 克　琥珀 3 克 ^(冲服)

三剂，嘱其每日一剂，水煎分两次服。

五日后，家属陪伴，复来就诊，观其腿不软弱，行走有力，已不赖人扶持，仍在呆笑，但自能控制。诊脉同前，惟诉夜多惊梦，心跳心急，仍以原方加入杭芍、茯神、首乌，借其平肝镇惊，以资巩固。后经随访，病已痊愈。

狂　证

张某，男，三十余岁。童年时曾患狂证，每隔三至六月发作一次，发作之前，偶尔语言错乱，怒气满面，无故骂人，不食不眠，甚至东奔西跑，日夜不知疲倦，持物负重，力大异常。发病前屡治不愈，犯病后，历三五日不治也愈。1941年冬，午后偶尔犯病，傍晚越墙逃出，严寒深夜，行至悬崖，失足坠落河内，由于猛惊猛吓，神识霎时清醒，狂妄顿时痊愈。历时十余年，行动正常，再未犯病。

体会：《内经》云"重阳者狂""惊则气乱"。说明狂证病机一由阳盛多热，热极生风，风动发狂；二由惊恐伤心，神识错乱。本例患者，发狂之际，适逢严寒深夜，从悬崖失足，突然坠水，猛惊猛吓，瞬息神识清醒，狂妄诸症，从此根治。方悟"以寒治热"，以惊治惊，拨乱反正，巧合不药而愈，也获治狂之一法。

我亦仿以惊治惊的原则，试治多例，均有疗效。

童女发狂

张某之女孩，年十二岁。因惊狂七八天，于1969年冬季邀诊，家人述其突然心急，烦躁不宁，妄言乱语，哭笑无常，拔发撕衣，上房上树，无所畏惧，食少饮多，小便短赤，大便秘结，睡眠不实，寐少语多，每有声响，或屋内人多，烦躁更剧。诊病时患女怒目斜视，自言自语，忽然惊起，揭开被子，声扬叫人捕鼠。脉象弦数兼滑，舌苔黄燥。

辨证：弦脉主肝主惊，弦数多热，兼滑主痰。《内经》云"重阳者狂"，证系惊恐伤心，抑郁伤肝，肝郁化火，痰火上冲，蒙蔽清窍，扰乱神明所致。

治法：清热豁痰，镇惊安神。

处方：雅黄连4.5克　生龙骨15克　玄明粉6克　　黄芩4.5克
胆南星4.5克　龙胆草6克　生牡蛎15克　大黄4.5克
生石膏15克　云茯神9克

一剂，水煎，分四次服完。

复诊：服药二次，当晚下燥屎较多，烦躁减轻，夜寐已安，白天仍阵阵烦躁，时而哭闹，脉转弦数，黄燥苔退，证属胃热渐清，肝火心热仍甚，嘱将余药再服二次，并嘱家属乘患女不备之际，从背后将凉水一盆猛浇头身，"以凉治热"，以惊治惊。如法施治后则渐入睡，醒后诸症悉愈。问其前日所为，自述一概不知。

受惊发狂

张某，女，十七岁。于 1951 年夏天，因被人拥挤，逼近尸旁受惊。返家当晚睡中惊叫，起初言语错乱，惊惧恐慌，甚至骂詈不避亲近，衣食不讲整洁。三天来烦渴饮凉，不进饭食。邀余诊治，患者散发披衣，倚门而坐，面颊潮红，低头怒目斜视，喃喃有声，诊脉弦数有力，舌苔未见。

辨证：《内经》云"惊则气乱""重阳者狂"。患者年轻，胆气未壮，僵尸触目，惊伤心神，故神识错乱。

治法：清心开窍，清热镇惊。嘱专人守护，避免人多喧噪，令其安静休息。

处方：当归 9 克　　龙胆草 6 克　　黄连 6 克　　焦栀 6 克
菖蒲 9 克　　生龙骨 15 克　生牡蛎 15 克　芦荟 4.5 克
甘草 4.5 克　水煎分服。

并嘱家属乘其不备，用凉水一盆从头泼之。

复诊：家属述其服药两剂后，情绪稍好，急躁乱说减少，睡中已不惊叫。脉仍弦数，舌绛无苔干燥，证系热邪仍甚，热极生风，劫液伤阴，原方加生大黄、玄明粉，再进两剂，急下存阴。

三诊：夜能安静入睡，白天仍时有急躁，妄言骂人，穿衣理发仍不知整洁。其脉仍弦数，舌苔薄润，乃心肝火旺，火扰神明，改用牛黄清心丸，每服一丸，日服二次。

四诊：患者见人知避，悟其神识渐清，热势渐退，以牛黄清心丸，继服半月后，自知整衣梳发，狂妄诸症渐次痊愈。

跌伤昏迷

谢某，男，九岁。于1971年5月底，中午放学归家途中因不慎失足，从悬崖跌落，碰伤头面，眼、耳、口、鼻俱有出血，及至抢抱家中，已神志不清，呈现昏迷状态。遂连夜护送来兰，住某院诊为：1."脑震荡"；2."脑出血"；3."合并感染"。曾服硝、黄、枳实、桃、红导滞活瘀，服后大便失禁，下泻黑水样便。邀余诊之，脉弦细数，舌苔正常，略现干燥。左半侧颜面及印堂均青紫肿胀，神昏酣睡，体温较高，喂药进食，都用鼻饲。

辨证：证系跌仆昏迷。跌伤之后，虽经外窍出血，但内有瘀血阻滞，而致气机不畅。

治法：疏肝理气，开窍祛瘀。

处方：复原活血汤加味。

归尾6克　柴胡6克　花粉6克　炙山甲4.5克

桃仁4.5克　红花6克　酒军1.5克　石菖蒲6克

香附6克　两剂，水煎服，一日一剂。

复诊：下泻虽止，仍神昏嗜睡，肌肤灼热，手足躁动，脉转弦数，舌绛苔黄。属血瘀化热，阴虚风动。仍以原方加银花、连翘以清热，加白芍、钩藤以息风。

三诊：体温略降，有时神识稍清，烦躁狂叫，时而昏睡，惊悸抽搐，脉仍弦数，舌质绛，苔黄干燥。乃热盛生风，邪陷心包，治当凉血镇惊，清心开窍。

处方：莲子心1.5克　麦冬9克　连翘9克　元参9克

竹叶心 6 克　钩藤 9 克　白芍 9 克　生地 15 克

生龙齿 9 克　菖蒲 6 克　甘草 3 克

三剂，水煎服，一日一剂。

四诊：神识已清，烦躁抽搐诸症渐平。拔去胃管，自能服药进食。三剂服完，能自起坐，惟双腿有时转筋，屈伸不便。乃瘀血虽去，新血未复，血不荣筋，以芍药甘草汤加味调理之。

处方：杭芍 15 克　木瓜 9 克　牛膝 9 克　丝瓜络 9 克

生地 12 克　寄生 9 克　钩藤 9 克　伸筋草 9 克

甘草 4.5 克　三剂，水煎服，一日一剂。

五诊：下肢伸屈灵活，能下床活动，但左足跛行，半身歪斜，稍有口吃，前方加川芎、菖蒲以活血开窍，连服六剂。

在服中药的同时，还给予输液、抗生素、维生素等西医治疗，中西医结合治疗二十余天，痊愈出院。

阳虚多寐

徐某，男，年三十岁。初因感冒头痛眩晕，潮热胃胀，前医连投大柴胡汤以清热和里，服后热退便通，本属合理，迨后疲倦多寐，而整天昏睡，长达月余。于 1971 年初秋邀诊，患者静卧沉睡，且无躁动，叫则即醒，问话能答，饮食如常，但必时刻叫喊，随时手摇，否则不过片时，即入酣睡。诊脉虚大，舌质淡，舌根一侧白腻，余处无苔。依脉证因果全面分析：乃长夏感冒，受暑伤湿，湿困脾阳，暑伤元气，如《内经》所说："阴盛则静，阳盛则动。"

辨证： 心脾阳虚，肺气不足，阴盛阳虚。

治法： 益气强心，健脾渗湿。

处方： 人参归脾汤加减试治。

丽参 9 克　黄芪 18 克　　当归 9 克　生枣仁 15 克

茯苓 9 克　桂圆肉 4.5 克　菖蒲 9 克　炙远志 9 克

木香 6 克　白术 9 克　　甘草 4.5 克

两剂，水煎服。

服一剂后，昏睡减轻，不叫自醒，能自动饮食，询问家事等。两剂服后，白天已不嗜睡，饮食起居，接近正常，惟感起则头晕乏力，脉虚大转弦，舌苔同前，再以原方连投两剂，不数日精神体力逐渐恢复。

体会： 《内经》上说："阴主静，阳主动，阴静阳动。"是知寐为阴，寤为阳。归脾汤治疗阳虚不寐症，用之辄效者，是逆者正治，本例患者属于阳虚多寐，整天酣睡，长达月余，在临床上，不仅治疗阳虚不寐，亦可借治阳虚多寐。

紫　斑（过敏性紫癜一）

孙某，女，十四岁。因下肢反复出现紫癜于 1973 年 7 月 23 日收住我院内科。患者三月前，因下水后发现上下肢及少腹部有出血点，在当地住院治疗，诊为："过敏性紫癜"，曾用"苯海拉明""泼尼松"等药治疗。入院后，经过初步检查同意上述诊断。视其上下肢及臀腹部有密布大小不等、不高出皮肤、分布对称的紫色斑点，时有鼻衄和牙龈出血，大便带黑色，口渴喜冷饮，手足发热，脉弦数，舌质绛苔白。

辨证：系湿郁化热，侵入营血，伤及络脉，溢于肌肤而发斑。

治法：清热解毒，凉血行瘀，遵叶氏"入血就恐耗血动血，直须凉血散血"之法。

处方：犀角地黄汤加味。

乌犀角 3 克　　生地 15 克　　白芍 9 克　　粉丹皮 9 克

侧柏叶 15 克　　银花 15 克　　连翘 15 克　　黑玄参 15 克

麦门冬 9 克　　水煎分两次服，一日一剂，连服两剂。

二诊：下肢出血点颜色已转暗淡，前方因犀角奇缺价昂，代之以紫草 9 克继服两剂。

三诊：上下肢紫癜逐渐消失，惟于刷牙时牙龈出血，口干鼻燥，手足心发热，前方加地骨皮 9 克、白茅根 15 克，再进两剂，以清余热。

四诊：服后手足心热退，紫癜痕迹完全消失，遂带原方出院，嘱其二日服一剂，再服三剂，并应避免冷水洗澡，忌食辛辣等刺激食物，以资巩固疗效。

紫　斑（过敏性紫癜二）

汪某，男，三十八岁。1971 年 9 月 25 日初诊。患者一月前因饮酒食虾后腹部不适，头昏恶心，继则双下肢皮肤出现红斑点，身热腹痛，齿龈红肿，小便黄，大便干燥，食欲不振。曾在当地医院诊断为"过敏性紫癜"，经用抗组胺药及强的松等药物治疗，同时求治于当地中医服"犀角地黄汤"十余剂，效不显著。紫癜此伏彼起，遂来我院求治。诊见：双下肢皮肤紫红色斑点，大小不等，略高于皮肤，压之不退色。体温

38.6℃，口干、口苦，喜冷饮，牙龈红肿出血，大便干燥难行，小便黄短。舌红，苔黄，脉弦数。

辨证：胃火炽盛，迫血外溢。

治法：清胃凉血，通腑泻热。

处方：清胃散加味。

　　黄连9克　　生地15克　　枳实12克　　当归9克

　　升麻9克　　石膏30克　　丹皮15克　　大黄6克

　　芒硝3克^(烊化)

　　四剂，一日一服，水煎分两次服

二诊：药后排出多量酱黄色大便，体温下级36.8℃，皮肤紫斑颜色变淡，牙龈红肿消退，仍有口干，时腹痛，小便微黄。舌红，苔薄黄，脉弦数。上方去大黄、芒硝，加白芍15克，继服八剂。

三诊：斑疹消退，未见新出者。惟感纳差、乏力舌淡红，苔薄黄，脉弦略数。前方去黄连、石膏加党参、白术、麦芽继服四剂。

四诊：精神食纳转佳，上方继服八剂，以固疗效。随访三年，诸症未复发。

体会："斑毒之病，是热气入胃，而胃主肌肉，其热夹毒而蕴于胃，毒气熏发于肌肉，状如蚊虱所啮，赤斑起，周匝遍体。"《诸病源候论》如是曰之。该患者平素好酒，使胃内积热化火，胃火识盛，迫血外溢成紫斑。前医单用清营凉血之剂，只治其标未治其本，因而紫癜不断。思其病根在脾胃，用清胃散清胃凉血以止血，加大黄、芒硝、枳实，通腑以泻热，热除血自行常道，则诸症悉平而效立显。

紫　斑（过敏性紫癜三）

　　瞿某，女，十岁，学生。1974 年 10 月 6 日初诊。周身紫癜反复发作近 3 个月。2 个月前因全身皮肤紫斑，膝关节、踝关节肿胀疼痛，履步艰难，经某医院检查化验诊断为"过敏性紫癜（关节型）"。经中药及强的松治疗月余，膝踝关节肿痛消失，紫癜退净。近一周来，双膝关节肿痛再作，伴腹痛阵发，身痒，恶心呕吐涎沫，大便溏稀有蛔虫排出，小便黄。诊见患儿下肢紫斑密布，胸腹亦有散在斑点，呈紫红。腹痛绕脐而拒按，四肢厥冷而冷汗出，面㿠而神疲。舌质红绛，苔黄而腻，脉弦紧。

　　辨证：蛔虫内扰，气血逆乱，热毒动血，湿热下注。

　　治法：杀虫消积，寒温并投治其本。

　　处方：榧子 9 克　　乌梅 9 克　　苦楝皮 12 克　　使君子 12 克

　　　　　　槟榔 12 克　　大黄 6 克　　黄连 6 克　　　吴茱萸 6 克

　　　　　　紫草 9 克　　地榆 9 克　　木通 6 克　　　木香 9 克

　　　　　　四剂，一日一剂，水煎分两次服。

　　二诊：药后排出蛔虫十余条，脐周疼痛缓解，呕吐涎沫及四肢厥冷得减。紫癜仍出没交替，皮肤瘙痒，双膝关节肿痛依然。舌红绛，苔黄腻，脉濡数。此蛔虫虽去，热毒仍炽，湿热仍盛，宜清热解毒利湿，凉血止血祛瘀。

　　处方：水牛角末 15 克　紫草 9 克　　黄连 6 克　　连翘 15 克

　　　　　　木通 6 克　　　生地 12 克　防己 9 克　　地榆 9 克

仙鹤草 12 克　秦皮 9 克　丹皮 9 克　地肤子 12 克

川牛膝 9 克　　甘草 3 克

四剂，一日一剂，水煎分两次服。

三诊：前方服四剂后，其家长按原方又进四剂后来诊。见患儿下肢紫斑渐退，未见新出者。膝关节肿痛明显减轻，身已不痒，大便稀，有数条蛔虫排出。舌红，苔黄微腻，原方减黄连、生地、地肤子，加健脾利湿之白术、薏苡仁，八剂。

四诊：紫癜完全消退，关节已无肿痛，食纳增。原方继服四剂巩固疗效。

体会：患儿多食不洁生冷，运化呆滞留而为积，湿热内生蕴毒，热毒动血，湿热下注引起诸症。乃虫积为始作俑者。患儿初发病时用中药和激素治疗紫癜消退，然虫积未除，故紫癜复作。

类　疟

潘某，女，三十四岁。因每天下午发烧，于 1972 年 9 月 21 日住院治疗。面容消瘦，精神欠佳，呈慢性病容。自述于三周前感中上腹疼痛，呕吐一次，同时伴有高烧。以后每天下午寒战发烧（体温常在 39℃左右），汗出热退。病后七天，曾腹痛、便脓血，经服氯霉素好转。住院前，门诊曾多次给以输液及各种抗生素治疗，病情略有好转，体温降至 38℃左右。入院后化验检查：血红蛋白 9.5 克 / 升，红细胞 3.16×10^{12}/ 升，白细胞 5×10^{9}/ 升，血培养无细菌生长。胸透及胸平片未见异常。西医诊断：结核性腹膜炎？肺结核？

脉左沉细数，右弦数。舌根部苔白腻，早晨体温正常，每天下午发烧，先冷后热，汗出即舒。伴口苦咽干恶心，胃脘胀痛，大便二日一行。

辨证：脉弦数，寒热往来，口苦咽干，为邪郁少阳之半表半里证，胃胀呕逆，苔腻乃痰湿停积中焦。

治法：和解少阳，消积祛痰。

处方：柴平汤加减。

北沙参15克　柴胡9克　黄芩9克　法半夏9克

川厚朴9克　苍术9克　陈皮6克　石菖蒲9克

焦山楂12克　神曲9克　甘草4.5克　水煎服。

二诊：连服三剂后，寒热未作，体温正常。口苦、恶心、腹胀如前，脉仍弦数，舌质绛红，舌苔黄腻，系痰湿化热，原方去苍术，加花粉、焦栀，继服四剂。后又给小柴胡汤加味（柴胡、黄芩、党参、半夏、枳壳、桔梗、甘草、生姜、大枣），以和解表里，服后一般情况尚好，寒热旬余未发。

三诊：昨晚又发冷发热，体温38℃，胸闷胁胀，疲乏无力，微咳，头痛身疼，口干发呕，流清涕，脉弦数，苔白腻，脉症合参，系新感引起宿疾，少阳之邪复发，拟以解表宣肺，清热镇痛之剂。

处方：粉葛根9克　黄芩9克　桔梗9克　秦艽9克

金银花9克　杏仁9克　薄荷6克　桑枝15克

川柴胡9克　甘草4.5克　水煎服。

本方以连翘、牛子、芦根、竹叶等出入加减，连服五剂，仍每天下午发烧，体温在39℃左右。据其脉症分析：患者体质消瘦，素日阴虚内热，如之邪郁少阳，痰湿秽浊潜伏募原，故寒热往来，依时而发，汗出而解，寒热如疟。胃胀纳少，苔仍黄腻，为痰湿郁阻中焦。以后又见舌绛，舌苔空心干燥，是热盛津亏，证属邪盛正虚，正虚则不能托邪外出，邪盛则潜伏募原经久不解。治宜先驱邪而后扶正，邪去正则易复。遂以柴胡达原饮加减，直达病巢，以荡伏邪。

处方： 柴胡9克　　黄芩9克　　厚朴6克　草果4.5克

常山4.5克　知母9克　　槟榔9克　菖蒲9克

青皮6克　　甘草4.5克　水煎服。

服第一剂后，体温渐降，寒热顿止。服完三剂，体温降至36℃左右，精神食欲日有好转，惟口干、食后腹胀发呕。脉稍弦数，舌绛苔腻，此系表邪已解，内热未消，仍以原方加减以荡涤余邪。

处方： 川厚朴6克　　常山4.5克　草果3克　槟榔9克

炙知母9克　　黄芩9克　　菖蒲9克　青皮6克

北沙参18克　首乌15克　花粉9克　甘草4.5克

水煎服。

四诊： 服四剂，饮食睡眠精神大有好转，惟头晕、口干、疲倦，脉弦，舌绛欠津，乃津液未复，气阴两亏之证，拟益气滋阴清热之剂。

处方： 参麦养荣汤加味。

北沙参18克　麦冬9克　　生地18克　当归9克

五味子4.5克　知母9克　　花粉9克　　橘红6克

杭白芍9克　　甘草4.5克　水煎服。

服三剂后，舌质转红，苔薄白湿润，精神食欲大有好转，本方间隔三四日服一剂，观察25天，寒热未作，体温一直正常，痊愈出院。

体会： 寒热往来是少阳伤寒和疟疾的共有症状，其发病机制亦同为正邪相争。而伤寒的寒热往来是一日一二发，二三发不等，且不定时；疟疾的寒热往来为一日一发，或数日一发，发有定时，此为二者之不同点。《金匮要略·疟病脉证并治》说："疟脉自弦，弦数者多热，弦迟者多寒。"，弦脉亦为少阳伤寒之脉，又为二者之共同点。其治疗原则亦相同，均为和解一法。不过小柴胡汤和解少阳之半表半里，柴胡达原饮和解内夹痰湿，荡涤三焦之秽浊。正如叶天士说："彼则和解表里之半，此则分消上下之势。"

　　本例寒热往来，定时而发，汗出而解，初达三周，间歇旬余，复发三周，其形如疟。兼见舌苔白腻，胸闷胃胀，时有呕逆便溏，证似热郁少阳，先主以小柴胡汤和解，寒热顿止。间隔十天，寒热复发，高烧不减，屡用小柴胡汤和解，效果不显。终用分消上下，开达膜原之柴胡达原饮，而热退疟止。由此证实"有是证用是药，有是病用是方"及辨证施治之重要。

痰　核（一）（痰核流注）

　　何某，男，三十岁。于1962年夏季，右侧颈部出现一疙瘩，大如蚕豆。初感右肩臂酸困，相继右半身困痛，迨后自觉疙瘩有时上下滚动，动则右半身痛如刀刺。在发作前常令其女以指甲压住，使之不动，痛始缓解。其脉沉滑，舌苔正常。

　　辨证：脉滑为痰，沉为气滞。证系气滞痰郁，聚为痰核，注于经络，故滚动疼痛。

　　治法：理气祛痰，通络止痛。

　　处方：加味二陈汤。

清半夏9克　白茯苓9克　陈皮9克　甘草4.5克

制川乌6克　制草乌6克　水煎服。

外以柳树白皮切碎，葱白等量，共捣成泥，敷于核上。服第一煎后，四肢、口唇发麻，如醉如呆，渐至神昏气微，手足发凉。惟胸窝稍温，家人以为将死，惊惧异常（此因药店将未制之川、草乌配入后引起的药物毒性反应），至午夜，患者要水解渴，神智已清。次早诊之，询其痰核再未滚动，疼痛从未发作，别无任何不适。

注：数年后患者路遇一青年，左侧膝下长以疙瘩，如枣核大，每感流动则疼痛异常，发作时若以火烤热熨，则疼痛缓解，久治不效，介绍前来就诊，仍给此方，服一剂疼痛大有减轻，未发生麻醉现象，服三剂后疼痛痊愈。

痰　核（二）（舌上痰核）

赵某，女，1970年。二十多岁时，舌上中段出一豆大疙瘩，其形似乳突，逐渐增大。曾多方医治，有谓"舌疔"，亦有谓"舌疽""舌癌？"等，诸说不一。是年5月邀诊：其脉象滑数兼弦，观其舌上疙瘩色如舌质，大如小枣，头大蒂小，边缘整齐，酷似乳头。诉其近几月来感觉舌根举动不灵，舌边缘和咽喉疼痛，妨碍饮食、说话。《金鉴》云："舌证发于心脾经，其证皆由积热成，痰核舌上一核生。"

辨证：脉数为热，滑数为痰。其证由于心火脾痰，蕴郁经久化热，痰火循经上冲于舌，结为痰核。

治法：清热祛痰，行气软坚之法。

处方：芩连二陈汤加减。

半夏9克　茯苓9克　陈皮9克　黄连6克

黄芩9克　薄荷4.5克　菖蒲9克　海藻15克

昆布15克　水煎，每日一剂，分两次服。

经服三剂后，患者自述症状减轻，查其脉象变缓，虑其症已成形，恐药力难以拔除，故在续服上方五剂的同时，配合民间治疣瘊单方，内外合治，以加速其疗效。

其法是：取猪鬃一束（拣壮硬的），置酒精内浸泡消毒，然后一根根用捻转法，交错穿过核内，外留少许，一次插五六根。三日后复诊时，核上边缘不整，显出裂纹，似欲溃破，但无脓血，复插猪鬃十余根。五日后，患者吃饭时，核自脱落，随食物咽下，急邀再诊，只见舌上有榆钱大疮痕，并未渗血。从此舌体不硬，举动灵活，舌边和咽喉疼痛消失。历二十余年，舌上再未出现任何不舒。

体会：本例痰核，证由心火过旺，脾虚积痰，痰随火动，火性炎上，因而火夹痰行，上冲于舌（舌为心之苗），凝结成核。治以内服二陈汤去甘草加强降逆、行气、祛痰之效；加芩、连泻心直折痰火之上冲；使菖蒲为先导，以芳香开窍；用薄荷辛凉轻清上行；佐昆布、海藻以咸寒散结软坚。外以猪鬃穿刺，直达痰巢，令其溃腐，起到内外并治，标本兼顾，共奏功之能克、达之能及，收到痰行、结散、核消而愈之效。

痰　核（三）（舌内痰核）

陈某，男，四十岁。初觉舌体内出现一豆大疙瘩，逐渐发展至核桃大小。经住某医院治疗，疑诊为"舌癌？"决定手术切除，惟患者要求中药治疗，故于1972年6月邀余诊治，初诊时观其右边舌体肥大，中端隆起，按之质硬，但无痛感，惟觉说话不便，咀嚼不适。诊脉沉滑，舌苔白腻。

辨证： 查痰核者，乃湿痰流聚所成。一般不红不痛，亦不作脓，全身各处皆可生之。患者脉沉滑，沉主气，滑则主痰。证属痰郁气滞，流注经络，结于舌内，形成痰核。

治法： 行气软坚，祛痰开结。

处方： 二陈汤加减。

清半夏12克　　茯苓9克　　　陈皮9克　　贝母9克

制川乌4.5克　制草乌4.5克　元参15克　生牡蛎15克

五剂，水煎服，一日一剂。

服药五剂后，复诊时症状同前，亦无不良反应，故嘱以原方连服十五至二十剂。

1972年8月复诊： 自述舌内痰核之疾，从服上方之后逐渐缩小，连服三十余剂后，舌内痰核消失。惟近日，纳差眠少，诊其脉沉弦，观其舌体平整如常。嘱服归脾丸调理。

体会：《内经》说："风为百病之长。""风者善行而数变。"《濒湖脉诀》说："痰生百病食生灾。"也有"怪病多生于痰"之说。溯其痰核病源，无非是外因风邪，内因痰火，于是风假火威，痰乘风势，循经游溢于经络肌肉之间，凑其气血空虚之处，凝结成核，逐渐成长。其发无定处，或结肉里，有痛或无痛感者，均以二陈汤加减治之，以搜风祛痰，佐川乌、草乌直达痰巢，深入经肌。

使风去痰行结散，核自消失。如核结皮下，经久渐长，痰核凸起，大如荔枝，或露出肉外，形似乳头，治宜清热祛痰，配合猪鬃穿刺，也能使结散核消。总之，痰核虽异，但治法不二。

按：上述痰核各案，治疗均守古法，今随外科技术不断发展，临证时可按具体条件，灵活选用。

重 舌

张某，男，三十余岁。初因舌下肿胀，渐次项下焮肿作痛，伴有轻度口噤，于1955年4月，始来门诊就诊。查其脉象洪数，观其口能半开，舌下复出一舌，其色紫红，项下红肿质硬，扪之剧痛，舌强语涩，口津时流，发音不清。

辨证：舌为心苗，舌本络于脾口，故舌病多属心脾之疾。据《金鉴》"重舌舌下血脉胀""其证皆由积热成"，可知证由心火上冲，胃热过盛，热邪循经上冲舌下所致。

治法：清热解毒，导火下行。中药配合针刺治之。

处方：黄连导赤汤加味。

黄连9克　木通9克　生地15克　竹叶9克

银花15克　焦栀6克　连翘15克　甘草5克

两剂，水煎服，一日一剂。

针刺：金津、玉液及重舌边缘连刺十余针，令其出血，针后再涂以百草霜末。

越三日复来就诊，诉其从针刺后，回家途中，便觉舌头灵活，肿痛渐消，即能进食，现觉口干、胃胀、便秘。原方加大黄、元明粉各9克，调理后诸症痊愈。

梅核气 （一）（肺燥痰凝）

缪某，男，四十岁左右。1951年秋初诊。患者愁容满面，须发皆长，自述得了噎食重症，问其何以自知？答以三月前有亲属身患噎食，曾前往探视，从此喉咙有物堵塞，上下移动，咽之不下，吐之不出，随后又胸闷胃胀、打嗝、嗳气、口咽干燥、大便秘结，偶不如意，食后即吐。前经某医诊治，据说：确属噎食（观其方药用丁香、木香、沉香、蔻仁等辛燥利气之剂）。余告之并非噎食重症，实属梅核气小病，患者不以为信，例举他亲眼见到同样咽喉有异物堵塞者，久治未效，死者已有二三。余告以梅核气属于常见小病，如能心情舒畅，参加轻微劳动，勿轻信误传，服药数剂，可以痊愈。患者喜笑颜开，似有所悟。诊脉弦滑，舌苔黄腻。询其咳痰稠黏，形似豆粒。

辨证：痰火凝结，阻塞气机。

治法：清热润燥，利气祛痰。

处方：甘露饮加减施治。

<table>
<tr><td>生地21克</td><td>天冬6克</td><td>麦冬12克</td><td>条黄芩9克</td></tr>
<tr><td>枳壳9克</td><td>石斛9克</td><td>茵陈15克</td><td>枇杷叶6克</td></tr>
<tr><td>赭石15克</td><td>贝母克 9克</td><td>青果6克</td><td>生甘草4.5克</td></tr>
</table>

每日一剂，水煎，分两次服。

服完三剂后自来就诊，诉其药后吐痰较多，喉中渐觉舒适，堵塞之感时有时无，观其面容整洁，愁容转喜，脉象同前，仍以原方加内金、神曲，嘱其连服十剂。半月后复诊，近来咳出黄痰如胶黏腻，喉中堵塞之感，完全消失。嘱其暂勿食肉，以原方五倍其量，研细，每服 6 克，日服二次，以资巩固。

梅核气（二）（气滞痰郁）

梁某，女，年逾五十。1952 年夏季，其子搀扶前来就诊。述其病于生气后不久，始觉喉中有物黏附，时如虫子活动，吐不出，咽不下，如勉强进食，即觉胸闷胁胀。前经某医诊治，认为噎食，说年过五十，气血衰弱，治也无益，嘱其吃好喝好，预备后事。从此腿脚软弱，行动无力，夜不能眠，心跳心急，咽喉更如物堵，面条也咽不下去。诊之，告以实属梅核气疾，并非噎食。汝能解除噎食顾虑，服药可以治愈。诊脉弦滑，舌苔白腻，询其咯痰稀薄，口干不渴。

治法：开胸利膈，祛痰理气。

处方：四七汤合逍遥散加减。

苏梗 9 克　厚朴 9 克　半夏 9 克　　陈皮 9 克

茯苓 9 克　荸荠 9 克　柴胡 9 克　　当归 9 克

赤芍 9 克　生姜 6 克　青果 4.5 克　水煎，分两次服。

三剂服完，独自步行来诊，诉其近日行动有力，已不心跳、失眠，咽中较前稍舒，食物不觉阻滞。继以原方倍量研为细末，嘱其每服 9 克，日服二次，一月后，询其病情，早已痊愈。

体会：从上述二例梅核气症的临床治验，可见在临证时，不仅要明确诊断，对证用药，亦要以精神疗法，排除患者思想疑虑。

大凡患病之人，非特机体受损而痛苦，且精神负担和思想压力，亦随之而来，这对机体抵抗疾病的影响危害甚大，故医者在治病时，如先不卸掉患者思想包袱和心理压力，任其对证用药，亦难治愈。因之医务工作者，不仅要辨证论治，亦需解除患者的思想负担和精神压力，使其乐观情绪，坚定治愈信心。

扁平疣

阎某，女，十三岁。于1974年初秋来诊。述其从二月前，始在双手背、手指出现许多扁平小瘊子，渐次蔓延至面部，曾注射维生素B_{12}，煎服薏苡仁多次，迄今未愈，同时伴有脖项胀闷，眼球憋胀，头晕，心烦。曾经某医院诊为：1."扁平疣"，2."甲状腺功能亢进"。医院决定手术，家长不肯，愿服中药治疗。按脉沉弦略数，询其食欲、二便正常，观其喉旁略显隆起，面颊及颌部，两手和腕部，疣瘊满布，其色略青，颗粒大小不等，边缘不齐。

辨证：疣瘊虽生在皮肤，病机多在经络血分血瘀。

治法：遵《医林改错》通经活络，通窍祛风之旨。

处方：通窍活血汤加减施治。

当归尾9克	赤芍9克	川芎6克	草红花9克
净蝉蜕4.5克	生姜4.5克	桃仁9克	白蒺藜15克
老葱头3寸	麝香0.15克（馒头皮包吞服）		

水煎二次，每次兑入黄酒60克服之。

连服十剂后，手背疣瘊部分消失，面部疣瘊渐次脱屑。连服十五剂后，不仅面手疣瘊完全消失，且脖项憋胀、头晕心烦，眼球不适诸症，亦随之而愈。

体会：考王清任在通窍活血汤条下所治诸症，如紫印脸、青记脸如墨，以及紫癜、白癜风等，病因多由于血瘀皮里、肤里，总之皆为血瘀所致。

本例扁平疣患者，疣瘊生于面部、手臂，究其病因，亦无非是血瘀皮肤而起，采用了活血行瘀祛风之通窍活血汤加味治之，不仅致使疣瘊脱落，以至消失，且西医诊之"甲状腺功能亢进"亦随之而愈者，无非他故，也是血瘀经络肌肉，血结气壅所致。

方中归、芎、赤芍养血祛瘀；桃、红增强活血行瘀之力；生姜、老葱辛香走窜，温通经络；佐以麝香辛香善窜，内通外达；使以黄酒，先于气血运行，引导桃、红、归、芎无孔不入，无处不到，以加强活血行瘀祛风之能，致使皮肤之瘀行风去，而疣瘊消失，经络肌肉之气行血活结散，而甲状腺功能亢进之病亦因之而愈。

湿　疹

张某之男孩，年约十岁。于1971年4月初诊。两年前先从两腿出现小红疱疹，渐及全身。四肢、面部、胸腹湿疹密集，高出皮肤，异常发痒，表面形成白痂，宛若榆钱。春夏出多，冬季渐少。白天痒轻，入夜尤甚。抓破流黄水和淡血。平素大便干燥，喜食凉物，食欲尚好。西医诊为"湿疹"。脉弦数，舌苔黄微腻。

辨证：脾湿过甚，郁久化热，热盛生风。

治法：解毒清热，祛风渗湿。

处方：防风通圣汤加减。

荆芥 6 克　　当归 9 克　　白芍 9 克　　净麻黄 4.5 克

焦栀 6 克　　防风 9 克　　川芎 6 克　　白鲜皮 15 克

滑石 18 克　　连翘 9 克　　白术 9 克　　白蒺藜 15 克

大黄 4.5 克　　甘草 3 克

两剂，水煎分两次服，一日一剂。

复诊：发痒减轻，先从手足面部，白痂渐次脱落，惟口干喜饮，前方加黄芩、生石膏继服三剂。

三诊：全身疹痂多数脱落，夜晚稍有痒感，但能忍受。乃湿热渐平，余毒未净。遂改汤为丸（防风通圣丸），每服 6 克，日服二次。以丸缓留中，缓图收功。

一个月后胃胀纳少，前来就诊，全身白痂完全退净，皮肤润泽，毫无痒感。嘱其停服丸药，以健脾和胃之剂调理而愈。

鼻　衄

何某之妻，三十岁时，因半年前曾患四肢关节疼痛，医者多按风湿痹痛施治，常投桂、附、白术之品，并服虎骨木瓜酒之类，关节疼痛毫无减轻。于 1941 年秋季夜晚，突然鼻腔大量出血势如喷泉，家人惊慌，星夜邀诊。及至其家，流出血量已有半脸盆之多。急以棉球涂血余炭末，填塞鼻孔，出血全止。诊脉芤数，舌苔红润（被鼻衄染红），渴欲饮冷。依脉证分析：芤为亡血失精，芤数多热多虚。

辨证：风热伤阴，以致血热妄行，动血亡血。

治法：清热、养血、止血。

处方：侧柏叶 15 克　生地 15 克　茅根 15 克　生荷叶 4.5 克

杭白芍 9 克　　阿胶 9 克　　黄芩 9 克　　生甘草 4.5 克

三七 4.5 克^{（冲服）}两剂，一日一剂，水煎分两次服。

服完两剂后，鼻衄再未续出。惟感头晕疲倦，显系正虚，但历年四肢关节疼痛症状，从此大有好转。悟其风邪热邪都从衄解之故。

体会：本例患者，由于妄服过量辛燥之剂，而致血热妄行，突然鼻腔出血，急以内外合治，鼻衄顿止。效在急则治标以止血，继以清热凉血，缓则治本以降冲。

咳痰夹虫

徐某，女，二十余岁。因咳痰吐虫，于 1941 年夏天邀诊。诉其一月来，喉咙发痒，咳嗽痰中有虫。正当诉说病情之际，患者咳嗽突作，连咳几次，痰内均有小虫数条。其色灰白，其形长方，长约二分许，宽约一分，两端如刀切齐，无头无尾，个别的还能蠕动。

辨证：诊脉弦大，舌苔、面色、饮食均属正常。询其腹不疼，胃不胀，大便内从未见虫。当时认为虫不居于肠胃，而咳嗽痰中咯虫者，其虫必居于肺部。

治法：止咳祛痰杀虫为主。

处方：猎虫汤加减。

使君子 15 克　白雷丸 9 克　白茯苓 9 克

清半夏 9 克　　炙百部 15 克　　细榧肉 15 克

广陈皮 9 克　　槟榔片 15 克　　苦楝根皮 15 克

明雄黄 1 克 ^{（冲服）}

两剂，嘱其日服两剂，空腹服之。

复诊：喉中发痒已轻，但咳嗽并未减少，咳痰增多，虫子也较前增加。其嫂告余，她不仅咳嗽吐虫，每夜尚从阴道内，爬出虫子许多，望一并医治。余嘱其用羊肝一长条，装入纱布袋内，蒸熟后于其上撒雄黄末少许，每夜纳入阴道，次晨取出，连续试用，以虫尽为度。并嘱其前方加雄黄 1.5 克，连服七八剂，上下并治，以猎其虫。

半月后随访，知患者自从羊肝纳入阴道后，翌晨取出观之，但见袋上贴爬虫子许多，连用七八天后，虫即消失。至此又内服药七八剂，咳嗽大减，痰中虫亦消失。

妇科医案

痛　　经

秦某，女，年二十五岁，未婚。于 1962 年秋，因经期腹痛剧烈，住某医院经治月余，后转我院治疗。患者体形虚胖，沉默少语，脉象沉涩，舌体胖大，苔白微腻，舌尖边缘有明显瘀血黑点。自述平素口干喜饮，胃纳极差，日食二三两。每晚手足发热，月经提前三四天，经前、经期少腹剧痛，血色紫黑黏稠，每次只来两三滴即无。起初只觉下肢无力，逐渐步履艰难，最后竟卧床长达两月余。

辨证：脉涩为血少，舌尖瘀血黑点，经前、经期腹痛，量少色紫，显系血瘀气滞，血行不畅痛经之征。

治法：活血化瘀，理气止痛。

处方：失笑散加味。

赤丹参 15 克　当归 9 克　赤芍 12 克　香附 12 克

五灵脂 9 克　蒲黄 9 克　川芎 6 克　台乌 9 克

延胡索 9 克　甘草 4.5 克　水煎服，一日一剂。

本方连服十剂，又逢经期，经未来而腹痛，每天须注射止痛剂，迨至经来几滴，痛始缓解。仍属瘀血作痛，前方再以桃仁、红花、牛膝等祛瘀行血之品出入加减，又服十余剂。第二次经期，腹痛依然如故。据其素日口渴喜饮，食欲不振，手足潮热，腿膝无力，经少色黑，脉仍沉涩，苔腻，考虑证属肝气抑郁，情志不舒，病标在于胃，病本在于心脾，故以舒肝解郁，养血清热之法试治。

处方：宣郁通经汤加味。

粉丹皮 9 克　焦栀 6 克　白芍 12 克　香附 12 克

白芥子 4.5 克　柴胡 9 克　黄芩 9 克　郁金 9 克

全当归 9 克　甘草 4.5 克　焦三仙各 9 克

服七剂后，食欲稍好，口干、潮热均有减轻。连服十余剂，第三次月经来潮，虽仍有腹痛，但能忍受，经量亦有增加，能持续一天，并渐能下地活动，惟进食不多。仍属肝郁气滞，脾虚胃呆之证，原方加入山药、莲子等健脾开胃。第四次经期，腹痛明显减轻，经量较多，延续两天，精神、食欲日有好转。住院四月余，出院后回京完婚，次年暮春，已受孕二月，稍有妊娠反应，再无其他不适。

体会：《内经》说："二阳之病，发心脾。"本例痛经患者，形体虚胖，舌苔白腻，舌尖有瘀点，食纳减少，沉默寡言，知其忧愁思虑，肝郁不舒，心气受伤。因肝郁则气郁，气郁则血滞，故痛经。又因"母能令子虚"，心气伤则脾胃虚弱，生化之源不足，故经血少。因此，初入院时投以活血破瘀，镇痛理气之剂不效。继投舒肝宣郁，清热养血，健脾开胃之剂，达到了肝气舒，心脾之气随之而舒，瘀血去，新血生，血和痛止之效。

月经过多

王某，女，四十余岁。因月经提前，血量过多，经期过长，于1967年秋季，住我院内科治疗。患者二十余岁时，曾生一男孩，月经正常。过两年，因偶尔着凉，自觉全身发冷，曾注射鹿茸精一支。从此，月经每半月即来一次，行经持续十至十二天左右；经色紫黑稠黏，经前、经期伴有全身发烧口渴，喜食凉物；平素大便秘结，小便黄。经常头晕疲倦，不能坚持劳动，从此再未生育。近数年来，精力愈衰，家事不能自理。按其脉弦数有力，舌质红，苔焦黄。

辨证：月经提前，经量过多，行经期长，血色紫黑，系肾中水火俱旺，水火有余，并非不足之象。火有余则月经提前，水有余则月经量多。经血被火热煎熬则稠黏紫黑，口干苔焦。经期骨蒸发热，纯属血热火盛之故。

治法：滋阴清热，泻火收摄。

处方：清经汤加味。

粉丹皮 9 克	熟地 15 克	杭芍 9 克	青蒿 9 克
炒黄柏 9 克	川断 15 克	黄连 9 克	茯苓 12 克
地骨皮 12 克	阿胶 9 克^(烊化)		水煎服。

连服十剂，逢经期，经量太多时加入三七粉 3 克冲服，炒大、小蓟各 15 克，藕节炭、焦地榆、仙鹤草之类出入加减。

二次月经延至二十一天来潮，量也减少，经行七八天即止，烦渴烧灼俱减轻，惟舌苔仍黄燥，血色仍紫黑。

再照原方加侧柏叶 15 克，连服九剂，饮食渐增，热、渴、苔黄、便秘诸症渐退，仍按原方加减继服。

处方：

生地黄 15 克	杭芍 9 克	粉丹皮 9 克	青蒿 6 克
地骨皮 9 克	川断 9 克	侧柏炭 15 克	茯苓 9 克
焦地榆 15 克	阿胶 6 克	炒黄柏 6 克	甘草 4.5 克

连服二十余剂，三次月经二十五天来潮，经量、经色俱有好转，气力亦佳，能出外活动，效不更方，再以原方连续服之。

四次月经延至二十六天来潮，诸症将近正常。脉已不数，舌苔虽不黄，但仍口燥喜冷饮，以原方加入元参、麦冬、花粉共为细末，炼蜜为丸，嘱其每服一丸，日服二次，带药出院，以巩固疗效。

血 崩 (一)（血热妄行）

王某，女，年三十岁。于 1964 年夏季因阴道大出血，急来就诊，当时血流满裤，血紫黑，时多时少，口渴喜饮，小溲烧灼刺痛，面色潮红，脉弦数，苔淡黄，舌质红。

辨证：系血热妄行之证。

治法：滋阴清热，收涩止崩。

处方：清经汤加减。

生地 18 克　　杭芍 9 克　　茯苓 9 克　　地骨皮 9 克

青蒿 9 克　　阿胶 9 克　　棕榈炭 9 克　　炒丹皮 6 克

甘草 6 克　　三七 3 克^(冲)

每日一剂，分两次服，连服三剂，并另服云南白药，每服 1 克，日服二次。

二诊：出血仍多，口渴喜饮如旧，颜面潮红，下午尤甚，小便灼痛。证系肾火太旺，水火不济，故逼血妄行，改用知柏四物汤加减试服。

处方：知母 9 克　　炒黄柏 9 克　　生地 18 克　　当归身 9 克

杭芍 9 克　　焦地榆 15 克　　阿胶 9 克　　藕节炭 15 克

甘草 4.5 克　　益母草 15 克　　三剂，水煎服。

三诊：出血渐少，时有时无，颜红稍退，仍发渴，尿道烧灼，再投前方加减与服。

处方：生地 15 克　　当归 9 克　　杭芍 9 克　　肥知母 9 克

黄柏 6 克　　焦栀 6 克　　甘草 4.5 克　　益母草 15 克

服三剂，出血已止，渴热诸证十愈七八，仍以知柏四物汤去川芎以焦栀、益母草、侧柏叶、藁本等出入加减继服八剂，诸症痊愈。

血 崩（二）（持重挣伤）

姜某，女，三十岁。素体强壮，于1963年冬季，急抱重物入门突然阴道出血，顺腿直流，不能行动，急呼家人扶之入室，出血仍不减少，遂自服棕炭、血余炭亦竟无效，已至夜晚，邀予诊治。诊其脉粗大无力，自诉小腹胀，头晕乏力。

辨证：由于持物过重，用力过猛，损伤带脉，不能约束诸经，并损伤冲任，遂致出血不止。脉大无力中空乃芤象，芤为亡血失精之兆，脉证符合，故急则治标。

治法：收涩止血之剂试治。

处方：十灰散加减。

炒大蓟 30 克　茜草炭 12 克　柏叶炭 15 克

地榆炭 15 克　藕节炭 15 克　棕榈炭 12 克

阿胶珠 9 克　血余炭 9 克　三七 4.5 克（冲）

水煎服，一剂。

当夜分两次尽服，自觉少腹胀且有痛感，流血时少时多。迨至半夜，流血渐少，但觉少腹阵痛，后坠，如将临产，此时从阴道下一大血块，随后又连下如鸡卵大小不等之二三十块，色紫红，内外如一，皆为瘀血凝成。

复诊：脉仍大无力，舌质口唇稍淡。自下血块后，流血尚有，但量不多，惟时觉少腹阵痛，手不敢按，头晕眼花，疲倦欲眠。辨证：损伤冲任，偶大出血，理应收涩止血，不仅未效，反下瘀血成块，下后又觉少腹急结阵痛，不敢手按者，正如经云："少腹急结，小便自利者，蓄血也。"显系瘀血未尽之故。

处方：四物失笑散合桃仁承气汤加减。

炒灵脂 9 克　　熟地 15 克　　白芍 9 克　　桃仁 6 克

炒蒲黄 9 克　　川芎 6 克　　　桂枝 3 克　　当归 9 克

大黄炭 9 克　　三七 4.5 克^(冲)　水煎服，一剂。

嘱其当天服头煎，待明早如无变证，即服二煎。服第一煎后，约一时许，少腹连续阵阵作痛，又下拳大一血块，腹痛大减，次晨服二煎后，又下许多小血块，腹痛已止，但流血仍时有时无。

三诊：脉象微细，头晕、眼花，困倦愈甚，腹不痛，食欲尚好。此乃瘀血去而正气亦衰之象，遂拟气血双补之法，以十全大补汤加减与服。

处方：炙黄芪 30 克　当归 9 克　杭芍 9 克　熟地 15 克

高丽参 9 克　　白术 9 克　　茯苓 9 克　　炙草 6 克

焦地榆 15 克　　两剂，嘱其一日一剂。

服后精神逐渐好转，将息未满一月，即能从事农业劳动。

体会：猛力负重，挣伤阴络，致带脉损伤，失其约束诸经之能。冲任之络伤损，致使突然血崩。投收涩止血之剂不效，后增少腹阵痛，而下许多瘀血积块。后服攻补兼施之剂，复下血块，痛止血少者，乃瘀血去新血自止之故。前用十灰散收涩止血之味，减去大黄炭、丹皮炭等祛瘀之品，以见血止血，专用收涩，毋怪其不效。由此病例，方悟古人立十灰散之方意。

血 崩（三）（气阴两虚）

王某，女，五十岁。于 1977 年 3 月 2 日初诊。半年来，每次月经提前七八天。行经七八天后才能干净，这次经来量多，迄今五十余天，淋漓不断，且头晕目黑，腰酸乏力。某医院诊断为"功能性子宫出血"，进行清理宫腔，血仍不止，查血红蛋白 5.7 克/升，输血 500 毫升。询其经色清淡，夹有血丝烂肉样物，从不腹痛，惟腰酸腿困，观其面色苍黄，口唇舌质淡红，脉象弦涩。

辨证：妇人年逾五十，血气自衰，天癸将竭，而仍月经提前，经色清淡，经量过多，将近两月淋漓不断，面色无华，口唇色淡，脉诊弦涩。属气虚脾弱，血不归经，形成气血两虚之证。

治法：益气、养血、止血。

处方：当归补血汤合胶艾四物汤加减。

黄芪 30 克	当归 9 克	杭白芍 9 克	阿胶 9 克 ^(烊化)
熟地 15 克	姜炭 3 克	益母草 18 克	藕节炭 15 克
棕榈炭 15 克	川断 15 克	贯仲炭 15 克	小蓟炭 30 克
甘草 4.5 克	三七 3 克 ^(冲服)		

四剂，水煎，每日一剂，分两次服。

复诊（3 月 6 日）：服药两剂，出血全止，但觉头晕乏力，胃胀纳少，脉舌如前，乃脾虚血亏，胃气不和，继以大补气血，佐以健胃之剂。

处方：炙黄芪 30 克　　当归 9 克　　　首乌 15 克　　川续断 15 克

杭白芍 9 克　　枸杞子 9 克　　茯苓 9 克　　益母草 15 克

焦荆芥 6 克　　山楂 15 克　　甘草 3 克

三剂，水煎分两次服，每日一剂。

三诊（3 月 11 日）：药后头晕乏力好转，仍胃胀纳少，脉仍弦涩，舌唇色淡，乃出血虽止，气血仍亏，脾胃衰弱，化源不足，再以补血健脾和胃法施治。

处方：黄芪 30 克　　当归 9 克　　山药 15 克

鸡血藤 30 克　　陈皮 6 克　　山楂 12 克

神曲 9 克　　　何首乌 15 克　　枸杞子 9 克

甘草 3 克　　　三剂，水煎分两次服，每日一剂。

四诊（3 月 16 日）：药后胃胀减轻，食欲较好，体力日有恢复，再以原方连服五剂，以固疗效。

血　崩（四）（产后血崩）

杨某，女，三十岁。于 1964 年夏末，生一男孩，分娩后，出血不多，迫至半月，偶因上午生气，傍晚阴道大量出血，势若堤崩，愈出愈多，几至神昏，手足发凉。急邀诊：脉微似绝，手足厥逆，头面汗出，面色苍白，气息微弱，神昏不语。

辨证：产后气血大虚，又因怒气伤肝，肝不藏血，气随血脱。

治法：本仲景"血脱益气"之旨，"留人治病"之法，急以大剂独参汤加味益气固脱。

处方：高丽参 30 克　　焦姜 15 克。

立即水煎灌服，服完第一煎约半小时，脉象似有似无，颜面汗出减少，手足略显温暖，时有呻吟，继以二煎服完，叫之能应，脉搏续出，但微细，重按似无，阴道出血仍多，属气血双亏，拟益气养血固脱之剂，以八珍汤加减。

处方： 丽参 15 克^{（另煎）}　　白术 9 克　　　熟地 30 克

当归 9 克　　　　阿胶 9 克^{（烊化）}　炮姜 9 克

杭芍 15 克　　　川断 15 克　　三七 4.5 克^{（冲服）}

杜仲 15 克　　　炙草 9 克

两剂，水煎，分两次服。每日一剂。

复诊： 服第一剂后，迨至天明，神识渐清，颜面渐显红润，出血渐少，脉仍沉细，继以原方加焦荆芥、炒大蓟、棕炭、旱莲草等治疗。连服三剂，出血全止。精神食欲日趋好转。

妊娠跌伤出血

张某，女，三十岁。于 1963 年春，怀孕三个月。因站凳上取物，不甚跌仆在地，遂觉腹痛。迨后阴道流血，虽服胶艾四物汤加杜仲、三七之类，经治两月血未能止。孕至六月胎动极微，流血时有时无，时多时少，终不干净。脉滑数，苔白质稍紫，要求服活血药以堕胎。

辨证： 因其流血经久，如再治不愈，虑其胎儿难保，故给以活血通瘀之剂。

处方： 桃红四物汤加减。

赤芍 9 克　　生地 15 克　　当归 9 克　　川芎 6 克

桃仁 9 克　　红花 9 克　　三七 4.5 克^{（冲）}

水煎，分两次服。

服一剂后，流血减少，腰酸亦愈，连服两剂后，流血全止。孕至七八月觉胎动明显，怀孕十月，生一女婴，发育良好。

体会：妊娠跌仆伤胎，流血淋漓不断，服止血保胎之剂，经久无效，服活血养血之方，血立止而胎未下。由此益信王清任之"少腹逐瘀汤，安胎第一方"之论欤。亦即"有故无陨亦无殒也"，瘀血去，新血生，胎也安之理了！

然，妊娠胎漏，总以凉血止血，养血安胎之法为先。若投活血行血之剂，须谨慎为要！

子宫外孕

王某，女，三十岁。因月经点滴不断，腹痛剧烈，于1976年12月3日急诊住院。

患者以往月经正常。初潮18岁，周期3～5/28天，经色红，量中等，无痛经史。结婚七年，曾孕三次，第一二次为自然流产，第三次为左侧输卵管妊娠，手术切除。末次月经1976年10月16日来潮，血量如常，色暗红，经净后，仍有血性分泌物，淋漓不断，将近四十余天。伴有腹痛，肛门部下坠，头晕恶心，门诊治疗无效。入院当天突然下腹剧痛，肛门部坠痛加重，面色苍白，以子宫外孕住院。妇科检查：外阴、阴道已婚未产型，子宫大小正常，软，I度后倒，活动欠佳，无压痛。双侧附件增厚，有压痛，右侧明显，未扪及包块。后穹窿饱满触痛明显，宫颈举痛明显，检查后手套见暗红色血迹。后穹窿穿刺结果抽出暗红色血 3 ~ 4 毫升，半小时内无凝血。西医诊断：子宫外孕。

辨证：诊脉沉滑，舌边紫红。述其以往月经正常，从不腹痛，末次经后不久，自觉头晕恶心，阴道点滴流血，长达四十余天，终不干净，而今突然少腹剧痛，显系血行不畅，血瘀作痛。瘀血阻滞，血不归经。瘀不去，血不止，腹痛难愈。

治法：遵"通因通用"之旨，以活血化瘀之法为治。

处方：芍药芎归汤合失笑散加味。

杭芍 9 克　　川芎 6 克　　当归 15 克　　五灵脂 9 克

蒲黄 9 克　　川断 15 克　　甘草 4.5 克　　益母草 24 克

服药六剂，腹痛减轻，月经已止，仍觉头晕恶心，肛门部下坠。检查：血压 150 / 110 毫米汞柱，脉仍滑数，舌苔薄白。证乃出血经久，血海空虚，肝肾阴亏，冲气上逆，下虚上实，故头晕恶心，肛门部坠痛。投以胶艾四物汤加减，滋补肝肾，降逆镇惊。

处方：熟地 15 克　　当归 9 克　　杭芍 12 克　　阿胶 9 克^{（烊化）}

焦艾 9 克　　竹茹 9 克　　钩藤 9 克　　杭菊花 9 克

续断 15 克　　陈皮 6 克　　甘草 4.5 克　　益母草 24 克

生龙骨 8 克　　生牡蛎 18 克

水煎，分两次服，每日一剂。

连服十余剂后，头晕恶心，肛门部坠感渐愈。血压 130 / 80 毫米汞柱，病人下地活动，无任何不适，晨尿青蛙试验阴性。双合诊复查：外阴、阴道、子宫检查同前，两侧附件压痛消失，后穹窿无触痛，宫颈举痛亦消失，病告基本痊愈。门诊随访，月经恢复正常。

妇科奇证——腹腔妊娠胎死腹中两年

1966年参加甘肃省卫生厅高台卫生试点工作队期间，与西医共同治愈腹腔妊娠，胎死腹中二年患者一例，是临床罕见的妇科疾患，笔录于后。

患者张某，女，三十一岁。

初诊（1966年2月18日）：自述于1963年12月初最后一次行经，四五个月后，觉腹中有块，渐形增大，且有时活动，酷似怀孕，但六个月后活动渐停，随之腰腹胀痛，曾住某县医院治疗月余，症状稍得缓解而出院。

1966年元月以来,病情加重,纳食锐减,食后胃胀,呕吐黄绿苦水,腰痛腹胀,阵阵发作,下利脓血,肛门憋胀,有欲产之势,痛苦难言。经妇科检查，初步疑诊为：1.盆腔炎？ 2.慢性痢疾？ 3.胃肠炎？

患者面色苍黄无华，精神疲惫，观其腹虽大，但非妊娠之状。脉滑小，舌苔白微腻。余根据闭经、胎动之病史疑及胎死腹中，但又想胎死腹中二年不下者何有？故先对症治疗。分析其脉症，胃纳减少，食后胃胀，呕吐黄绿水，乃胃气不降，肝气上冲，腰痛腹胀，下利脓血，是脾虚湿滞，肝胃不和之故。拟健脾利湿、养血镇痛，降逆行气之当归芍药散加味，取其肝脾和，气血通，通则不痛之意。

处方：当归15克　川芎6克　杭芍12克　白术9克
茯苓9克　泽泻9克　半夏9克　陈皮9克
薏苡仁15克　甘草4.5克　伏龙肝1块

水煎，分两次服，连服两剂。

当天服一剂，服后约一时许，自觉有物堵塞肛门，欲便不出，令人以手指探掏，取出朽骨几根。次日再服一剂，又便出碎骨片几块，自从大便下骨后，呕吐止，腹胀腰痛减轻。

复诊（2月20日）：患者带着便出之骨来诊，经详细检查鉴定，确属胎儿之骨骼。其中下肢骨三根，肋骨六根，头骨二片，色俱黑，形如枯骨。据此，妇科诊断为"腹腔妊娠"，遂收简易病房住院治疗。

住院后于2月28日，妇、外科会诊，中西医结合反复讨论，经分析认为：此例确系腹腔妊娠，受精卵在腹腔发育成胎儿。五六月后，因发育障碍而窒死，久则胎儿肉体坏死腐烂，骨肉分离。刺激腹腔脏器，而腰痛腹胀，毒素被吸收而致呕吐，肠壁被损逐渐形成肠瘘，腐烂之物从瘘管而下，形似脓血便。今服养血降逆，行气止痛之中药，可能使死胎部分骨骼因势而下，从瘘管排出。从已下骨骼数推测，腹中还有残骸，需进一步处理。先用扩肛器探取，如不成功，则应剖腹取出。

根据上述意见，即用扩肛器扩开肛门，连续取出头骨、肋骨、肢骨数块。最后有一大骨，钳入其中未能取出，决定剖腹手术。但患者气血双虚，术前应先服培补气血之剂调理。

处方：黄芪30克　当归9克　川芎6克　白芍9克

党参24克　白术12克　茯苓9克　甘草4.5克

焦楂9克　神曲9克　水煎服，一日一剂。

连服十剂，精神好转，饮食增加，偶有脓血便及腰痛腹胀感。

3月12日，妇、外科合作，剖腹探查，发现残骨与肠粘连，经剥离取出头骨、髂骨后结束手术。术后休息半月，痊愈出院。

畸形死胎并发腹水黄疸

朱某，女，三十二岁。于1974年1月19日，因妊娠8个月，腹胀尿少、发烧，住某医院妇产科，十天后，发现巩膜黄染，遂转入传染科，2月8日，邀余诊之。

患者病情重笃，经中西医结合治疗，在输液输血和使用多种抗生素的同时，辨证施治，收到了良好的效果。

病历摘要：于妊娠八月之际，腹部迅速增大，与妊娠月份极不相符，气憋气短，甚为痛苦。三天前，发热，体温38℃，服阿司匹林、四环素等，体温渐降，但尿少，腹胀，即住院治疗。数日后发现全身皮肤及巩膜明显发黄，尿黄短赤，腹胀更剧。入院后，检查子宫底平剑突，胎心音消失，无胎动，腹部高度膨隆，腹壁静脉轻度曲张，腹围109厘米，下肢凹陷性水肿。X线腹部平片报告为：胎儿畸形，羊水过多。肝功化验黄疸指数72单位，血清谷丙转氨酶170单位。初步诊断："宫内畸形死胎，羊水过多合并病毒性肝炎，黄疸性重症。"

于2月4日，出现意识恍惚，时清时迷，幻视幻觉，伴有发热，体温38℃，皮肤及巩膜黄染加深，黄疸指数上升至106单位。次日妇科会诊意见是：不除外妊娠毒血症，引产恐诱发肝性脑病。不引产，死胎致使孕妇发生广泛性血管内凝血与中毒感染，及产科紧急情况。2月8日尿量较前减少一半，开始予安替舒通、双氢氯噻嗪，注射庆大霉素，并输氢化可的松及葡萄糖，配合中药茵陈蒿汤等疗效不显。

初诊（2月8日）：见患者全身面目皮肤发黄，黄如橘色，腹胀欲破，青筋暴露，鼓之如鼓，下肢及足浮肿，按之凹陷。询其小便短黄，大便秘结，常感口干喜饮，寐少梦多。舌尖红，苔黄腻少津，脉左沉弦数，右弦大数。

辨证：脉左沉弦数，为肝郁气滞；右弦大数，为湿热伤津，经云："诸胀腹大，皆属于热。"黄如橘色，阳黄无疑。胎死腹中，阻滞气机，致使水气不行，故腹胀尿少，下肢浮肿。湿热不去，黄疸不退；死胎不下，胀满难愈。

治法：清热利湿，攻水破滞。

处方：茵陈四苓汤加减。

> 茵陈 30 克　茯苓 15 克　猪苓 12 克　泽泻 9 克
>
> 腹皮 9 克　　黄柏 6 克　　茅根 18 克　槟榔 9 克
>
> 二丑 6 克^{（研末冲服）}

两剂，水煎分两次服，一日一剂。

复诊（2月10日）：药后小便稍多，阴道流出少量羊水，但无血性分泌物及宫缩，仍发渴烦热，腹胀身黄，脉象、舌苔如前。拟以导水下胎，清热利湿法施治。

处方：茯苓导水物加减。

> 茯苓 15 克　　紫苏 6 克　　木香 6 克　　陈皮 9 克
>
> 腹皮 9 克　　桑皮 12 克　猪苓 12 克　泽泻 9 克
>
> 槟榔 9 克　　茵陈 30 克　黄柏 6 克　　海藻 15 克
>
> 二丑 6 克^{（研末冲服）}　防己 12 克　　水煎服，连服两剂。

服一剂后肠鸣，腹胀隐隐作痛，大便二次，清稀如水，自觉胎位下降。服完两剂，开始破水，并有宫缩，阴道出现血性分泌物，三小时后，羊膜破裂，相继娩出一畸形死胎，尿量渐多，腹胀顿减。

三诊（2月12日）：皮肤黄色略退，仍口苦喜饮，舌燥苔黄，脉象弦数。此乃死胎虽下，湿热仍炽。继以清热利湿、养血活瘀法治之。

处方：茵陈四苓汤合生化汤加减。

茵陈30克　茯苓15克　猪苓9克　　泽泻4.5克

当归15克　川芎4.5克　桃仁4.5克　黄柏4.5克

滑石9克　　三剂，水煎服，一日一剂。

四诊（2月15日）：药后恶露稍多，发烧烦渴减轻，尿量多，扪之肌肤灼热，面目黄色明显减退，食欲增加，但体温高达39℃，腹部隆起，宛如蜘腹，但按之柔濡，脉转浮数，舌苔同前。证系新感引动内湿。如表不解，则湿越甚，热越炽。治当解表和里，清热利湿。

处方：麻黄连翘赤小豆汤加味。

麻黄3克　　连翘9克　　赤小豆15克　炙桑皮9克

茵陈30克　滑石18克　　大腹皮9克　　金银花15克

川芎6克　　当归9克　　川厚朴6克

两剂，水煎服，一日一剂。

五诊（2月19日）：药后略有汗出，体温渐降，发热烦渴减轻，尿量增加，每日约2000毫升，腹满顿除，腹围缩小，前方麻黄易为浮萍9克再进三剂。

六诊（2月24日）：昨夜突然烦躁，神志恍惚，时清时寐，幻听幻视，谵语嗜睡，怀疑"肝性脑病前驱症状"，脉转弦数，舌苔仍燥黄。证系表邪虽解，湿热仍甚，热邪扰乱神明。拟用：

清心开窍，解毒利湿之法治之。

处方：五心清宫汤合茵陈蒿汤加减。

黑元参 15 克　麦冬 15 克　竹叶 9 克　　连翘 12 克

莲子心 6 克　菖蒲 12 克　茵陈 30 克　焦栀 6 克

炒黄柏 6 克　三剂，水煎服，一日一剂。

七诊（2月28日）：服两剂后，神识渐清，面目黄色消失大半，仍口燥咽干，舌苔焦黄，夜间烦热尤甚，体温常在 38℃ 左右，查血红蛋白 5.3 克/升，证属产后亡血，加之湿热伤阴，阴虚内热之故，拟滋阴清热利湿之法。

处方：青蒿鳖甲汤加减。

青蒿 9 克　制鳖甲 12 克　柴胡 9 克　知母 6 克

丹皮 9 克　地骨皮 9 克　黄柏 6 克　茵陈 30 克

焦栀 6 克　三剂，水煎服，一日一剂。

八诊（3月9日）：每日尿量约 1500 毫升，腹围 88 厘米，少寐多梦，肠鸣便溏，每日 1~2 次。证由湿邪渐去，脾虚胃弱所致。拟用：健胃利湿，清肝实脾法施治。

处方：茵陈五苓散加减。

茵陈 18 克　白术 12 克　泽泻 6 克　茯苓 12 克

猪苓 9 克　山药 24 克　黄柏 4.5 克　首乌 18 克

莲子 9 克　合欢皮 30 克　三剂，水煎服，一日一剂。

九诊（3月23日）：精神爽快，体温接近正常，食欲大增，惟气短乏力，脉弦稍数，舌苔虽润，但舌尖发红。此乃邪去正衰，气阴未复，治以益气养阴。

处方：参麦养荣汤。

北沙参 18 克　麦冬 9 克　生地 15 克　五味子 6 克

全当归 9 克　白芍 9 克　花粉 6 克　肥知母 6 克

化橘红 9 克　甘草 3 克　首乌 15 克

六剂，水煎服，一日一剂。

十诊（4 月 1 日）：精神体力，日趋正常，脉静身凉，惟下床活动，腰腿乏力。继以原方六剂，加山药、焦三仙，健脾养胃，以资恢复。经治疗三月，化验检查，基本正常，痊愈出院。

精血凝结腹痛（一）（产后交合）

徐某，女，二十余岁，已婚。于 1948 年 6 月分娩后未几日，婴儿患脐风而死。家人令其夫同宿陪伴。数日后，产妇每晚少腹剧痛，并觉少腹两侧，有硬块上攻，痛至天明方休，每天如此，疼痛日益加重，邀予出诊。脉象沉弦，舌苔正常。

辨证：询知白天无痛，每至初夜，少腹阵阵剧痛，且有包块上攻。据其脉证分析：产后六七日恶露未净之时，未有腹痛，知非瘀血作痛。每夜痛时有块上冲显系疝气，夜间为阴为寒，似为寒疝。

治法：祛寒理气止痛。

处方：橘核汤。

橘核 15 克　山楂核 9 克　川楝子 9 克　广木香 4.5 克

荔核 9 克　香附子 9 克　小茴香 9 克　吴茱萸 6 克

水煎服。连服两剂后，疼痛丝毫未减。

复诊：脉证同前，仍以原方加入软坚破积之味（桃仁 6 克，枳实 6 克，海藻 9 克）以观疗效。

三诊：服三剂后，食欲大减，精神疲惫。此间有其邻妇告知，系产后夫妇同床所致。遂恍然大悟，知其为精血凝结作痛，仍以橘核汤散寒行气，加入牛膝、车前子引精外出。

处方：小茴香9克　橘核15克　荔核9克　川楝子9克^{（打碎）}

山楂核9克　木香4.5克　香附9克　车前子9克^{（布包）}

吴茱萸6克　牛膝9克　　水煎服。

服第一剂后，腹痛顿止，整夜安睡。照原方继服五六剂，精神食欲日益见好，半月后已能参加劳动。

体会：新产恶露未尽，即行交合，精血凝结，致成腹痛，但患者性多隐讳，不便直言，痛者自痛，医者徒劳，方知治病求因之难，对证用药之不易也。

精血凝结腹痛（二）（经期交合）

杨某，女，二十余岁，与1948年秋因经后腹痛，邀予往诊，诊脉弦有力，问其以往月经正常，经期经后并未腹痛，惟此次行经时丈夫回家同居，经后少腹胀痛，整天不休。

辨证：显系经期交合，精血凝结之故。

处方：橘核汤加味。

炒橘核15克　川楝子9克　广木香4.5克　山楂核15克

小茴香9克　荔枝核9克　川牛膝12克　香附子9克

吴茱萸4.5克　炒车前9克^{（布包）}水煎服。

服一剂后，疼痛减轻，续服两剂，腹痛全止。

精血凝结腹痛（三）（经期交合）

郝某，女，二十岁。于1950年秋季出嫁，婚后三日回门，诉其少腹阵阵胀痛，不思饮食，邀予诊治。往诊之，脉象平和，舌苔微腻。问其以往月经正常，从不腹痛。

辨证：因结婚正值经期，故诊为精血凝结腹痛。

处方：橘核汤加味（以再观本方之效）。

橘核12克　山楂核16克　广木香4.5克　荔核9克

建曲9克　　制香附9克　川牛膝12克　川楝子9克

吴萸3克　　炒车前9克　小茴香9克

开给两剂，每日服一剂，服完后，腹痛顿然消失。

新产发痉

秦某，女，二十余岁。于1948年秋季，因产后七八日，头晕眼花，不能起坐，邀予诊治。将诊时忽见其手指抽掣，相继呵欠，张大其口，越张越大，竟至口角裂破流血。急令人以手按合，亦竟不止，复现面色淡白，目瞪流涎，冷汗时出，神识昏迷，家人惊恐，以为将死。脉象弦缓无力。

辨证：新产亡血伤阴，汗多伤阳，复受外感，风入经腧而发痉，势有阴竭阳脱之象。

治法：急回阳固脱，祛风镇痉。

余急嘱其夫煎高丽参15克予服，过半时稍有好转。续用瓜蒌桂枝汤加味。

处方：丽参 9 克　　炙黄芪 30 克　　桂枝 6 克　　杭芍 9 克

　　　　附片 4.5 克　萎根 12 克　　　炙草 9 克　生姜 9 克

　　　　大枣 5 个　　两剂，水煎服。

二诊：服一剂后，汗出渐少，两剂服完，抽搐亦缓解，惟感眩晕疲乏，乃表固阳回，阴血仍亏。拟以养血镇痉，气血并补之剂。

处方：瓜萎桂枝汤合四物汤加减。

　　　　炙黄芪 30 克　当归 9 克　　桂枝 4.5 克　杭芍 9 克

　　　　瓜萎根 9 克　　生地 15 克　川芎 4.5 克　钩藤 9 克

　　　　炙甘草 6 克　　丽参 9 克　　水煎服。

连服两剂后，眩晕减轻，精神日趋恢复。

体会：《金匮》云："新产血虚，多汗出，喜中风，故令病痉；亡血、复汗、寒多，故令郁冒；亡津液胃燥，故大便难。"本例患者，由于新产出血多而伤阴，汗多而亡阳，几至亡阳欲脱。此属阴阳两虚，偏于阳虚者，先给予参、附、桂、芪以回阳为主；继则增入养血镇痉之味，气血并补，故"阴平阳秘，精神乃治"。

小儿科医案

婴儿痰喘

　　杨某，男，六个月。初生二周后，发现婴儿痰鸣气促，呼吸困难，口唇指甲发绀。在某医院诊治，诊为："先天性心脏病"，准备手术治疗，但因婴儿过小，于是转入内科观察。

于 1968 年 8 月邀诊：患儿喉中痰声辘辘，犹如拉锯，喘息抬肩，点头呼吸，抱起稍轻，卧则喘息痰鸣更剧，整日不能平卧。呼吸时可见天突穴处和剑突下各现一酒杯大深坑凹陷。病情每因感冒而加重。脉弦滑，指纹紫红，舌苔白腻。

辨证：系患儿先天禀赋不足，心脾阳气不振，痰浊内生，阻遏气机；肺气不宣，痰湿不降。

治法：宣肺降逆，燥湿豁痰。

处方：杏苏二陈汤加味。

炒杏仁 3 克　　苏子 1.5 克　　茯苓 4.5 克　　广陈皮 3 克
法半夏 1.5 克　贝母 3 克　　炙甘草 1.5 克　白芥子 1.5 克
莱菔子 2 克　　水煎，分四次服，一日一剂。

复诊：将患儿抱起痰鸣大有减轻，平卧仍闻痰声犹如拽锯，呼吸困难，余症同前。上方加桂枝、瓜蒌以强心宽中温通祛痰，再进两剂，以观疗效。

处方：炒杏仁 3 克　　苏子 2 克　　茯苓 4.5 克　　法半夏 2 克
浙贝母 3 克　　橘红 3 克　　瓜蒌 3 克　　　桂枝尖 2 克
白芥子 1.5 克　蜂房 2 克　　甘草 1.5 克
两剂，水煎，分四次服，一日一剂。

三诊：面色好转，已无发绀；呼吸微促，喉间偶有痰鸣，呼吸时天突穴下凹陷逐渐消失。效不更方，原方再投三剂。先以宣肺降逆开窍祛痰，终以调和肺胃，强心益气，前后共进二十余剂，病情日趋好转而痊愈。

于 1975 年 7 月随访：患儿已八岁，发育良好，体健活泼，饮食正常，平时未得过任何杂症。

麻疹不透

张某之儿，六个月。1965 年 4 月，当地麻疹流行，患儿发烧惊啼，频频咳嗽。曾注射青霉素并服升麻葛根汤以消炎解表，经治六日，高烧不退，时现昏迷抽搐。邀会诊：脉浮数，指纹紫红，手稍发凉，肌肤灼热干燥无汗，眼红泪汪，舌绛苔黄欠津，细察耳后颈下不见疹点，但以电筒照视，在胸腹背部皮下隐隐约约可见淡红疹点。

辨证：风热伤阴，热郁表闭。

治法：辛凉解表，宣肺开闭，内服外熨合治。

外熨处方：葱白 5 根，芫荽子 15 克，紫苏 9 克。水煎，入新毛巾乘热熨胸腹背部，日熨 2 ~ 3 次。

内服处方：粉葛根 4.5 克　银花 4.5 克　连翘 4.5 克　芦根 6 克

炒牛子 4.5 克　豆豉 3 克　　钩藤 3 克　　蝉蜕 15 克

淡竹叶 3 克　浮萍 3 克　　甘草 1 克

一剂，水煎分四次服。

二诊：高烧咳嗽仍甚，但微有汗出，颜面、胸腹疹点露出皮肤，脉仍浮数，舌绛苔黄，嗜睡，前方去豆豉、葛根、浮萍之升散，加花粉、知母、玄参以养阴清热，托疹外出。

处方：银花 6 克　连翘 4.5 克　芦根 6 克　炒牛子 3 克

钩藤 3 克　玄参 4.5 克　花粉 4.5 克　淡竹叶 3 克

知母 3 克　甘草 1.5 克　一剂，水煎，分四次服。

三诊：麻疹满布，体温渐降，抽搐惊啼及昏睡诸症已无，惟仍咳嗽，舌绛苔黄，大便三日未行，系表邪虽解，里热未清。

处方： 银花 4.5 克　炒牛子 4.5 克　黄芩 3 克　　竹叶 3 克

麦冬 4.5 克　净连翘 4.5 克　白芍 4.5 克　知母 3 克

元参 4.5 克　一剂，水煎，分四次服。

四诊： 体温接近正常，麻疹渐敛，大便亦通，稍有咳嗽气促，嘱其日服芫荽汤一次，未几日基本痊愈。

急　惊（一）

王某，女，四岁。于 1964 年 7 月，因吐泻抽风，住某医院，诊断为：1."重度脱水"，2."缺钙"，3."肠炎？"曾用多种抗生素、输液、输血，经治 20 多天，吐泻虽愈，手足抽搐越甚。遂出院前来就诊：观患儿病势严重，脉细数，舌质绛，苔白干燥，双目失明，左上肢及手经常向后抽掣，尖叫，躁动不安。家长述其 20 多天来，整天躁动未能入睡片刻。

辨证： 系吐泻经久，阴虚生热，热盛风动。

治法： 平肝息风，清热镇痉。

处方： 羚羊角 1.5 克　生地 9 克　　杭芍 6 克　川贝 4.5 克

霜桑叶 4.5 克　钩藤 4.5 克　天麻 3 克　全蝎 3 个

生甘草 1 克　　鼠睾丸 1 对 ^{（焙干研细冲服）}

一剂，水煎分三次服。

二诊： 药后抽搐顿止，每次能静睡半小时，惟醒时仍心烦躁动，神识不清，状如失明。

处方： 羚羊角 1.5 克　玄参 9 克　　麦冬 9 克　竹叶 4.5 克

莲子心 1.5 克　生地 12 克　杭芍 6 克　钩藤 4.5 克

连翘心 6 克　　甘草 1 克　全蝎 3 个 ^(去头足)

两剂，一日一剂，水煎，分三次服。

三诊： 神识渐清，已不烦躁，视力稍有好转，前方去羚羊角加石决明再进两剂。

四诊： 神识清楚，视力渐趋正常，能自取物，饮食活动已如正常。

急　惊（二）

尚某，男，三个月。于 1971 年 7 月，因突然发烧，引起手足抽搐，目睛上视，口唇颤动，痰涎上涌，甚至口唇发绀，呼吸暂停，二便自遗。日发十余次，每次历时 1～2 分钟左右，过后表情呆滞，别无不适。经某医院诊为：1. "缺钙？" 2. "癫痫？" 3. "脑炎？"，治疗旬余，高烧虽退，但抽搐不止。遂来就诊，在检查之际，即发作两次，脉滑数，指纹青紫，苔白稍腻，印堂及上眼睑，青筋暴露。

辨证： 据脉滑为痰，数则为热，纹青为惊，色紫属热。系风痰夹惊，热盛生风。证属急惊。

治法： 化痰祛风，清热镇惊。

处方： 温胆汤加减。

橘红 4.5 克　茯苓 4.5 克　法半夏 1.5 克　竹茹 3 克

黄连 1.5 克　全蝎 3 个　　胆南星 1.5 克　黄芩 1.5 克

钩藤 3 克　　甘草 1 克

两剂，水煎，分四次服，一日一剂。

另冲服雄鼠散（方见内科癫痫医案），每次1克，日服二次。

二诊：抽搐发作次数减少，日发3～4次，发作症状减轻，持续时间缩短，惟睡眠不安，有时惊啼，前方加龙齿5克、白芍3克，再进两剂。

三诊：抽搐惊啼诸症完全消失，表情食欲均已正常，家属恐儿今后复发，要求根治，嘱仍以雄鼠散再服三至五日，避免惊恐、感冒。

调理将息半月之后，家属前来告余，患儿惊搐再未发作。

慢惊风 （结核性脑膜炎晚期）

孙某，女，两岁。因半月来发烧，三日来频繁喷射性呕吐，于1972年6月24日住院。入院前一日昏迷，先后诊为"上感""伤寒"等，并予治疗，但效果不显，病情日渐加重，后经我院中西医结合治疗，收到了满意的效果。

患儿之母五年前曾患肺结核。为患儿明确诊断，即给其母拍胸片检查。放射科报告为：血行播散型肺结核，空洞形成。

入院后体查：危重病容，面色青灰，呼吸浅而不匀，时有暂停现象，瞳孔对光反射迟钝，牙关有时紧闭。心律不齐，70次/分，未闻及杂音。肝肋下2厘米，脾脏未触及。舌苔薄白，两脉弦缓，指纹淡红。

神经系统检查：神智昏迷，颈有抵抗，时有角弓反张；右眼睑下垂，斜视；四肢无力，右上、下肢麻痹；双侧巴宾斯基征阳性，克匿征阳性，霍夫曼征阳性。

胸透阴性。

化验检查：（1）血象：白细胞 12.4×10^9/升，中性 59%，淋巴 30%，大单核 11%。

（2）血沉：25 毫米/第 1 小时。

（3）脑脊液：腰穿压力不高，脑脊液外观呈毛玻璃状，常规潘氏试验阳性，糖定量 50 毫克%，白细胞 5.4×10^6/升，中性 26%，淋巴 74%。脑脊液离心未找到耐酸杆菌。

（4）结核菌素试验为强阳性。

中医诊断：慢惊风。西医诊断：结核性脑膜炎（晚期）。

辨证： 患儿病情，系由急惊失治，转为慢惊。初因外感夹食，胃气不和，呕吐频作，胃气受伤，脾阳不振，故呈现手足发凉，气息微弱，指纹淡红，脉象弦缓无力之衰疲状态。

治法： 健脾益气，降逆镇惊，养血祛风。

处方： 归芍六君子汤加减。

党参 6 克　白术 6 克　陈皮 6 克　茯苓 6 克

菖蒲 5 克　天麻 5 克　半夏 5 克　钩藤 6 克

白芍 6 克　炙草 1.5 克　菊花 3 克

一剂，水煎，分六次服。

翌日仍昏睡，手足发凉，体温不高（36.4℃），呼吸微弱，进食呕吐，脉仍弦缓，舌苔白微腻。继以健脾益气、祛痰镇惊为治。

处方： 醒脾汤加味。

党参 6 克　茯苓 6 克　半夏 4.5 克　炒白术 6 克

木香 1.5 克　天麻 5 克　全蝎 3 个　化橘红 4.5 克

胆星 1.5 克　僵蚕 5 条　炙草 1.5 克　陈仓米 1 撮

水煎，分三次服。

方用参、术、苓、草，益气健脾；半夏、陈皮、南星，和胃涤痰降逆；天麻、僵蚕、全蝎，搜风定搐镇惊。

本方连服五剂，曾以菖蒲、钩藤、当归、白芍，出入加减，以开窍养血，平肝息风。服后症见舌干，口燥，苔黄少津，肌肤干燥，但手足转温，脉弦稍数，指纹淡红，气息仍现微弱，手足时抽，为脾阳渐复，阴液极亏，热邪陷入心包之征，给以《温病条辨》五心清宫汤加味。

处方： 元参6克　麦冬6克　莲子心3克　连翘4.5克

竹叶3克　钩藤4.5克　石决明9克　羚羊角1克^{（挫细另煎）}

一剂，水煎，分四次服。

本方以元参、麦冬大滋肾水以制火，养肺生津以润燥；竹叶、连翘、莲子心专入心经，清心解毒，以泻心包热邪；羚羊角清肝泻火，定痉息风，兼清肺热以救阴。佐以菖蒲、石决明、钩藤增强镇惊开窍清热之功。

本方加减连服七八剂后，症见舌燥苔黄，两脉细数，但口津微生，呕吐渐止，少能进奶；神识时清时昏，手足依然抽动；且视力消失，左上、下肢瘫痪，软弱无力，活动能力消失。

依脉证分析：患儿呕吐频繁，津亏已甚，胃气大伤，先用归芍六君子汤健脾养血和中，继用醒脾汤，益气祛痰镇惊，开窍祛风，脾阳渐复，而阴液又亏。诊为阴亏热炽，邪陷心包。呈"扶阳过度则伤阴"之象征，而改用滋水清心，泻肝清热，开窍息风，壮水制火之五心清宫汤数剂，并多日来输液、输血，而口津渐生，阴液渐复。但形体日渐消瘦，纳食不佳，脾虚胃弱，中气不足之象依然存在，拟再用醒脾汤加减，以益气和中，祛痰搜风，开窍镇惊。

处方： 党参6克　　茯苓6克　　白术6克　　半夏4.5克

　　　　全蝎3个　　木香1.5克　橘红5克　　僵蚕5条

　　　　天麻3克　　菖蒲5克　　南星1.5克　甘草1克

　　　　两剂，水煎服，一日一剂。

服两剂后病情好转，哭声较大，神识渐清，视力有所好转。但左上、下肢仍瘫痪无力。继用醒脾汤加入草决明、白芍以清肝明目。大便干燥时，将白术易为山药，党参易为沙参，以甘淡健脾益肺。从服本方七八剂后，患儿病势日有好转，渐能说话，左上、下肢功能亦逐渐恢复。本方连服十余剂，一般情况日趋正常。

体会： 本例结核性脑膜炎患儿，在治疗过程中，西医用抗结核药物，以及输液、输血，危重期间采用吸氧、人工呼吸、针灸等积极抢救措施，此为中西医结合治疗显效之例。

疳　积（一）（脾疳合并眼疳）

陈某之儿，四岁。因生后缺乳，喂食无节，多食伤脾，形成疳积。于1953年门诊，述其：开始贪食无厌，下泄次多，相继抠鼻揉眼，羞明怕光，喜食泥土，闭目不睁，喜于俯卧，近又四肢浮肿，尿量减少，便稀次多。诊其脉沉细数，舌苔白腻，肚大筋青，眼白发雾。

辨证： 系脾虚胃热，脾疳合并眼疳。

治法： 甘淡健脾利尿，微寒清肝明目。

处方： 密蒙花6克　　草决明9克　谷精草4.5克

　　　　陈皮4.5克　　净蝉蜕2克　炒山药9克

茯苓皮 24 克　　防己 6 克　　　木贼草 4.5 克

大腹皮 4.5 克　炒扁豆 9 克　　羊肝 30 克

以鸭涎水煎服，两剂，一日一剂。

注：鸭涎水取法：凉水一大碗，放入米一撮，令鸭将米食尽，余水即为鸭涎水，用此水煎药。

二诊：尿量稍多，面目肿势渐退，背光之处自能睁眼，惟仍哭闹贪食，下泄次多，乃肝脾阴亏，胃热炽甚，仍以原方加减施治。

处方：胡连 4.5 克　　蒙花 6 克　　草决明 9 克　净蝉衣 3 克

　　　　木贼 4.5 克　　焦楂 4.5 克　炒扁豆 9 克　谷精草 4.5 克

　　　　莲子 9 克　　　山药 9 克　　云茯苓 9 克　汉防己 6 克

　　　　羊肝 30 克　　水煎服，两剂，一日一剂。

三诊：四肢浮肿，消失大半，贪食、下泄均有好转，原方连进三剂，浮肿已消，仍羞明怕光，喜食，便溏。以原方加量末细，每次 1.5 克，日服三至五次。白开水送服。

三月后询其患儿食欲、眼睛均已正常，体质亦趋健康。

疳　积（二）（眼疳）

张某之子，五岁。于 1956 年 5 月因泄泻两月，复又夜盲来诊。其父述小儿经常下泄，食无饥饱，经常扣鼻咬甲，揉眼俯卧。视其患儿面黄体瘦，状若老人，毛发焦枯，肚大筋青，表情淡漠，烦躁不舒，闭目不睁，羞明怕光，眼白发雾，云翳遮睛，舌绛苔白，脉弦细数。

辨证：系久泄伤阴，脾虚胃热，肝肾阴虚，肝火上冲，肝疳害目。

治法：急宜清肝明目，健脾护胃，迟则坏眼难治。

处方：羊肝散合密蒙花散。

　　鲜羊肝 15 克　　密蒙花 4.5 克　　白蒺藜 6 克

　　蝉蜕 3 克　　　夜明砂 4.5 克　　使君肉 4.5 克

　　木贼草 4.5 克　　薏苡仁 9 克　　白扁豆 9 克

　　谷精草 6 克　　　草决明 15 克　　甘草 1.5 克

　　蛤粉 4.5 克　　　焦三仙各 4.5 克　两剂，一日一剂。

　　鸭涎水煎，分两次服，嘱其家属节制饮食，令儿常在背光处眯眼玩耍。

二诊：烦躁较轻，下泄次减量少，便出蛔虫数十条。微光处稍能眯眼取物，惟发渴喜饮，口臭难闻。乃胃热肺燥，肝火炽甚，原方加入胡黄连、黄芩泄肺平肝。

处方：密蒙花 6 克　　胡黄连 4.5 克　　杭白芍 6 克

　　草决明 9 克　　　条黄芩 3 克　　　白扁豆 9 克

　　夜明砂 4.5 克　　粉甘草 1.5 克　　木贼草 4.5 克

　　谷精草 4.5 克　　净蝉蜕 3 克　　　炒山药 9 克

　　两剂，一日一剂，水煎服。

三诊：贪食、羞明、下泄、口臭诸症好转，惟体瘦面黄腹大，易烦躁哭闹，无喜笑面容。证系肝脾不和，运化失职。以健脾养肝之味为散剂，令其常服并嘱按时、定量调节饮食以资恢复。

处方：羊肝 120 克^{（焙干）}　密蒙花 15 克　　草决明 30 克

　　扁豆 60 克　　　　杭白芍 24 克　　山药 30 克

　　鸡内金 9 克　　　　蝉蜕 9 克　　　莲子肉 60 克

　　木贼 9 克　　　　　谷精草 15 克　　甘草 4.5 克

焦三仙各 9 克

共为细末，放盆内在米饭锅上蒸半小时，取出晒干，每次服 1.5克至 3 克，日服三至四次。服药旬余，诸症痊愈。

小儿疝气

疝，这一病名出自《内经》，历代文献记载，实际包括多种病证。此文只扼要介绍小儿较常见的狐疝与水疝的外治法。

《医宗金鉴·疝证门》认为："诸疝厥阴任脉病……胎症多因禀赋病。"疝气病主要是小儿先天禀赋不足，形气未充，发育不健全，肾气虚弱，加之后天脾运不健，中气不足，内在湿气、浊气、寒气阻碍气机，气血运行不畅郁结厥阴而成。

余常以活血行气通络、散寒祛湿软坚的麝香马钱散外用，每每收到良好疗效，治愈者甚多。

病例 1

李某，男，两岁。出生 3 个月时，发现右侧鼠蹊部有一椭圆形质软肿物，哭闹时增大，安静或入睡时则消失。因受惊吓哭闹不已，发现肿块坠入阴囊，质硬拒按。某院就医，诊为"右腹股沟斜疝"，要手术治疗。家长不愿接受手术，于 1962 年 11 月前来求治，此属狐疝。

治疗：用麝香马钱散外贴右侧疝内环口处，以及神阙下、痞根。隔日换药一次。同时，白天戴疝气带，入夜睡眠后摘下。经治疗一月后，未见疝块脱出，嘱疝气带继续戴半年。观察两年，未见复发。

病例2

刘某,男,四岁。阴囊光亮肿大3个月,下坠无痛感,其他无异常发现。某院就诊,诊为"睾丸鞘膜积液",家长拒绝手术治疗,经友人介绍前来求治。见患儿右侧阴囊肿大如鸡蛋,状如水晶,未能触及睾丸,此属水疝。

治疗: 1.五倍子15克,枯矾15克,白芥子5克,水煎取汁500毫升,待药温适当,用两块纱布浸药液交替外敷患侧阴囊15~20分钟,搽干局部。

2.用麝香马钱散外贴阴囊肿大局部,以及痞根、神阙下,隔日换药一次。

患儿经湿敷,贴药粉6次,半月后,阴囊渐缩小至核桃大,继续治疗10次,积液消失,两侧阴囊等大,可触及患侧睾丸。病告痊愈,经年随访未复发。

病例3

贾某,女,三岁。患儿半年前因发热咳嗽,肌注青霉素哭闹挣扎,随即左侧腹股沟出现包块,时大时小,时有时无。近两周来包块突至大阴唇。平素患儿纳差,大便干燥,易哭闹。于1969年元月,经友人介绍前来要求治疗,诊为狐疝。

治疗: 用麝香马钱散外贴疝内环口处,及患儿痞根、神阙下处。隔日换药一次,并戴疝气带,治疗月余,肿块未突出。嘱继戴疝气带半年。越几年后,家长告知疝块再未突出。

疝气患儿治疗同时应注意:

1.应尽量避免和减少哭闹、咳嗽、便秘和剧烈活动。

2.注意休息,疝块坠下时,应解开疝气带,平卧后用手轻轻将疝推回腹腔，再戴好疝气带，并注意勿使疝气带磨损皮肤。

3.适当加强营养，平时可吃一些具有补气功效的食物如：扁豆、山药、鸡、鱼、蛋、肉等。稍大的患儿适当进行锻炼，增强体质。

4.治疗前必须诊断确切，不可将其他包块视为疝。只有诊断正确方可施治，如出现嵌顿，此方不宜。

按： 五倍子消肿收湿；枯矾燥湿止痒，消痰；白芥子利气散结，通络止痛。外敷具消肿燥湿，利气散结通络之功效。

脾虚胃弱、阴火发烧（肠系膜淋巴结结核）

徐某，男，十三岁。于1976年11月23日，以发烧待查住院治疗。患者反复发烧两月多，经我院西医辨病，中医辨证，中西医结合治疗，收到了满意的效果。患者两月前开始发烧腹泻，口服合霉素，腹泻渐愈，但发烧未退，体温38℃以上，用庆大霉素8天，体温仍不下降。遂住某院，用中西药物治疗后，体温已趋正常。出院后复又发烧，又在某医院反复检查：胸透、肥达反应、血培养、心电图及各种常规，均未发现阳性反应，后来我院住院治疗。

入院后检查：体温38℃，脉搏96次/分，血压130/80毫米汞柱，血沉6毫米/第1小时，咽部微红，扁桃体略呈红肿，心前区可闻及二级收缩期吹风样杂音。消化道钡餐透视亦未见异常。

初诊（11月23日）：自述发烧两月多，早轻晚重，尤以午夜为甚，发烧前微有汗出，口渴喜饮，小便略黄，大便有时燥硬，有时泄泻腹痛。从8月发烧至今，纳食减少，体重下降 5 公斤多。诊脉弦数有力，肌肤微热，舌质略绛，苔白薄润，胸腹出有散在痦疹。

辨证：据口渴喜饮，舌质绛红，苔白薄润，大便有时秘结，有时泄泻腹痛，兼见胸腹白痦，可知脾虚湿郁，胃气未实，而经久发热，体重下降，夜热自汗，"夜为阴"，午夜发热，乃阴虚发热之征。但脉弦数有力，弦数多热，有力为实，脉证虚实互见，证虚脉实，究其发热因素，来自脾弱阴虚。

治法：依《温病条辨》云："夜热早凉……热自阴来者，青蒿鳖甲汤主之。"之旨，治宜健脾扶正，滋阴清热之法。

处方：青蒿鳖甲汤合苡仁竹叶汤加减。

青蒿 9 克	鳖甲 15 克	丹皮 9 克	杭白芍 9 克
苡仁 15 克	茯苓 9 克	蔻仁 3 克	银柴胡 6 克
连翘 9 克	通草 3 克	竹叶 4.5 克	细滑石 9 克

三剂，水煎服，一日一剂。

二诊（11 月 26 日）：药后食欲较好，二便正常，体温 36.5℃，脉仍弦数，舌质微红，舌苔白润，中间略黑。证乃脾湿化热，热邪灼津。原方继服三剂，减茯苓、滑石以免津液重伤。

三诊（11 月 28 日）：服药后体温一直正常，惟昨晚体温复升 38.9℃，此后早降晚升，波动在 37.5℃上下。脉仍弦数有力，舌质绛，舌苔薄黄。继服原方健脾清热，加犀角 1 克，以防热入营血。

处方：

青蒿 9 克	鳖甲 15 克	丹皮 6 克	地骨皮 9 克
生地 15 克	白芍 9 克	连翘 9 克	薏苡仁 9 克
竹叶 4.5 克	甘草 3 克	犀角 1 克^{（另煎）}	

四剂，水煎分两次服，一日一剂。

四诊（12月2日）：服药后，一般情况尚好，体温最高在37.5℃。有时自觉心慌，手足发凉，休息片刻，即感好转。总观发热趋势，5~7天，就有一个高峰出现。追述患儿病史，在今春学校普种卡介苗时，试验为阳性。昨日又作"OT"试验亦为阳性。并在脐右下方触及如蚕豆大肿物，有明显压痛，诊为："肠系膜淋巴结结核"，服异烟肼治疗。诊脉弦数，舌质红，苔薄白。体温高，手足凉，乃腠理不和，阻遏阳气不达四肢之故，宜疏肝和脾解郁，拟四逆散加味。

处方：柴胡6克　白芍9克　枳壳6克　青蒿9克

银花9克　连翘9克　甘草4.5克

三剂，水煎，分两次服，一日一剂。

五诊（12月6日）：近日食欲较好，但早饭后心慌，服糖水后缓解。大便干稀交替，昨日至今，体温复升至38.8℃。手心发热汗多，脉仍弦数，舌苔同前。继以滋阴清热法施治。

处方：生地15克　白芍9克　青蒿9克　粉丹皮6克

鳖甲15克　麦冬9克　银花9克　地骨皮9克

首乌15克　乌梅6克　甘草4.5克

四剂，水煎服，一日一剂。

六诊（12月13日）：药后体温下降（36.3℃），惟右下腹疼痛。今日大便两次，面色苍白，自服对氨基水杨酸钠后，食欲减退，呕吐一次。脉诊弦数，舌苔薄白。证系经久发烧，屡服滋阴清热之剂，热邪未熄，复伤脾阳，拟补脾益气，升阳散火法施治。

处方：补阴益气煎加味。

北沙参 15 克　　山药 15 克　　生地 15 克　　当归 9 克

川柴胡 9 克　　陈皮 6 克　　杭芍 9 克　　升麻 4.5 克

炙甘草 4.5 克　　神曲 6 克

四剂，水煎，分两次服，一日一剂。

七诊（12 月 17 日）：服药后体温接近正常，胃纳较差，大便较稀，仍感食后腹痛，脉弦数，舌苔同前，大便化验有蛔虫卵 1 ～ 2 个，原方加入苦楝根皮 15 克、槟榔 9 克、使君肉 9 克、乌梅 9 克，驱逐蛔虫，以解除腹痛。

嘱服三剂，水煎空腹服，每日一剂。

八诊（12 月 23 日）：昨日大便二次，排出蛔虫共 16 条，腹已不痛，精神食欲较好，九天来体温保持正常，脉弦略数，舌苔薄黄。继以原方加味以资巩固。

处方：北沙参 15 克　　山药 15 克　　生地 15 克　　白芍 9 克

川柴胡 6 克　　当归 9 克　　升麻 6 克　　陈皮 6 克

炙甘草 4.5 克　　首乌 15 克　　石膏 15 克

三剂，水煎，分两次服，每日一剂。

九诊（12 月 27 日）：服上方后，近 13 天来，体温一直正常，食欲、精神，大有好转，二便如常，再未腹痛，脉弦稍数，苔转薄白。效不更方，再以原方继服，加强健脾益气，升阳散火之效。意其体温正常，热势已退，精神、食欲好转，但脉仍弦数，原方将生石膏加为 15 克，即泻阴火，亦可平脉。四剂，水煎，分两次服，每日一剂。

十诊（12 月 29 日）：体温正常，已有半月，食纳、二便、精神俱佳，病情基本痊愈出院。一月后前来复查，脉弦不数，体温保持正常，精神、饮食日有进步，继以原方去石膏，以资巩固。

体会：本案患者，反复发烧，早轻暮重，午夜为甚，体温每经5～7天即出现一段高峰，屡服青蒿鳖甲汤加味，以清热滋阴，体温虽能下降，热势渐平，但发烧不能根治。综合脉症分析，症虽午夜发烧，口渴喜饮，舌质绛红，而舌苔薄润，且有时大便燥硬，有时便溏腹痛。证属脾虚，阳明未实，但脉弦数有力，"有力为实"。脉证虚实互见，"虚者正气虚，实者邪气实"，虚在脾胃虚弱，中气不足，阳气下陷；实在肝郁化热，克伐脾胃，阴火上炎。拟用李东垣《脾胃论》，"补脾胃泻阴火升阳汤"（柴胡、炙甘草、人参、黄芪、羌活、苍术、黄芩、黄连、升麻、石膏）试治。但虑其患者发热经久，脉常弦数有力，恐人参、黄芪补气助阳增热；羌活、苍术辛燥伤阴；芩、连苦寒，加剧腹痛便溏。遂遵李东垣，补脾胃泻阴火升阳汤立方之意，用张景岳补阴益气煎之方加味治之，收到了立竿见影，热退病愈之效。

方中以沙参、甘草、山药甘淡健脾以益气；生地、当归、柴胡、白芍滋阴疏肝以清热；白芍合甘草，酸甘化阴，以调和肝脾；升、柴辛凉，既能升提下陷之阳，又可升阳散火之郁；佐石膏之辛凉，泻阴火之上潜。服两剂后，脉象缓和，体温正常，热邪渐熄，病转痊愈。

方悟：在临证时，辨证施治，用古法而不泥于古方，用古方而不泥于其药。可见对病选法，据法选方，对证用药的重要。亦悟其"以寒治热"而热竟不退，运用"升阳散火，补脾胃，泻阴火"之法则，而热退者，乃中医学"审证求因""辨证施治"之要义。

痢疾脱肛

郝某之子，五岁。因暑湿伤脾，夹食腹泻，误服辛燥伤阴，止涩滞邪，致使湿郁热结，痢下赤白，里急后重，泻下无度，缠绵月余，屡治无效。初则肛门外翻，相继直肠脱出，遂就诊于某诊所，竟欲手术切除，病家拒绝。于1971年7月邀诊：患儿直肠脱出，色紫红，形如圆柱，长达3寸有余，经常俯卧，不敢蹲坐。询其食欲尚可，近来脓血便虽少，但下泻稀便量少次多。脉弦细数，舌质绛略干，苔白微腻。

辨证：系久痢伤阴，累及于阳，脾虚气陷所致。

治法：拟内外合治，内服补中益气汤加减，外敷五倍枯矾散（自拟）。

处方：北沙参12克　黄芪18克　当归6克　白术6克

　　　　川柴胡4.5克　陈皮6克　麦冬6克　升麻4.5克

　　　　五味子1.5克　炙草4.5克　两剂，水煎，日服一剂。

外敷方：炒五倍6克，枯矾4.5克，乌贼骨9克。共为细末，嘱其服汤药后，将患儿脱出之直肠先以花椒、葱叶煎水洗净，再以新毛笔蘸清油涂于其上（以起润滑作用），即用药粉少许匀撒肠上（以起收涩之用），后以消毒纱布折叠寸余，放大人手掌内对准直肠徐徐推入肛内，用纱布填住肛门，再以布带托住，令儿安睡。

复诊：服药当天再未下泄，次日下软便一次，便时爽快，便后肛门稍有脱出，仍用前法涂敷。3日后大便正常，脱肛从此痊愈。

小儿阴肿（小儿包皮嵌顿）

刘某之儿，二岁。因幼儿阴茎肿胀，哭闹不休，医者均按"绣球风"施治不效。于1951年暑天邀诊：诊其脉舌正常，观其阴茎肿大发亮，色如水晶，弯弯曲曲，如气体充满，细察龟头露出，包皮上翻，虑其幼儿不应有此现象。查问病因，得知曾被无知幼孩，将儿包皮推上，经久包皮紧束，使气血不通，形成肿胀。悟其热胀冷缩，物理必然。遂用冷水一盆，将患儿阴茎浸入水中，约莫片时，龟头自行缩入，包皮松弛，应手推下，肿胀转瞬消失。

按：此症也可手术治疗。

婴儿积乳吐泻

杨某，男。十个月，因呕吐泄泻，于1948年春节前邀诊。

其母代述：患儿三天来，乳后即吐，吐后即泻，泻下稀水，夹有乳块，每日下泻十余次，小便量少。今呕吐减轻，下泻仍多。观其患儿昏睡露睛，眼眶下陷，囟门低落，气息微弱，颜面苍白，手足发凉，叫唤不醒，触按胃脘硬满，头摇手动，似为拒按。诊脉沉细，指纹淡白，舌苔白腻。

辨证：吐泻交作，下泻次多，夹有乳块，小便量少，胃脘拒按，为乳积伤脾，扰乱胃肠，脾失运化，胃气上逆。脉细，神昏，手足厥逆，呼吸微弱，囟门、眼眶下陷，为脾肾虚寒，阳虚气弱，证属积食伤脾，虚实夹杂之征。

治法：温中健脾，益气导滞。

处方：枳实理中汤加味试治。

枳实 3 克　　党参 4.5 克　干姜 1.5 克　　白术 4.5 克

炙草 1.5 克　茯苓 4.5 克　薏苡仁 6 克　山药 9 克

藿香 1.5 克　一剂，嘱其水煎，分七八次徐徐服之。

翌早复诊，已不下泻，但仍昏睡露睛，乳食不进，触按胃脘，仍然硬满，以手按揉，忽听儿腹砰然作响，惊为手按太重，损伤胃肠。片刻泻下白色大便，宛如乳团，顷刻患儿头摇手动，眼球微转，知其胃结已开，乳积渐下。随后又泻乳色黏便一次，见儿翻身欲起，其母抱入怀中，自动索乳。诊脉沉细，较前有力，手足转温，从此吐泻顿止。继以益气健脾法施治。

处方：党参 6 克　白术 4.5 克　茯苓 6 克　　陈皮 3 克

山药 9 克　扁豆 6 克　薏苡仁 6 克　炙草 1.5 克

嘱取两剂，水煎，每日一剂，徐徐服之。服后精神面色日有好转，食欲二便俱已正常。

婴儿停食吐泻

胡某之外孙，男，一岁半。于 1948 年 7 月，因吐泻甚剧邀诊。

患儿昏睡不醒，眼眶塌陷，虽泻大量稀便，但腹部依然膨胀。询知前两日，因办喜事，来客较多，既喂肉食，又喂西瓜，由此引起先吐后泻，一日无尿，下泻次量仍多。诊脉弦滑，手心发热，指纹白，舌苔白腻。

辨证：腹胀，尿少，下泻次多，苔腻，手心发热，脉滑纹白。证由饮食不节，食伤脾胃，积食不去，水谷不分，下利不止，腹胀难愈。

治法：依《伤寒论》"腹满不减，减不足言，急下之"之意，采用"通因通用"之法施治。

嘱购脐风散两包，先服一包，开水送下，令其泻下积食，以观疗效。

复诊：儿母述其从昨午服脐风散一包后，约半小时，不仅未下积食，下泻稀水亦止，腹部胀满，反而加重，夜晚又服一包，仍为下泻，腹仍膨胀。昨天至今，虽未进食，但时作恶心欲吐。患儿仍然昏睡，胃腹胀满。余以手按儿腹，压揉片刻，只听腹部作响，片刻拉出白色稠黏大便，似未经消化之食物，俄尔患儿摇手举足，眼球转动，神识渐清，又泻稠便少许，自动爬起，精神好转，从此吐泻痊愈。

注：脐风散（中成药）系原北京同仁堂制，方药：干姜、大黄、巴豆霜、朱砂各等分，研细，每包一分。服法：半岁每服半包，一岁每服一包，以大便通畅为度。

体会："湿多成五泻"，"无积不成痢"指出泄泻、下痢之病机，由于水湿侮脾。脾气虚，运化失职，食积伤胃，胃家实，胃气上逆，脾胃不和，导致清浊不分，上吐下泻。临证时，治湿当利小便，止泻亦须导滞。如见泻止泻，见吐止吐，皆非正治。治痢古无止法，以清热导滞。治泻首先不可止涩，以分清利湿，健脾消积，正是探本溯源。"扶正祛邪""通因通用"为治痢、治泻之法则。

幼儿腹部痞块作痛（一）

张某，男，七岁。述其右胁连及少腹疼痛，按之有条状包块，压之剧痛，注射消炎止痛剂，痛仍不减。迨后右侧腹股沟也燉肿作痛，牵扯右下肢也痛，行动受限，屈伸不能。于1965年5月上旬邀会诊，脉弦数，舌质略绛，舌苔正常。询其口干喜饮，食欲如常。

辨证：血凝热结，毒聚成痈。

治法：清解毒，活瘀止痛。

处方：拟仙方活命饮加减。

银花 15 克	当归 9 克	赤芍 9 克	山甲 4.5 克
乳香 4.5 克	皂刺 9 克	连翘 9 克	防风 6 克
白芷 6 克	花粉 9 克	陈皮 6 克	公英 15 克
没药 4.5 克	甘草 4.5 克		

水煎，分两次服，一日一剂。

服药两剂，下泄脓便少许，包块亦无，腹痛顿减，仍以原方去皂刺、山甲、蒲公英，又服两剂，行动日趋正常。

幼儿腹部痞块作痛（二）

冯某之儿，九岁。发烧数日，相继腹中隐痛，迁延失治。于1970年夏天，其父邀诊，脉诊弦数，肌肤灼热如焚，按之左侧腹胁有条状包块，压之剧痛，不敢令人手近。问其小便短赤，大便通畅，饮水颇多，食量正常。依据胃纳尚好，大便正常，腹部痞块作痛，并非食物积聚之证。

辨证：热结血凝，肚肠痈肿。

治法：清热解毒，活瘀止痛。

处方：仙方活命饮加减施治。

银花 15 克　归尾 6 克　　陈皮 4.5 克　白芷 6 克

乳香 4.5 克　公英 15 克　赤芍 4.5 克　山甲 4.5 克

连翘 15 克　皂刺 9 克　　防风 6 克　　贝母 4.5 克

没药 4.5 克　甘草 3 克

水煎，分两次服，一日一剂。

服药两剂，口渴好转，发烧亦退，腹痛大有减轻，包块随之消失，三日后其父前来，诉其患儿，晚间微有发热，走路略感腹痛，嘱采新鲜公英，每次二至三两煎汤常服，半月后随访，儿病早愈。

阴盛格阳

王某，男，十二岁。1978 年 10 月 30 日，因胃腹阵发性剧痛四天，门诊以"胆道蛔虫"收住儿科。

病历摘要：患儿于入院前四天开始阵发性脘腹剧痛，发作时辗转不安，在床上翻滚，头额出汗，四肢发凉。缓解时似无病之人，疼痛以上腹剑下为著，发病当天呕吐腹泻一次，吐出所进食物，泻下为水样便，未吐虫便虫。入院后检查：体温 37.3℃。查血：血红蛋白 16.3 克／升，红细胞 5.15×10^{12}／升，白细胞 9.2×10^{9}／升，中性 53%，淋巴 37%。肝功：转氨酶 707 单位。粪、尿常规正常。入院后，曾给阿托品、输液和中药乌梅汤，其痛不减，后经注射吗啡、阿托品痛始缓解。

10月6日初诊：腹部平软无包块，手足发凉，脉弦紧而缓，66次／分。舌质淡，苔白薄。顷刻脘腹剧痛发作，全身出汗，碰头拔发，手按脘腹，坐卧不安，翻来覆去，呻吟不已，其呼吸急促，手足温和，脉弦而细数130次／分。

辨证：脘腹阵阵作痛，疼痛剧烈时，脉数，手温汗多，体温略高37.3℃。疼痛缓解时，汗少肢凉，脉缓。脉证合参，知为真寒假热，寒热交争。

治法：扶阳祛寒，温中止痛。

处方：拟椒梅理中汤。

党参15克　干姜6克　川椒3克　鲜姜6克
半夏5克　白术9克　乌梅10克　细辛3克
明矾2克　吴萸5克　炙草3克　伏龙肝15克
水煎，分两次服，三剂。

服药一剂后，腹痛顿止，脉转细数80次／分。服完三剂，精神好转。渐能进食，手足温和，未便出蛔虫，已如常人，病告痊愈。

婴儿腹部痞块（先天性巨结肠）

尹某之儿，一岁。生后半月，即呕吐频繁，大便次少，腹部日渐膨大，扣之有块。此后大便延续十天，甚至十八天一次，每次便前，哭闹不休，便时极感困难，便色纯白，似未经消化的乳块。曾先后在医院检查，诊为"先天性巨结肠"，并经中西医多方治疗未效。于 1975 年 4 月来诊：脉象沉细，指纹淡白，颜面萎黄，舌苔白腻，腹大膨隆，按之有筒状包块，大如拳头，推之左右移动，压之不痛不硬。

辨证： 面色苍黄，指纹淡白，脉细苔腻，纳少呕逆，便秘不通，粪色乳白，显系脾虚胃弱，脾虚不能运化，胃弱气不下降，食物积滞不通，不通则聚，形成痞块之征。

治法： 健脾行气，降逆导滞。

处方： 平陈汤加味。

白术 4.5 克　　苍术 3 克　　厚朴 3 克　　陈皮 3 克

半夏 3 克　　茯苓 4.5 克　　枳壳 3 克　　山药 9 克

台乌 3 克　　炙草 1 克　　炒三仙各 4.5 克

水煎，分两次服，一日一剂。

服第一剂后，连泻白色稀便二次，两剂服完，又泻稀便一次，呕吐见轻，稍能思食。

二诊： 腹围缩小，按之平软，包块明显消失，脉象指纹同前，惟表情淡漠，形疲懒动，乃邪去正衰，脾胃衰弱之故，急投健脾护胃之剂，拟参苓白术汤加减施治。

处方： 党参 4.5 克　　白术 4.5 克　　山药 6 克　　茯苓 4.5 克

苡仁 4.5 克　　扁豆 6 克　　莲子 4.5 克　　砂仁 1 克

桔梗 3 克　　橘红 1.5 克　　炙草 1 克

水煎，分两次服，一日一剂。

连服三剂后，渐能进食，大便隔日一次，粪色由白转黄，面色、体力也有好转，以原方为散，蒸半小时，晒干，嘱其每服 1 克，日服三次，并嘱其坚决断乳，喂以面食。

三诊：一月后，其母述：患儿食欲尚好，从未呕吐，惟近日又五六天大便一次，腹部膨胀，扪之包块又现。诊脉弦细，舌苔正常，再以平陈汤减量调理胃气。嘱其服后便通，继服参苓白术散以固疗效。于同年八月，家人来告，儿已会走，表情活泼，饮食二便正常，体质发育日有进步。

燕窝粥治验婴儿久泄（三案）

案1

曹某，男，九个月。腹泻三周，于 1972 年 9 月 5 日由某院转住本院儿科。

其母代诉：患儿每日腹泻稀水样便十余次，夹有乳丝乳块，最多时日泻五六十次。经某院诊断为"中毒性消化不良"。曾用多种抗生素及输液输血多方法治疗，已 20 余天未效。检查：体温正常，观其囟门、眼眶陷落，口唇樱红，鹅口疮满布颊黏膜及舌面上腭，脉象细数，指纹紫暗。

辨证：诊为久泻伤阴，上实下虚，脾肾阴亏之证。

治法：若以清热解毒治之，则泄泻越甚，以益气健脾治之，则口疮越多。故拟给甘淡健脾补肾，润肺清胃之燕窝，以血肉有情之品试治。

用法：燕窝 5 克研细过箩去毛，先用糯米 20 克煮成稀粥，加入燕窝粉每次 0.5 ~ 1 克，少煎片刻分二次服，日服二次。服至二日，泄泻明显减少。连服三日，大便成形，日行一次，鹅口疮亦随之痊愈。

案2

陈某，男，一岁。1976年冬季先发烧微咳，体温38℃左右，伴有腹泻，日泻十余次。经某院诊为"支气管肺炎""粒细胞增多症"。曾输血输液及各种抗生素等治疗，咳嗽见好，体温略降，但下泄稀水，夹有不消化之乳丝，次仍频繁，久泻不止。

辨证：诊脉细数，指纹青暗，苔白微腻。若清肺止咳则泄泻越甚，以健脾止泻而咳、烧越剧。脉证合参，证系久泄伤阴，肺燥胃弱，脾肾并亏。

拟给燕窝5克，研细分十包，每用一包加入糯米粥内服之。连服三日，咳、泻、发烧同时顿愈。

案3

蒋某，男，六十天。腹泻二十余天，1979年10月住本院儿科。

其母诉：患儿生后40天开始腹泻至今，每日下泻七八次稀水样便、夹有乳丝星点。住院后检查体温正常，曾输液输血及抗生素等治疗未获显效。

辨证：诊脉滑数，指纹白暗，舌淡红苔白腻。证乃婴儿气血未充，脏腑娇嫩，脾虚胃弱，运化力差，引起泄泻。久泻伤阴，脾肾双亏，脾胃不足之证。

治法：拟给甘淡微咸，滋补脾胃，健脾益肾之剂。

方药：给燕窝5克，研细过萝去毛，每用1克 加入糯米粥内，分两次服之。连服三日，大便成形，日行一次，精神气色，大有好转，痊愈出院。

按：燕窝，系"金丝燕衔海藻和银鱼为巢"。《杂论》云：

"燕衔海粉作窝，得风日阳和之气，化咸寒为甘平，能使金水相生，肾气上滋于肺，而胃气亦得以安，故能大养肺阴，化痰止嗽，补而能清，为调理虚损劳瘵之圣药。一切由于肺虚不能清肃下行者，用此皆可治之……"

燕窝，性味甘平无毒，功用益气壮阳，和中开胃，润肺化痰，添髓补精，治膈痰。

糯稻米，性味甘温无毒，功用温中益气，补脾肺，暖胃腑，坚大便，缩小便。

燕窝、糯米二味合用治验婴儿久泻三例，虽俱经输液、输血及多种抗生素治疗，效不显著。但均以燕窝粥服之，未及三日，腹泻及所兼之症同时痊愈。此岂非燕窝、糯米润肺开胃，健脾滋肾之功欤！

温病病案

流行性感冒（热为寒束）

王某，男，四十岁；沙某，女，年近三十岁。于1955年春当地正值流感流行之际，两位患者同日来诊。王某面戴口罩，身披皮衣，诉其全身发冷，四肢酸困，将近十日，曾经某医诊为感受阴寒，屡用丽参、桂、附，每日一剂，已服七剂，上述诸症，依然如故。诊脉弦兼数，眼白充血，舌苔淡黄；询其口干欲饮，无汗恶寒，小便短赤，大便秘结。

辨证：系热郁于内，热为寒束。

治法："火郁则发之"，方用银翘散加减，既辛凉升阳解表，又能轻可去实。

处方：粉葛根 12 克　薄荷 4.5 克　豆豉 9 克　　银花 9 克

　　　　净连翘 9 克　桔梗 9 克　　甘草 4.5 克　荆芥 4.5 克

一剂，嘱少煎片时趁热服之，盖被微汗为度。

随后沙某就诊，诉其全身怕冷，四肢不适将近七日，与王某所得病证同是着凉受寒，也服过丽参、干姜、桂、附，已有五剂，迄今未愈。要求给以大剂热药施治。诊脉弦人且数，舌苔淡黄，略显燥干，同样诊为"热为寒束"，亦给予辛凉解表之剂（银翘散去牛子、竹叶、芦根，加葛根）一剂，嘱其服后盖被以出汗可愈。

翌日中午沙某前来复诊，诉其服药后，稍有汗出，怕冷即愈，今晨鼻涕带血，咽干口燥，口唇起疱。诊脉弦细略数，舌苔燥黄。给益气养阴之沙参麦冬汤以资恢复。下午王某亦来复诊，已不戴口罩，未穿大衣，述其昨晚服药汗出，已不发冷，阴寒已愈，今早惟觉口干气短乏力。脉转弦细不数。给以沙参、麦冬、五味、首乌、花粉一剂，以资滋阴益气。

白　喉

席某之儿，八岁。患喉咙肿痛，咽水困难。于 1941 年秋初邀诊。患儿扁桃体肿大，白膜满布咽喉及悬雍垂。呼吸、饮食俱感困难，病势趋于危急。脉象弦数，舌苔黄燥。

治法：急以针刺双手少商、商阳、曲池及瘈脉穴，各令出血。

并给以大剂养阴清肺汤加味，以解毒滋阴清热。

处方：生地黄 30 克　　麦冬 15 克　　丹皮 9 克

　　　板蓝根 12 克　　生石膏 15 克　　硼砂 2 克^{（另包调服）}

　　　黑玄参 24 克　　浙贝母 16 克　　杭芍 9 克

　　　牛子 9 克　　　生甘草 4.5 克

两剂，一日一剂，水煎，分两次服之。

首一煎药，嘱其徐徐与之。至下午随访，其父述：患儿喉痛难咽，拒不服药，遂强令服之，偶以药碗误触儿鼻，致鼻内出血许多，然片时呼吸渐渐均匀，给药亦能咽下，喉疼似有减轻。检查咽喉见肿势大消，惟白膜仍在，嘱再煎两剂，徐徐服之。次晨复诊，患儿之父谓：喉痛继续减轻，并渐能食下稀粥，惟白膜仍有少许，余嘱其再连服原方三剂。后再诊时，只见白膜退尽，喉痛已愈。

附记：同年 8 月，友人李某告我，他路遇一妇，负一小孩，年七八岁，患嗓子肿痛，赴城就医，归家途中，患儿呼吸困难，水浆难入。在路旁已呈奄奄一息之证。适路过一老农见之，认为白喉重症。遂在田间，捡谷草一节，削如利针，斜刺患孩鼻孔，放出鼻血许多。片时之间气息渐匀。遂之给水也能咽下，越一时患儿自起，随母而回。

从以上病例可知，穴位放血和鼻腔放血，以解毒泻热，是辅助治疗白喉的一个有效措施。

白喉重症

1940 年春夏之时，当地流行白喉，死亡率甚高。尹某，其儿年方七岁，于是年5月中旬，罹白喉数日，喉咙肿痛难忍，继之吞咽困难，尚未延医诊治，病即垂危，呈奄奄一息之状。余适外出，路过其门，见患儿昏卧露地，呼吸急促困难，声如拉锯，口唇指甲发绀，项下红肿，灰色伪膜满塞喉咙，口中气味腥臭难闻。诊脉弦数有力，肌肤灼热如焚。询知点水难下，昏迷不醒，将近三日。证已重笃，恐服药难下，一再失治。

治法： 急以针刺两手少商、商阳、曲池、两耳后瘛脉穴，俱令放血许多。并拔去天庭发际上至百会穴处之红发数十根以解毒除热。并以绿杏二十余个打碎，用醋一碗入罐内煎滚，药成时再加入烧红生铁一块，然后罐上盖厚纸一块，惟中开一孔，将患儿口对准纸孔熏之，以消肿开咽。同时又拟以大剂养阴清肺汤加减，以滋阴清热解毒。

处方： 大生地30克　麦冬18克　板蓝根15克　生石膏15克　浙贝母18克　甘草4.5克　杭白芍18克　粉丹皮9克　川黄柏4.5克　元参24克　龙胆草6克

上方只开一剂，并嘱其以杏醋汤先熏儿口，喉咙肿消稍能咽下时，再煎药频频与服。下午归家，路过访问，得知杏醋汤熏几次后，吐出许多痰涎白膜，渐渐呼吸均匀，饮水渐能咽下。自诉喉痛逐渐减轻，但饥渴难忍。余嘱其母，可煮以葫芦与食，观其吞咽，并不感困难，故又嘱水煎上药徐徐与服。数日后复访，诸症基本痊愈。

红　斑（食滞胃结温毒发斑）

张某，男，三十岁。曾在长夏外出，饥食绿杏，渴饮河水，方至家中，即感胸闷胃胀，头痛，身痛，发烧，眩晕，见食呕逆，但欲饮冷，相继昏睡，谵语，神识不清。于1940年初秋邀诊：患者神昏酣睡，叫之不醒，触按胃脘，知痛拒按；手足躁扰，脉数间歇，舌苔黄燥；胸腹有淡红斑疹隐隐出现。

辨证：系阳明燥实，食积胃肠；热炽伤阴，侵营动血；邪郁表闭，里结胃实。

治法：证为表里俱急，治何为急？里不和则表不解，表不解则里也难和。若治表则遗里，恐误下斑陷。《脉经》说："脉结人结者顺，脉结人不结者逆。"拟先以微下和里，解结救急。以猪胆汁导法，釜底抽薪试治。

处方：鲜猪苦胆1枚

以空笔管插入胆管，用线扎紧，徐徐推入肛门，过半小时，毫无便意，复以食盐水投入猪胆，连注三次，约片刻，下燥屎许多。手压胃脘无拒按之象，神识略清，间歇脉次减少。知其胃气微和，宜治表为急，治当养阴清热，透斑解毒。

处方：养阴复液汤加减。

生地 24 克	白芍 9 克	麦冬 12 克	银花 15 克
花粉 9 克	龟甲 15 克	玄参 15 克	丹皮 9 克
贝母 9 克	连翘 12 克	薄荷 3 克	鳖甲 12 克

三剂，一日一剂，水煎分两次服。

复诊：斑透疹出，紫红朗润，谵语、昏睡、躁动诸症，较前减轻，脉仍弦数，间歇已无，惟舌绛齿燥，苔转焦黄，渴欲凉饮。证属表邪将解，内热更盛，大有阴亏液竭，导致阳脱之势，故仍以前方加生石膏 15 克、知母 9 克以清热护胃，加生大黄 4.5 克、玄明粉 9 克以急下救阴。

三诊：三剂服完，下燥屎一次。斑疹逐渐消失，苔黄津生，烦渴较轻，惟感肌肉消瘦，头晕乏力。乃邪去正衰，阴津未复，继以养阴生津法调理。

处方： 生地 24 克　麦冬 12 克　丹皮 6 克　贝母 9 克

首乌 15 克　玄参 15 克　白芍 9 克　花粉 9 克

龟甲 15 克　甘草 4.5 克

三剂，嘱其一日一剂，水煎，分两次服。

四诊：眩晕疲倦稍有好转，脉静身凉，苔转白润。嘱其静卧将息，米粥调养。

半月后访之，食欲大增，精神体力接近正常。

黑　斑 （一）（温毒发斑）

徐某之儿，未满三岁。于 1953 年夏天，因半夜烦躁，发烧惊啼，有时鼻腔出血，抱来门诊。患儿体温高达 39℃ 左右，肌肤灼热，眼红泪汪，察其胸腹后背，出有黑斑，颗粒圆小，色泽鲜艳，分布均匀，宛如浓墨星点，布于皮肤之上，上下肢较少，头面手足未见黑斑。指纹紫红，舌苔正常。

辨证：属热入营血，热伤阳络，火极似水，其斑则黑。《温病条辨》云："红属热,紫属热盛,黑属热极。"古人有云："红斑轻,紫斑重,黑斑出现最危重。"可知黑为热极毒深,但见斑点鲜艳光泽,舌苔润而不燥。知其津液未竭,正能胜邪。

治法：滋阴清热,凉血和瘀。

处方：养阴复液汤加减。

生地 12 克　粉丹皮 6 克　玄参 9 克　　银花 9 克

赤芍 6 克　　地骨皮 4.5 克　焦栀 4.5 克　麦冬 6 克

连翘 6 克　　大青叶 4.5 克

两剂,一日一剂,水煎分两次服。

二诊：服药后体温略降,发烧减轻,斑点色转暗淡,惟鼻衄量多。乃血热稍轻,肺热仍盛。前方加犀角 1.5 克、侧柏叶 4.5 克、生石膏 15 克,以清气凉血。连服两剂。

三诊：脉弦不数,鼻衄已止,便下燥屎,体温渐趋正常,斑点逐渐消失。

黑 斑（二）（温毒发斑）

刘某,女,年二十岁。于 1953 年 6 月初诊,五日前因感冒发烧,头痛发晕,数日来大便不行,午后烦热,口苦喜饮。观其两颊潮红,眼白充血,胸、腹、脊背满布纯黑斑疹,圆小如米粒,不高出皮肤,分布均匀,宛如新鲜浓墨,点缀如星。脉弦数有力,舌质绛,苔黄燥,肌肤灼热。依脉症分析：弦数多热,有力为实。

辨证：系热郁阳明,肺胃火炽。斑色纯黑,乃火极似水,热伤营血，火盛毒深所致。

治法：凉血解毒，滋阴清热。

处方：凉血地黄汤加味。

生地黄 15 克　当归 9 克　黄连 4.5 克　焦山栀 6 克

黑元参 15 克　黄芩 6 克　甘草 4.5 克　净连翘 9 克

金银花 9 克　丹皮 6 克　一剂，水煎服。

复诊：头痛发烧减轻，斑点黑色浅淡，鼻腔出血较多，脉象舌苔同前。悟其毒随衄留，邪有出路，病有向愈之机。仍以凉血止衄，清热解毒为治。

处方：生地 15 克　当归 9 克　元参 15 克　粉丹皮 9 克

焦栀 6 克　黄连 4.5 克　赤芍 6 克　侧柏叶 15 克

茅根 15 克　甘草 4.5 克　两剂，水煎服，一日一剂。

三诊：鼻衄已止，头痛烦渴，发热顿愈，斑疹逐渐消失，但仍喜凉饮，大便秘结。脉弦，舌苔燥黄乃遇热伤津，阴液未复，以养阴生津，增水行舟之法以善其后。

处方：生地 15 克　麦冬 12 克　花粉 9 克　当归 9 克

枳壳 9 克　元参 15 克　白芍 15 克　大黄 3 克

甘草 3 克　水煎服，两剂，一日一剂。

服后脉静身凉，诸症悉愈。

黑　斑（三）（阴毒发斑）

刘某之母，年约五十岁。1945 年 10 月初诊。七天前因着凉头痛眩晕，四肢酸痛，手指发凉，喜暖怕寒，口干不渴，诊脉弦紧,舌苔白薄,眼红泪汪,似有出疹之象,视其胸腹背部,出现黑斑,形如豆粒,色如墨点。

辨证:属热伤营血。阴毒发斑,邪盛毒深,斑色纯黑,病势非轻。但见斑色鲜黑活润,分布均匀,清晰光亮,悟其证候虽险,胃气未惫,正能胜邪,仍有可治之机。

治法:解表祛寒,滋阴理血。

处方:葛根煎加味。

粉葛根9克　杭芍9克　川芎4.5克　麻黄3克

桂枝尖6克　当归9克　炙草4.5克　生地15克

净知母9克　花粉9克　水煎服,一日一剂。

复诊:药后不恶寒,手足转热,身痛减轻,脉转弦数,但口渴喜饮,舌苔黄腻。乃表寒虽解,里热渐盛,恐热盛伤阴耗液,急以养阴救液法施治。拟养阴复液汤加减。

处方:生地15克　麦冬12克　粉丹皮6克　金银花9克

薄荷3克　玄参15克　浙贝母6克　杭白芍9克

连翘9克　甘草3克　两剂,水煎服,一日一剂。

三诊:脉仍弦数,苔变焦黄,渴欲饮冷,伴有嗜睡谵语,循衣摸床。证属阳明热炽,热扰心神,原方加生石膏清胃泻热,加大黄下之救阴。

处方:生地黄15克　麦冬12克　杭芍9克　贝母9克

金银花9克　元参15克　丹皮15克　连翘9克

生石膏15克　大黄4.5克　两剂,水煎服,一日一剂。

四诊:服一剂后,下燥屎许多,发渴诸症显著减轻;服完两剂,苔黄湿润,斑点逐渐消失,神识渐清。惟感头晕,起坐无力,此系邪去正衰，阴液未复，以原方去石膏、大黄，连服两剂，精神食欲日趋恢复。

妊娠湿温

孙某，女，35岁。因妊娠9个月感冒发烧、头晕、肝区痛、大便呈陶土色，巩膜、皮肤黄染，于1972年11月27日引产出一男孩，重八斤，死胎。产后上述症状加重，四肢躯干发现少数出血点，于28日护送某地医院住院，该院以"亚急性黄色肝萎缩（肝部分坏死）""急性黄疸型传染性肝炎？"收容住院。

入院后经多次抢救，中药曾用大剂苦寒清热之剂，热竟不退，病情仍属危笃，并出现有狂闹哭笑等精神症状。体温38℃～39℃，心率120次/分，白细胞28.5×10⁹/升，于1972年12月8日邀余会诊。

患者呈半昏迷状，口噤抽搐，两目上视，大小便失禁（大便溏），巩膜皮肤黄染，腹部膨起（似有腹水），胸腹颈部满布白痦，舌苔白嫩如豆腐覆盖，不见舌质，齿燥，脉左细数，右弦大数无力。

辨证：舌苔白嫩，大便溏泻为湿邪在里脾阳受困；湿已化热，蒙蔽清窍故神昏。产后血虚，湿热伤阴故出现失眠抽搐，两目上视，齿燥，大小便失禁为脾肾之气不固，似有欲脱之象；湿热熏蒸肺胃，故出现白痦；更因湿热熏蒸，而使肌肤发黄。脉左细数为产后亡血，湿热伤阴；右弦大数为湿在气分，阴虚化热之象。诊断：妊娠湿温。

治法：辛凉清热，淡渗利湿。但因产后气血大虚，内外合邪，纯辛走表，苦寒清热之剂皆在所忌。

处方：薏苡竹叶散（汤）加味。

薏仁 24 克　　茯苓块 15 克　　白蔻仁 9 克　　淡竹叶 9 克

陈皮 9 克　　金银花 15 克　　净连翘 15 克　　石菖蒲 9 克

滑石 18 克　　双钩藤 9 克　　合欢皮 30 克　　首乌藤 30 克

甘草 3 克　　水煎服，一日一剂，连服三剂。

本方以淡渗利湿，辛凉清热为主。佐以金银花、连翘解毒，清气分之热；菖蒲、陈皮芳香开窍，行气利湿；使以合欢皮、首乌藤安神镇静。

二诊（12 月 14 日）：患者家属前来叙述病情，服药六剂后，神智虽较前清楚，有时能回答问题，但仍有神昏谵语，体温 37℃～38℃。此为产后阴亏，加之湿热伤阴，而致水不涵木，故呈肝风内动之象。用大定风珠加减，以滋阴镇静清热息风。

处方：西洋参 4.5 克^{（另煎）}　白芍 9 克　　　　龟甲 12 克

鳖甲 12 克　　　　真阿胶 9 克^{（烊化）}　薏仁 24 克

麦冬 9 克　　　　竹叶 9 克　　　　生牡蛎 12 克^{（打碎）}

五味子 4.5 克　　沙参 21 克　　　炙草 4.5 克

水煎服，一日一剂，连服两剂。

本方加西洋参、沙参以增强救阴之效；重用薏仁、竹叶清热利湿健脾；生地滋腻，壅滞湿邪，麻仁滑肠，故去之。

三诊（12 月 16 日）：患者意识渐渐清楚，巩膜、皮肤黄染减轻，痦疹减少，体温 38℃左右，皮肤灼热，脉象如前，一日无尿，上方去西洋参，加金银花、连翘以清热解毒，加茯苓渗湿以利小便。

一日一剂，连服三剂。

四诊（12月20日）：患者意识蒙眬，有时烦躁，稍能进食，体温38℃以下，因出汗较多，前方加浮小麦、乌梅清热以止汗敛痦。舌苔仍雪白娇嫩，说明胃气大虚，故加山药、莲子以健脾护胃。继服六剂。

五诊（12月27日）：患者意识清楚，食欲好转，苔白微嫩，体温仍在38℃左右，故原方加首乌、地骨皮以养血清热，加扁豆甘淡健脾。继服五剂。

六诊（1973年元月3日）：患者自觉气憋，烦躁，头痛，体温37℃~38℃，口渴喜饮，白痦已敛。表热虽解，阴液未复，故前方去金银花、连翘，加生地、元参、银柴胡以滋阴清热。继服六剂。

七诊（元月11日）：服上方六剂后，患者精神转好，已能坐起，食欲二便正常，体温37℃左右，苔已薄白，惟感头晕，原方加当归、陈皮以养血和胃，以固疗效。

在中药治疗的同时，该院给予输液输血、抗生素、维生素等治疗，二月后痊愈出院。出院时该院诊断为"急性黄疸型传染性肝炎合并产后感染""肝昏迷"。

体会：患者体形较胖，素日脾虚湿盛，复受新感，外邪引动内湿，内外合邪，表里同病。湿不去，则里不和；表不解，则热不退；利不止，则津液越亏。继之产后亡血，阴血复伤，致肝肾并虚，筋失濡润，心失所养。湿热交蒸，肝风内动，现双目上视，抽搐口噤，神昏谵妄，皮肤发黄。舌苔洁白，舌质娇嫩，整个舌体形如雪塑，加之二便失禁，足证脾虚肾惫，正无胜邪之力。湿邪黏滞，白痦弥漫，且续出不敛，致气阴愈耗，几至阴竭气脱，危若垒卵。

幸白痦满布，晶泽饱满，邪有外出之机，方得邪不内陷，正气未脱，为疾病向愈之有利条件。治疗过程中，采取输液、输血等抢救措施，亦为治愈此病关键之一。此亦中西医结合治疗成果之一。

湿温发热（一）

龙某，男，九岁。因两月来间断发烧。于 1976 年 3 月 2 日入院。患儿于 1976 年元旦前开始发烧，体温 40℃，服治感冒药后热退，不数日发烧又作，且持续不退，先后在某某医院，住院治疗，疑为"伤寒"及"肺炎"，曾用青霉素、庆大霉素、红霉素等药物治疗，高烧仍然不退，上午体温 38℃，下午高达 40℃～41℃，转来我院治疗。

入院前检查：除血沉较快(91 毫米／第 1 时)外，肥达反应、血常规、尿常规、胸部拍片、超声波及心电图，均未发现异常。

入院后检查：胸部 X 线片提示：左肺门阴影增深，两肺纹理轻度扩散。大便潜血可疑；布氏杆菌凝集试验 1：20；血象在正常范围。体查未发现明显异常。

西医诊断：病毒感染。

初诊：发病两月余，早轻暮重，胸闷、胃胀、纳少，时有恶心，渴不欲饮。脉濡数，舌苔白腻。

辨证：湿为阴邪，其性黏腻。湿邪过甚，最易侮脾，湿遏脾阳，又阻气机，导致升降不调，运化失司，渴不欲饮，胸闷胃胀，纳差呕逆。湿郁化热，新感复加，湿热熏蒸，表里同病。如湿不去，表不解，热则难退。

治法：芳香化湿，清热降逆。

处方：三仁汤化裁。

杏仁 6 克　　苡仁 9 克　　蔻仁 3 克　竹叶 6 克

滑石 9 克　　通草 1.5 克　厚朴 6 克　芦根 9 克

藿香 1.5 克　三剂，水煎，分三次服。

二诊：药后仍然发烧，面色发黄，精神欠佳，脉转弦数，肌肤灼热，舌质微绛，苔转黄腻；检查胸腹，有散在痦疹，色泽晶亮。悟其白痦续出，湿有出路；高烧不退，午夜尤甚，乃湿郁热炽，化热伤阴之故。治宜气阴两清，清热渗湿。拟青蒿鳖甲汤合苡仁竹叶汤加减试治。

处方：青蒿 6 克　鳖甲 6 克　　丹皮 6 克　　银柴胡 6 克

白芍 6 克　银花 6 克　　连翘 6 克　　地骨皮 6 克

茯苓 6 克　苡仁 4.5 克　通草 1.5 克　淡竹叶 4.5 克

三剂，水煎，分三次服。

三诊：上方服七剂后，精神好转，微有汗出，体温逐渐下降（38℃～36℃），白痦较前减少，脉仍弦数，苔转白腻，继以原方加减，清热化湿。

处方：苡仁竹叶散加味。

苡仁 6 克　　竹叶 4.5 克　茯苓 4.5 克　杭白芍 6 克

连翘 9 克　　丹皮 6 克　　鳖甲 12 克　地骨皮 6 克

乌梅 4.5 克　蔻仁 1.5 克　通草 1.5 克　金银花 9 克

滑石 9 克

嘱取四剂，一日一剂，水煎分三次服。服药三剂后，体温正常（37℃），精神、食欲明显好转。后以沙参麦冬饮调理，诸症基本痊愈出院。

湿温发热（二）

郭某，男，五十七岁。1975年10月24日会诊。患者半月前因受凉感冒，自觉发烧，并伴有头重头痛，身痛，咳嗽，鼻流清涕，咯痰稠黏，呼吸短促，胸闷纳差，口苦咽干，微渴，但喜热饮，发热以午夜尤盛，体温持续在38.5℃。该院诊断为："气管炎"，曾用庆大霉素、四环素、青霉素以及柴胡桂枝汤加葛根数剂，热竟不退。诊脉浮数，右大于左，皮肤干燥、灼热，胸腹满布白㾦色泽不亮，枯燥欠润，舌苔白腻，中段黑黄。

辨证： 素着痰湿，新感复加，外邪引动内湿，内外合邪，表里同病，因而发烧、咳嗽，头重、胸闷诸症，由是而作。今幸白㾦续出，湿邪由里达表，邪有外出之机。

治法： 因势利导。拟以芳香化湿清热之法。

处方：《温病条辨》三仁汤加味试治。

杏仁9克　白蔻仁4.5克　薏苡仁15克　茯苓9克

厚朴6克　淡竹叶4.5克　清半夏4.5克　滑石18克

藿香4.5克　石菖蒲9克　金银花15克　通草3克

连翘9克　取两剂，水煎分两次服，每日一剂。

当日下午服第一煎后，全身汗出，体温降至37.5℃，惟仍头重似裹，口不知味，续自汗出，白㾦仍然满布，原方加入浮小麦30克、霜桑叶9克，滑石减半，以清气敛汗。

复诊（10月27日）： 自汗较少，口干、头疼、头重、身痛、咳嗽等症明显减轻，渐能饮食、安睡，体温正常，但咯痰不爽，脉弦稍数，苔白微腻，白痦渐有收敛之迹。证属热邪虽去，湿邪未尽，脾湿犯肺。拟以健脾化湿，清热祛痰法治之，方用《温病条辨》苡仁竹叶汤加味。

处方：薏苡仁 15 克　茯苓 15 克　竹叶 4.5 克　细滑石 9 克
　　　白通草 4.5 克　连翘 9 克　蔻仁 4.5 克　化橘红 9 克
　　　北沙参 15 克　麦冬 9 克　首乌 15 克　佩兰叶 9 克
　　　三剂，水煎分两次服，一日一剂。

三诊（10 月 30 日）：近日体温一直正常，精神食欲日渐增加，口干、头痛、头重、身痛、咳嗽诸症，渐趋消失，脉弦略数，苔腻转薄，颈项胸肋，仅有白痦少许，惟下肢乏力，腿重难以移步。证乃湿着筋骨，热伤气阴，再以健脾化湿清热益气法施治。

处方：薏苡仁 15 克　茯苓 12 克　竹叶 4.5 克　蔻仁 4.5 克
　　　北沙参 15 克　麦冬 9 克　五味 4.5 克　连翘 9 克
　　　何首乌 15 克　白芍 9 克　通草 3 克
　　　水煎，分两次服，一日一剂，连服三剂。

四诊（11 月 3 日）：药后步履轻便，精神饮食，大有好转，但稍事活动，仍感气短乏力，又投原方四剂，体力日有进步，病情基本痊愈。

湿温白痦（一）

白痦（晶痦）湿温病过程中于颈、项、胸、腹等处皮肤所出现的一种细白水疱，状如水晶，破之有淡黄色浆液流出，因其色白晶亮，也称"晶痦"。这是湿热郁阻气分而酿发的，痦色晶亮，显示湿热之邪有向外透泄之机；若痦色灰暗枯燥如虮壳，称为"枯痦"，是气液枯竭之候。

马某，女，十四岁。因发烧月余，于1973年11月16日，以急诊住院。患者于入院前四十天（9月10日），开始不规则的发烧，时有发冷，全身关节疼痛，经中西药治疗无效。病情日趋加重，卧床不起，出现呕吐、嗜睡、谵语，渴欲饮水，不思饭食，身体逐渐消瘦。于11月13日，始来我院门诊，经检查体温38.4℃。疑诊为：1.风湿热？2.风湿性心肌炎？3.贫血？4.伤寒？（肥达反应阴性，第三日报告）。于11月16日复诊时收入住院。入院当天，经检查体温38.4℃左右，患者肌腹灼热，皮肤干燥，胸腹出现白痦，色泽不亮，枯燥欠润。询其近十天来，小便短赤，大便未解，入睡偶有谵语，醒后烦躁哭闹，不饮不食，默默不语，诊脉细数，舌质绛红，苔黄燥。

辨证：据脉细为阴虚，数则为热，舌绛苔燥，白痦灰暗不亮，枯燥不润，系因外感温邪，引动内湿，湿热熏蒸，内外合邪。始则"温邪上受，首先犯肺"；继则由气入营，侵犯阴血；热伤元气，脾为湿遏。故症见舌绛苔焦，嗜睡、狂闹、谵语，大便秘结。

治法：滋阴润燥，健脾渗湿，佐以解毒清热施治。

处方：三甲复脉汤合苡仁竹叶散（汤）加减。

生地15克　杭芍9克　龟甲15克　牡蛎15克
银花9克　连翘9克　茯苓9克　薏苡仁9克
麦冬9克　竹叶4.5克　鳖甲15克　玄参15克

甘草 3 克　一剂，水煎分两次服。

并给予输液、抗生素等治疗。

二诊（11 月 17 日）：药后，白㾦渐渐满布，色泽润亮，阴液已复。但汗出不止，手足发凉，体温下降为 36.4℃，气息微弱，脉变沉细，两上肢屈伸不灵。证系热伤元气，湿热耗阴，气阴两虚之重症。以中药滋阴，西药补液。阴液虽生，而汗出不休，气息微弱，手足厥逆，体温下降，出现扶阴过度，而又伤阳之象。治宜益气扶阳，止汗固脱。

处方：生脉汤加味。

丽参 4.5 克　麦冬 9 克　　五味子 4.5 克　龙骨 15 克

桑叶 9 克　　桑枝 15 克　浮小麦 15 克　牡蛎 15 克

秦艽 9 克　　甘草 4.5 克　一剂，水煎分两次服。

三诊（11 月 18 日）：汗已止，手足转温，上肢活动自如，有时烦躁哭闹，不饮不食，但体温上升至 38℃左右。脉转细数，舌质仍绛，苔黄干燥，仍以益气养阴调理。

处方：北沙参 15 克　麦冬 9 克　五味 4.5 克　生地 15 克

金银花 9 克　连翘 9 克　元参 15 克　白芍 9 克

何首乌 15 克　一剂，水煎服。

四诊（11 月 19 日）：体温 35℃，渐能饮食安睡，躁闹诸症消失，舌苔脉象同前，惟半月多未解大便。乃肺胃阴亏，津液未复，故给增液承气汤加减，连服三剂。

处方：生地 15 克　元参 15 克　麦冬 9 克　大黄 4.5 克

白芍 9 克　甘草 4.5 克　水煎服。

服后大便一次，质软，舌质转红，苔焦转润，脉细不数，精神、食欲好转。

五诊（11月27日）：体温36℃左右，食欲渐增，黄苔已退，脉细稍数，惟出现狂笑，多语，精神有恍惚错妄之象。此属热病之后"余热未解，百脉未和"之"百合病"。治当疏通百脉，滋阴、利湿、清热。拟百合地黄汤合百合滑石汤加减。

处方：百合30克　生地15克　知母6克　滑石9克

　　　　杭芍9克　　甘草3克　　两剂，水煎服。

服两剂后，狂笑、恍惚诸症顿然若失。精神食欲逐渐恢复健康。

湿温白痦（二）

李某，男，二十余岁，于1954年仲秋来门诊就诊。七天前，因饱食羊肉，星夜冒雨赴山驮炭，途中复食冷肉，往返劳累，即感头痛怕冷，四肢困痛，呕逆胃胀，在某诊所就诊，屡用大黄、厚朴、枳壳、内金、焦三仙等大剂以功下消导，见其未效，剂量越加越大，一下再下，经四五次重剂攻下，不但不泻，胃胀反增。诊脉弦紧，舌苔白腻，胸腹有稀疏不匀的白痦出现。

辨证：证系停饮积食，新感复加，里结表郁，表重于里，致使升降阻滞，营卫不通，表里不和所致。

治法：今表证仍在，治当解表和里。

处方：粉葛根12克　　升麻3克　　赤芍9克　　紫苏4.5克

　　　　香附子9克　　茯苓9克　　陈皮6克　　甘草4.5克

　　　　两剂，水煎服，一日一剂。

服后微自汗出，头痛减轻，已不恶寒，但觉发热口渴，胸腹白痦渐多，乃表将解，湿欲化热之象。治宜淡渗行气，解表清热。

处方： 薏苡仁15克　茯苓9克　　竹叶6克　　金银花15克

连翘9克　　橘红6克　　牛子6克　　生甘草4.5克

水煎服。

服一剂后，大便通畅，热渴胃胀减轻，惟白痦密布，两肋痛胀。原方加杭芍、乌梅以敛痦，加柴胡、郁金以舒肝。并未攻下而大便通，肋痛止，胃胀愈，精神食欲日趋正常。

体会： 本例患者，系内伤积食，外感湿邪，里结表郁，表重于里，一再攻下，势必引邪结里。里愈结而胀愈甚，今虽屡次误下，幸得邪未里陷，白痦续出，邪有出路，故先因势利导，升阳解表，使表解而里和。继以健脾渗湿，清热行气，使肠胃和，大便通而胃胀愈。可见求因用药，必需辨证施治，分清主次，方为妥切。

湿温白痦（三）

张某，男，二十岁。1953年6月上旬邀诊，半月前，初因感冒发热头痛身重，厌食呕逆胸闷，相继烦躁谵语，胸腹出现紫红斑疹。医者诊为：阳明燥实，曾连投大承气汤下之，药后谵语更甚，寤寐不休，反下利不止。见患者端坐如常，表情冷淡，重语不休，字句清楚。察其胸腹斑疹已无，白痦满布。脉沉缓无力，舌质淡，苔白微腻。

辨证： 证属脾虚湿盛，蕴久化热，动血侵营。血热已随斑解，脾湿留着未清。本因脾虚，胃气未实，妄用咸寒攻下，诛伐无过，复伤脾阳，《伤寒论》说："实则谵语，虚则郑声。郑声者，重语也。"

治法：健脾渗湿，助阳益气。

处方：桂附理中汤加味。

　　　肉桂 4.5 克　党参 15 克　干姜 4.5 克　苡米 15 克

　　　附片 4.5 克　白术 12 克　茯苓 9 克　　炙草 4.5 克

　　　一剂，水煎服。

复诊：药后脉舌如前，但泻次减少，重语顿止，夜能安睡，惟白痦续出不绝。原方加白芍酸寒敛阴，平肝养血，加五味子酸辛收摄益肾固肺。

处方：党参 15 克　肉桂 4.5 克　五味子 4.5 克　杭芍 9 克

　　　苡米 15 克　白术 12 克　炙甘草 4.5 克　附片 4.5 克

　　　茯苓 12 克　干姜 3 克　二剂，水煎服，一日一剂。

三诊：大便成形，脉弦有力，白痦渐有收没之迹；口干欲饮，知其脾阳虽振，湿邪未净，以健脾行气，化湿敛痦之苡仁竹叶散（汤）加减施治。

处方：苡米 15 克　茯苓 9 克　五味 4.5 克　杭芍 9 克

　　　橘红 4.5 克　乌梅 9 克　甘草 4.5 克　竹叶 4.5 克

　　　白蔻 4.5 克　二剂，水煎服，一日一剂。

五日后随访，痦疹逐渐消失，饮食二便渐趋正常，将息半月后病愈。

阳黄发热（慢性迁延性肝炎黄疸型）

李某，男，二十一岁。于 1976 年 4 月 26 日会诊。患者于 1975 年 10 月中旬开始发热、尿少、纳差、乏力。半月后，发现尿色如浓茶，全身皮肤及巩膜发黄，诊为急性传染性黄疸型肝炎，经保肝治疗后好转。1975 年 12 月病情复发，巩膜、皮肤再度发黄，且进行性加深，黄疸指数 75 单位，并伴有不规则发热，体温在 36℃~39℃，因病情日益加重，于 1976 年 2 月转兰州某医院治疗。入院后体查：体温 38℃，血压 130/86 毫米汞柱。全身皮肤及巩膜中度黄染。肝于右肋下 1 厘米、剑突下 2.5 厘米处可触及，质中等硬，压痛明显，脾于左肋下 2 厘米处可触及，余无异常所见。

化验检查：

血常规：血红蛋白 10.5 克/升，白细胞 13.2×10^9/升，中性 79%。

尿常规：胆红素阳性。

肝功：黄疸指数 36 单位，凡登白氏试验双相，胆红素定量 3.66 毫克，白蛋白 3.3 克，球蛋白 1.9 克，总蛋白 5.2 克，谷丙转氨酶 240 单位，谷草转氨酶 300 单位。

住院期间，曾用保肝疗法、激素疗法、支持疗法，能量合剂及止血、补血药物治疗，并用抗生素控制感染，病情无变化，体温仍呈弛张热，且皮肤、巩膜黄染日益加重。

初诊：患者全身发黄，肌肤灼热，颜面及下肢浮肿，腹胀如鼓，舌苔黄腻，询知小便短少，色如浓茶，大便溏泄，日2～3次，有时鼻衄每天2～3次，量不多，体温37.8℃～40.4℃，左脉沉细数，右脉弦大数。

辨证：腹胀尿少，全身皮肤发黄，肌肤灼热，体温增高，长达半年，苔厚黄腻，大便稀溏，胃闷纳差，脉弦数，右盛于左，显系脾虚湿蕴，复感外邪，湿热熏蒸，表里同病。表不解，湿不去，热不退，则发热难愈。

治法：解表清热，健脾利湿。使热清、湿去、黄退。

处方：麻黄连翘赤小豆汤加减。

　　　麻黄4.5克　连翘12克　赤小豆12克　桑白皮9克
　　　茵陈30克　滑石9克　石菖蒲9克　清半夏6克
　　　陈皮9克　山药24克　白通草4.5克　明矾1.5克(冲服)
　　　水煎，分两次服，每日一剂，连服六剂。

二诊（5月3日）：服药后，发烧略有减轻，大便溏泻次多，小便深黄，量次俱少。脉舌同前，体温仍在下午增高。证属久热伤阴，肝脾不和，仍以清热利湿，佐以健脾平肝，滋阴之法治之。

处方：银柴胡9克　白芍12克　鳖甲15克　生牡蛎18克
　　　茵陈蒿30克　滑石18克　银花12克　生山药30克
　　　地骨皮6克　青蒿9克　连翘9克　明矾15克(冲服)
　　　水煎，分两次服，每日一剂，连服六剂。

三诊（5月10日）：药后，体温接近正常（36.6℃~37.3℃），尿色淡黄，尿量增多，大便一日二次，精神食纳好转，鼻衄时多时少，苔腻淡黄，再以原方调整继服。

处方：茵陈30克　苡仁15克　滑石12克　银柴胡9克

莲子 9 克　青蒿 4.5 克　山药 30 克　生荷叶 4.5 克

牡蛎 30 克　茅根 15 克　鳖甲 15 克　侧柏叶 12 克

粟壳 4.5 克　炙草 6 克

水煎，分两次服，一日一剂，连服十剂。

四诊（5 月 22 日）：患者体温正常，精神食欲日有好转，巩膜发黄渐有消退，偶有鼻衄，仍感腹胀，肝区痛。查黄疸指数 20 单位，谷丙转氨酶 120 单位。脉舌同前，仍依健脾平肝，清热利湿法治之。

处方：青蒿 4.5 克　鳖甲 15 克　粉丹皮 9 克　地骨皮 6 克

茵陈 30 克　茅根 15 克　银柴胡 9 克　生牡蛎 30 克

滑石 12 克　山药 15 克　薏苡仁 15 克　莲子 9 克

生荷叶 4.5 克　陈皮 6 克

水煎，分两次服，每日一剂，连服十五剂。

五诊（6 月 7 日）：黄疸消退，全身情况良好，惟仍便溏，尿黄，偶有鼻衄，肝于剑突下 1.5 厘米、右肋下深吸气可扪及，质中等硬，有轻度压痛，脾触及 2.5 厘米，中等硬度。诊脉弦数，舌苔黄腻，继投健脾清热利湿之剂。

处方：茵陈 30 克　薏苡仁 15 克　蔻仁 4.5 克　银柴胡 9 克

滑石 18 克　山药 15 克　陈皮 6 克　侧柏叶 15 克

通草 3 克　鳖甲 15 克　建曲 9 克　生牡蛎 30 克

荷叶 6 克　水煎，分两次服，每日一剂，连服十剂。

患者病情明显好转，体温正常已 35 天。复查肝功：黄疸指数 7 单位，谷丙转氨酶 250 单位，硫酸锌浊度 4 单位，麝香草酚浊度 4 单位。查血：白细胞 4.5×10^9/升。最后诊断为慢性迁延性肝炎黄疸型。于 1976 年 6 月 7 日痊愈出院。

温热伤阴（一）

阎某，男，四十余岁。初因感冒发热，恶风无汗，体温 38.5℃，医者诊为"太阳伤寒"，曾投葛根汤加荆、防，服后汗不出，症未减，呈现四肢酸困，懒动懒言，体温反而增高，达 39℃ 以上，又投柴、葛、芩、连、石膏等解肌清热，证情仍无改善。于 1976 年 4 月上旬，前来门诊：述其白天则微恶风寒，喜于温暖，夜则烦热，口渴喜饮，欲汗不得。诊脉弦大略数，肌肤干燥灼热，舌质微绛，舌苔淡黄。

辨证： 午夜发热，心烦口渴，白天微恶风寒，脉搏弦数，舌绛苔黄，为本属阴虚，复感温热。温热之邪，最易伤阴耗液，又妄服麻、桂、荆、防辛温之剂，重伤津液，致使热愈盛，阴愈虚，津亏液竭。"汗为心液"，液不足，故汗不出。

治法： 叶天士在《外感温热篇》里说"救阴不在血，而在津与汗"，拟养阴复液清热法为治，方以增液汤加味。

处方： 生地黄 15 克　麦冬 15 克　玄参 15 克　当归 9 克
天花粉 9 克　连翘 9 克　黄芩 6 克　杭芍 9 克
生甘草 4.5 克　两剂，水煎分两次服，一日一剂。

复诊： 药后体温略降（38.5℃），发热、恶风、怕冷之症，大有减轻，脉转细数，舌质绛红，仍觉心烦口渴，全身酸困，证乃素体瘦弱，肝肾阴亏，加之感受温热之邪，有误服辛散之药，伤阴劫液，以致阴液亏损，水不胜火。遂遵《温病条辨》："温病已汗而不得汗，已下而热不退，六七日以外，脉尚躁盛者，重与复脉汤。"以及"温病误汗，津液被劫，……宜复脉法，复其津液……"之旨。拟三甲复脉汤加味，以滋阴救液，壮水制火。

处方： 炙甘草 15 克　生地 24 克　麦冬 12 克　杭芍 15 克

　　　生牡蛎 15 克　麻仁 15 克　沙参 15 克　龟甲 15 克

　　　制鳖甲 15 克　阿胶 9 克^{（烊化）}

　　　三剂，水煎分两次服。每日一剂。

三诊： 服药一剂，当晚全身汗出，体温降至 37.5℃，发热、恶风、怕冷等症，完全消失，惟觉胸腹津津湿润，常有汗出。诊脉弦细略数，肌肤清凉，但仍舌干咽燥，少寐心烦。证乃汗出热解，心阴未复，气阴不足，继以原方去麻仁，加生龙骨、浮小麦，以资安神滋阴敛汗。

处方： 炙甘草 15 克　生地 15 克　杭芍 12 克　麦冬 9 克

　　　生龙骨 15 克　龟甲 12 克　鳖甲 12 克　阿胶 9 克

　　　生牡蛎 15 克　浮小麦 15 克

　　　三剂，水煎分两次服，一日一剂。

四诊： 药后汗渐减少，口渴、心烦、失眠诸症，大有好转，惟觉喜饮疲乏，便秘尿黄。证属肺胃阴亏，气阴未复，以沙参麦冬饮连进三剂后，精神食欲日趋正常。

温热伤阴（二）

石某，男，四十岁。素体阴亏，过劳易感疲倦，适值春令，因感温热，发热恶寒，疲倦更甚。于 1976 年 4 月中旬住院就诊。体温 38.5℃。述其发热恶寒无汗，口苦发渴喜饮，四肢酸痛。诊脉左细数，右（反关）弦大数；舌质稍绛，苔腻淡黄；肌肤灼热，干燥欠津。询知小溲短赤，大便秘结。近数年来，伴有耳聋耳鸣，记忆减退，少寐多梦。

辨证：依据发热恶寒无汗，口苦喜饮，肢体酸困。初步诊为少阳中风。

治法：解表和里。

处方：拟小柴胡汤加减。

北沙参15克　黄芩9克　　粉葛9克　　甘草4.5克

天花粉9克　　桑枝15克　秦艽9克　　菊花9克

柴胡9克　　　连翘12克

复诊：药后体温略有下降（37.5℃），但仍无汗，发热、恶寒、疲乏等证依然存在，脉仍弦数（右盛于左），肌肤灼热。

辨证：依脉证分析，患者平素肝肾阴亏，常易失眠疲倦，复感温热之邪，热邪最能伤阴劫液，故用柴、葛解肌；芩、连清热，而汗不出，热不解，体温不降，脉仍弦数者，正如《温病条辨》云："劳倦内伤，复感温病，六七日以外不解者，宜复脉法。""温病已汗而不得汗，六七日以外，脉尚躁盛者，重与复脉汤。"指出扶正以敌邪，复液以退热之旨。遂拟三甲复脉汤加味施治。

处方：炙甘草15克　生地15克　　　杭芍15克

麦冬15克　　　阿胶9克^{（烊化）}　生牡蛎15克

首乌15克　　　龟甲12克　　　麻仁15克^{（捣碎）}

制鳖甲15克　　三剂，水煎分两次服，一日一剂。

三诊：服药两剂，汗出热解，体温降至37℃，已不恶寒、发热，脉弦稍数。服完三剂，脉静身凉，体力有所好转，效不更方，又服三剂后，精神日趋正常。

温热伤阴（三）

郑某，男，六十二岁。因发烧半月余，病因不明，疗效不显，于 1976 年 9 月 8 日邀诊。

病历摘要：患者于入院前两周，无明显原因开始发烧，体温在 38℃～39.7℃，虽肌注普鲁卡因青霉素，除第一天体温接近正常外，余则如故，且发烧持续时间逐渐延长，热峰亦渐增高。发烧前稍有恶寒，发烧时微有汗出，并伴有咽部轻度疼痛（吞咽时加剧）和右下齿痛。发病后食欲稍减，大便较干，小便正常，别无不适。

入院体检，除见咽部有轻度充血，右肺底可闻少量湿性啰音外，余无阳性体征发现。

入院后，即做多项实验室检查（包括血、尿、粪常规、血沉、肝功能、肥达氏反应、布氏凝集试验、嗜异凝集试验、冷凝集试验、血液及咽拭子细菌培养、血涂片查疟原虫，粪便及咽拭子真菌培养等），仅见血象偏高（共查六次白细胞多在 10×10^9/升以上，最高达 18.9×10^9/升，中性粒细胞在 80% 左右），血沉增快（114 毫米/第 1 小时），余皆正常。又经胸部透视和拍片，均未能提供重要依据。

在患者入院后第五天，曾投以氨基青霉素和链霉素，按常规用量肌注，用药第一天下午，体温上升不著，但次日发烧仍复如前，后又加用吲哚美辛口服，发烧虽然控制，但停药后发烧又有回升之势。

初诊（9月8日）：罹病月余，发热自汗，口渴喜饮，早轻暮重，疲倦乏力，咽喉及齿略感疼痛，纳少寐差，二便尚调。舌质略绛，苔腻燥黄，肌肤灼热，脉左涩数，右弦大数。

辨证：据左脉涩数，咽痛牙痛，寐少乏力，右大弦数，舌绛苔焦，口渴喜饮。显系素体阴亏，复感温热，热邪侵犯肺胃，深入肝肾之征。温为阳邪，易致阳亢阴竭。阴愈亏，则阳亢愈；阴不复，则热难除，故患者发烧自汗，乏力疲倦，咽痛口燥等症，缠绵不愈。

治法：依据《温病条辨》"热邪深入，或在少阴，或在厥阴，均宜复脉"之旨，滋阴敛阳，壮水清热。

处方：三甲复脉汤加减。

炙甘草9克　　生地15克　　杭芍12克　　麦冬9克

生牡蛎15克　　鳖甲15克　　龟甲12克　　玄参15克

霜桑叶9克　　首乌15克　　阿胶9克^{（烊化）}

三剂，水煎分两次服，一日一剂。

三诊（9月16日）：前药六进，症尚平稳。热势虽未大减，但体温有下降趋势（38℃左右），咽痛、牙痛，自汗、口燥诸症，较前减轻。脉舌如前，惟发烧以早轻晚重，尤以午夜为甚。"夜为阴"，夜间发热正是肝肾阴虚之征，一则"阴虚生内热"；二则热邪乘虚深入阴分（肝经）。二热相煎，导致阴液大伤，致使正气虚弱，不能驱邪外出之故。依《温病条辨》说："夜热早凉……热自阴来者，青蒿鳖甲汤主之。"以鳖甲深入至阴（肝经），入络搜邪；以青蒿芳香透络，引邪外出。由于热盛津亏，正虚邪炽，遂合三甲复脉汤加减，以复阴潜阳，扶正敌邪，寓攻于补。

处方：青蒿 9 克　　制鳖甲 15 克　　生地 15 克

杭芍 9 克　　　麦冬 12 克　　　丹皮 9 克

炙甘草 9 克　　玄参 15 克　　　龟甲 12 克 ^(打碎)

知母 6 克 ^(微炒)生牡蛎 15 克　　阿胶 9 克 ^(烊化)

三剂，水煎分两次服，每日一剂。

三诊（9 月 23 日）：前药一进，热势大退，体温下降（37℃）。继以原方连服五剂，体温始终保持在 36℃ ~37℃，且汗出减少，乏力好转，口干、喉齿疼痛等症消失。惟胃胀纳差，时有恶心，苔转白微腻，脉转弦略数，乃阴液渐复，余热未净，胃气不和之征，再以青蒿鳖甲汤合平胃散加减，以清热和胃。

处方：青蒿 9 克　　鳖甲 15 克　　丹皮 6 克　　地骨皮 9 克

厚朴 4.5 克　陈皮 6 克　　竹茹 6 克　　银柴胡 4.5 克

山楂 9 克　　神曲 6 克　　首乌 18 克

三剂，水煎分两次服，一日一剂。

四诊（9 月 28 日）：患者近日体温接近正常，精神体力明显好转，自能下床活动，肌肤清凉，惟手心发热，夜寐欠安，胃纳仍差，微有呃逆，乃肺胃阴亏，胃气不和，投沙参麦冬饮加味，调理肺胃，以善其后。

处方：北沙参 15 克　麦冬 9 克　　扁豆 12 克　玉竹 9 克

霜桑叶 4.5 克　花粉 6 克　　石斛 9 克　橘皮 6 克

炒谷芽 12 克　神曲 4.5 克　甘草 3 克

三剂，水煎分两次服，每日一剂。

烂喉痧并发大头瘟

路某，男，三十岁。初因感冒发烧身痛，相继扁桃体红肿，连及颜面部肿痛，诊为："猩红热""颜面丹毒"，住某医院治疗。于1955年夏天邀诊：检查体温持续在39℃～40℃，咽痛，扁桃体红肿，两侧颌下腺肿大，头面两颊肿大尤甚，胸腹皮肤鲜红宛若涂脂，压之退色，并满布痧疹，其色淡，头面、四肢较少，口干喜饮，小便短赤，大便秘结，数日来不能进食，给以各种抗生素和输液治疗。舌苔黄腻，脉象弦数兼促。

辨证：弦数多热，热甚则促。证系内蓄伏热，外感温邪，侵肺犯胃所致。

治法：辛凉解毒，清热散火。

处方：普济消毒饮加减。

金银花30克　连翘12克　黄连4.5克　黄芩6克

板蓝根12克　薄荷3克　僵蚕4.5克　马勃9克

全当归9克　牛子6克　元参15克　桔梗9克

赤芍药9克　甘草4.5克　水煎服。

二诊：服两剂，体温降至38℃左右，大便两次，带有紫黑色血块，黄腻苔已退，舌质绛红，干燥起刺，余症同前。证属肺胃热炽，热邪伤营。继以原方加入犀角、丹皮以凉血清营；减去当归、牛子以防再泻。

三诊：体温下降，头面颈部，肿胀渐消，咽痛减轻，能进少量稀粥。脉象如前，皮肤朱红，痧疹仍然满布，乃表邪仍甚，再投清热解毒之剂。

处方： 金银花 30 克　　蒲公英 15 克　　玄参 15 克　　赤芍 9 克

板蓝根 12 克　　粉丹皮 9 克　　贝母 9 克　　炒牛子 6 克

薄荷 3 克　　　黄芩 6 克　　　连翘 12 克

犀角 4.5 克^{（另煎）}　　　　水煎服，三剂。

四诊： 头面颈部肿势消退，皮肤转为淡红，痧疹有收敛之象，间隙微显白色。脉弦数已不促，舌质绛红仍干燥起刺，渴喜凉饮。乃热邪渐熄，肺胃阴亏。原方加生地、花粉、麦冬以养阴生津，加生石膏以专清肺胃余热。

五诊： 连服三剂，体温降至 37℃ 左右，痧疹退尽，手足大块脱皮，诸症日益减轻，惟觉疲倦，口干喜饮，午夜微有潮热，系邪去正衰，气阴两亏。再给养阴益气之沙参麦冬汤加味。

处方： 北沙参 15 克　　麦冬 12 克　　玉竹 9 克　　扁豆 12 克

霜桑叶 9 克　　花粉 9 克　　甘草 4.5 克　　首乌 15 克

水煎分服。服三剂后，脉静身凉，精神饮食大有好转。

体会： 本案症见高热，头面肿大如斗，颈项咽喉肿痛，吞咽困难，胸腹丹痧满布，宛如涂朱，为烂喉丹痧并发大头瘟之证。观其症状各异，究其病因相同。即温热疫毒，侵犯肺胃，上焦炽热。亦即"温者热之渐，毒者热之盛"。治疗当透邪解毒，辛凉清热，祛风散火，故主以普济消毒饮，去升、柴，重用金银花。借薄荷之辛凉宣发，上清头面风火以消肿，外解肌肤毒热以透痧；芩、连、连翘直泄心肝以清内热；甘、桔、马勃、僵蚕、板蓝根祛风消肿，以清咽利膈。见舌质绛红，干燥起刺，黄腻苔退，大便带血，邪热由气入营，即加入犀角、丹皮、生地以清营凉血。邪去正衰，气阴两虚，又投以沙参麦冬汤，滋养肺胃之阴，以善其后。

热入营血、邪陷心包（变应性亚败血病）

石某，女，十六岁。因发烧两周，伴有下肢疼痛，于1973年4月30日，以发烧待查住院。

主诉：半月前，开始头痛咳嗽，头晕，咽痛，伴有发烧，体温高达38℃~40℃，相继下肢关节疼痛，口渴喜饮。

检查：体温37℃，扁桃体略显红肿，白细胞$32.1×10^9$/升，中性89%，淋巴8%，血沉42毫米（第1小时），血色素11克。舌质正常，苔薄白，脉弦数，右大于左。

辨证：脉右大为风，弦数多热。证系素着湿邪，复感风热。外感引动内湿，湿热合邪，故症见头痛，咽痛，咳嗽，头晕，身痛，发热。

治法：依据"温邪上受，首先犯肺"之说，方用银翘散加减，以清热解表，祛风止痛。

处方：金银花15克　连翘9克　竹叶6克　牛子6克
　　　淡豆豉9克　芦根12克　薄荷6克　桔梗9克
　　　板蓝根12克　玄参15克　甘草4.5克　水煎服。

复诊（5月4日）：服药两剂后，发烧、咽痛悉减，下肢关节疼痛亦有减轻，体温正常（36.5℃），脉仍弦数，舌苔淡黄，溺赤便秘，午夜两脚发烧，前方去板蓝根，加黄柏9克、桑枝15克、地骨皮9克，再进三剂。

三诊（5月7日）：四肢关节及腰部，出现游走性疼痛，心烦发烧，食欲不振，舌绛，苔黄微腻，脉左细数，右弦大数。证系风热伤阴，以独活寄生汤加减（生地、当归、白芍、寄生、川芎、黄柏、独活、牛膝、木瓜、甘草、神曲）连服三剂。后又加入忍冬藤、黄芩，撤去风药川芎、独活，连服六剂，以资养血清热。服药后，朝凉暮热，体温忽高忽低，波动在38℃～40.5℃。

四诊（5月11日）： 腰腿疼痛，小便短赤，舌苔黄腻，脉弦数，系热仍不解，仍以养阴清热法施治。

处方： 生地黄15克　杭芍12克　当归6克　黄柏9克

忍冬藤15克　寄生15克　牛膝9克　甘草4.5克

三剂，水煎服。

五诊（5月15日）： 早晨体温36℃，中午骤升，高达40℃，怕冷寒战，腰及两胁仍痛，口干喜饮，颜面潮红，舌质红，苔黄燥，脉仍弦数。此乃新感表邪之故，再用银翘散加减，以解表和里。

处方： 银花15克　连翘12克　薄荷6克　桔梗9克

牛子6克　豆豉6克　竹叶6克　柴胡9克

黄芩9克　瓜蒌12克　甘草4.5克　三剂，水煎服。

六诊（5月22日）： 病情渐趋加重，日甚一日，头痛头晕，口渴，鼻衄，午夜发烧，体温40℃，肌肤灼热，数日之内，持续不退，两上肢出现红疹，口唇樱红，燥裂出血，大便秘结，色黑，小便短赤，右胁疼痛，谵语昏迷。舌苔由黄转燥，以至焦黑，舌绛齿枯，脉洪大数。血红蛋白4～5克/升。自5月18日以来，先后服青蒿鳖甲汤、凉膈散、竹叶石膏汤加减，并用多种抗生素、输液、输血、静滴激素等，均未能获效。

患者病势危重，症情险恶。属为热入营血，邪陷心包，拟五心清宫汤加羚羊角，以解毒泻火，清热凉血。

处方： 羚羊角 4.5 克^{（挫细另煎兑服）}　玄参 30 克　　麦冬 15 克

莲子心 3 克　　　　仙鹤草 30 克　连翘 12 克

竹叶 9 克

一剂，水煎服。服药后当天下午，体温降至 36℃，神识较清，能回答问题，亦能安静入睡，口唇渗血减少，胁下疼痛减轻。舌苔、脉象同前。

七诊（5 月 23 日）： 今晨体温又上升至 39.6℃ ~40℃，复现神昏嗜睡，谵语，躁动，舌质绛，苔黑欠润，脉弦数。查血色素 4 克，大便潜血试验（+++）。给安宫牛黄丸二丸，每服一丸，日服二次，以清热开窍镇惊，并服云南白药以止血。同时邀某医院会诊，诊为："变应性亚败血病"，应加强激素之使用。属为：高烧不退，舌绛苔焦。证系热邪由营入血，邪陷心包。依据《内经》"热淫于内，治以咸寒"及温病学家所说"入血就恐耗血动血，直须凉血散血"之旨，遂拟犀角地黄汤加味，以清热凉血止血。

处方： 犀角 4.5 克^{（挫细另煎兑服）}　生地 15 克　　地骨皮 9 克

杭白芍 12 克　　　粉丹皮 12 克　元参 15 克

麦冬 15 克　　　　仙鹤草 30 克　一剂，水煎服。

八诊（5 月 24 日）： 药后神识完全清醒，自能饮水服药，体温略降 38℃ ~ 39.4℃，惟感两胁疼痛，黑苔渐退，脉仍弦数。再进犀角地黄汤加味（第一剂犀角渣再煎兑服）一剂。

九诊（5 月 25 日）： 药后体温 36.7℃，惟感头晕乏力，两胁稍痛，大便五天未行，但有便意，舌苔干燥起裂。系热甚津亏液竭，拟滋阴凉血，增水行舟，通便泄热之法。选用犀角地黄汤合增液承气汤加减。

处方：广犀角^{（用上方渣三煎）} 生地黄 30 克　　杭芍 12 克

　　　麦门冬 30 克　　大黄 9 克　　　生石膏 15 克

　　　玄参 15 克　　　仙鹤草 30 克　　丹皮 9 克

　　　地骨皮 9 克　　知母 9 克　　　一剂，水煎服。

十诊（5 月 26 日）：药后当晚，下黑色大便一次，少能进食，精神较前好转，黑苔已退，舌绛转红，焦苔转润。查血色素 5.8 克，大便仍有潜血（+++）。咽干咽痛，咳痰不利，近三天来，体温一直稳定在 36℃左右，患者脱险，转危为安。以原方去大黄、石膏，减麦冬继服。

十一诊（5 月 30 日）：咳痰已利，咽已不痛，食欲渐好，昨晚下稀黑便一次，体温 37℃，但觉肌肤稍有灼热。检查胸腹，出现白痦弥漫，色泽晶亮。舌苔正常，脉弦大不数。证系：血热已清，气热复盛。白痦外出，是湿热之邪透营转气，邪有外出之机，病有向愈之兆。拟以薏仁竹叶散（汤）加减，以清热行气渗湿。

处方：薏苡仁 15 克　茯苓 9 克　　竹叶 6 克　　陈皮 6 克

　　　杭芍 9 克　　　银花 15 克　连翘 12 克　乌梅 9 克

　　　甘草 4.5 克　　五剂，水煎服，一日一剂。

十二诊（6 月 8 日）：白痦完全消失，渐能下床活动。惟口干喜饮，但小便清利，大便虽干，色已转黄。食欲大增，舌面中部发生溃疡。脉右弦大，左细，苔白少津。此系温热伤阴，热邪虽解，阴液未复，肺胃阴亏之证。壮水才能泄热，再以增液汤为基础方，随症加减，服十余剂，诸症悉平，化验正常，病愈出院。

体会：犀角地黄汤，是治疗温病热入营血，邪陷心包的主要方剂。热入营血，邪陷心包，是温热病在转变过程中，出现的一种高热、昏迷等重症。其主要症状是：高烧不退，体温增高常达39℃~41℃，伴有头痛，目赤，鼻衄，皮疹，小便短赤，大便黑色，舌质深绛，苔焦黄燥，齿枯唇裂，口渴喜凉饮，甚至神昏嗜睡，烦躁谵语等危候。

温热之邪，先由口鼻而入，渐次侵肺犯卫，由卫入气，由气入营，由营入血，由血陷入心包。叶天士在《外感温热篇》里说："大凡看法，卫之后方言气，营之后方言血。在卫汗之可也；到气才可清气；入营犹可透热转气，如犀角、玄参、羚羊角等物；入血就恐耗血、动血，直须凉血散血，加生地、丹皮、阿胶、赤芍等物……"指出热入营血，邪陷心包的诊治方法：咸寒清热，解毒凉血之犀角地黄汤（犀角、生地、丹皮、赤芍）。这与《内经》所说的"热淫于内，治以咸寒，佐以苦甘"的理法，是一致的。

注：犀角地黄汤，主以犀角，苦咸大寒，功专入胃清热，并能入心凉血；佐以生地，味甘苦寒，力专清热泻火，凉血消瘀，故能止吐血、衄血、便血、溺血；辅以丹皮，味苦而微辛，气寒，专入血分，能和血凉血，补血生血，且辛以散结聚，苦寒除血热，使以白芍苦酸性寒，能凉血平肝补血，赤者能利小便，行血散血。本方具有清热解毒，凉血散血，和血消瘀，滋阴生血之效。

正如孙思邈在《千金方》中说："犀角地黄汤，治伤寒及温病，应发汗而不汗，内有蓄血，及鼻血，吐血不尽，内余瘀血，大便黑，面黄，消瘀血。"明确地指出，他立方选药的目的，着重在于清热凉血，止血和瘀，退热救阴。亦针对伤寒应汗不汗，热入阳明，伤阴动血；及温病热邪，不从外解，热入营血，耗血、动血的治疗法则。

本例患者,当出现高热神昏,鼾睡、谵语、唇裂、齿枯,目赤鼻衄,舌绛苔焦,大便出血等热入营血,邪陷心包证候之际,屡服青蒿鳖甲汤、竹叶石膏汤、凉膈散等,病势不减,而服犀角地黄汤加味,效如桴鼓,取效甚捷。一剂神识转清,体温下降。两剂热势大减,体温渐趋正常,苔焦转润,大便出血减少,血色素逐渐上升,饮食二便日益改善。

方悟"犀角解乎心热,羚羊清乎肺肝"之理。温邪热入营血,邪陷心包,非大将不能胜敌。

通过临床病例观察,犀角地黄汤,还适应于下列病证:

（1）经常鼻腔出血（血小板减少症）。

（2）过敏性紫癜（下肢皮下出血,血小板减少症）。

（3）急性肾炎,溺血（高热、神昏、舌绛苔焦）。

（4）温毒发斑(误服辛温,斑色紫黑);阳毒发斑,斑色纯黑（热深毒深者）。

（5）胃热过盛,热伤阳络吐血者。

总观犀角地黄汤的性味,纯系咸苦大寒,效在清热凉血。凡属急性热性病引起的上窍出血、皮下出血、下窍出血,用一般清热养阴止血药不效者,结合脉证,如纯系由热邪伤阴动血者即用本方,均有显著疗效。特别对治疗温热病,热入营血,壮热昏迷,体温日渐增高,高烧经久不退,服用本方,更有卓效。

气血两燔邪陷心包（流行性脑脊髓膜炎）

高某,女,十三岁。因发烧头痛一天,呕吐半日,于

1977 年 3 月 29 日，以急诊住院。

其母代述：患儿从昨天开始发烧，头痛，精神不佳，但仍坚持学习，傍晚头痛加剧，恶寒乏力，全身不舒。今晨早起，呕吐三次，呈喷射状，吐出食物和胆汁，即来我院门诊，以"流行性脑脊髓膜炎"急诊住院。

查体：体温 38.4℃，呼吸、脉搏增快，血压 114/80 毫米汞柱。发育正常，营养中等，神志不清，意识蒙眬。面色微绀，极度躁动不安，尖声怪叫，不省人事，小便失禁，颈项强直，瞳孔等大等圆，对光反射尚好，巩膜无黄染。胸骨右缘第三肋间，有几个针尖大出血点，为玫瑰色，不高出皮肤，压之不退色，心率 140 次 / 分，律齐，两肺呼吸音粗，腹软，肝脾(－)，布氏征(＋)，克匿征(＋)，膝反射亢进，髌踝阵挛(－)。

入院后检查：白细胞 24.3×10^9/ 升，中性 90%，有中毒性颗粒。

初诊（3 月 29 日）：患者昏睡，手指抽搐，烦躁，谵语，颈项强直，手稍发凉，肌肤灼热。询知大便三日未行，但小便失禁。脉弦数，舌质绛，苔焦黄少津。

辨证：时值春令，其气辛温，温为阳邪，主热主火。火能上炎，热最伤阴。如外感风邪，复受温热，风邪侵犯太阳经腧，则恶寒头痛，项强颈直；热邪侵肝犯胃，火气上逆，不仅呕吐黄涎、宿食，且手足抽搐，烦躁谵语。热邪陷入心包，呈现舌绛苔焦，昏睡谵语烦躁。证属气血两燔，邪陷心包之征。

治法：清热凉血法。

处方：白虎汤合犀角地黄汤加减。

生石膏 30 克　　知母 6 克　　　生地 15 克

粉丹皮 9 克　　　石决明 15 克　　白芍 9 克

菖蒲 9 克　　　　钩藤 9 克　　　广犀角 3 克 ^{（挫细另煎）}

金银花 15 克　　连翘 12 克　　　生甘草 4.5 克

两剂，水煎，分六次服。

复诊（3月31日）： 服药后，患儿一般情况稍好，但仍颈项强直，嗜睡，小便失禁，意识蒙眬，神志时清时昏，时有谵语烦躁，喉中有轻度痰鸣，时而躁动，尖叫数声，即入沉睡。手指较前温暖，口唇干燥，舌质绛，苔老黄开裂，脉仍弦促。继用原方加减，清气凉血，并进安宫牛黄丸一粒。以开窍镇静，安神息风。

处方： 生地黄 15 克　白芍 9 克　粉丹皮 9 克　石决明 15 克

　　　　石膏 24 克　　知母 9 克　大青叶 9 克　石菖蒲 9 克

　　　　黄连 3 克　　　僵蚕 3 克　金银花 9 克　生甘草 4.5 克

　　　　钩藤 9 克　　　三剂，水煎分三次服，每日一剂。

三诊（4月4日）： 服药三剂，体温接近正常（37℃），病情继续好转，神清，自述头痛、目眩、乏力，下肢酸困，能咯出稠痰，再未呕吐，渐能进食，躁动抽风，明显减轻，但颈项强直，仍未消失。舌绛少津，黄苔略退，脉仍弦促。

依据舌绛苔焦，口干咽燥，谵语便秘，脉促舌红。神识虽清，邪热仍在营分，继以清营凉血，解毒清热法施治。

处方： 清营汤加味。

　　　　广犀角 3 克　生地 15 克　玄参 15 克　麦冬 12 克

　　　　竹叶心 6 克　丹参 9 克　　黄连 3 克　　银花 12 克

　　　　连翘心 9 克　地丁 15 克

三剂，水煎，分两次服，每日一剂。

四诊（4月7日）：服药后，仍感头晕微痛，心慌乏力，小便自能控制，五日大便未解。舌绛转红，苔焦转润，脉象弦数不促。继投原方三剂，加大黄6克，以泻腑实。

五诊（4月10日）：服药两剂后，昨晚下燥屎一次，头已不痛，能坐起活动，食欲渐增，惟觉口干厌油，右胁微痛。乃肺胃阴虚，肝脾不和之征。拟用叶氏养胃汤加减施治。

处方：北沙参15克　　麦冬9克　　玉竹9克　　扁豆9克

　　　　川柴胡4.5克　　茵陈15克　　连翘9克　　神曲6克

　　　　甘菊花9克　　甘草4.5克

　　　　三剂，水煎分两次服，每日一剂。

六诊（4月12日）：药后，黄苔转白，头晕消失，精神食欲均已正常，神志清楚，记忆力尚好，学过课程亦能背出，出外活动，不受影响，病情基本痊愈，原方再投三剂，带药出院继服，以资巩固。

体会：本例"流行性脑脊髓膜炎"患者，发病急，来势猛，转变快。早晨头痛，午后加剧，喷射呕吐，以至烦躁，昏迷抽搐，小便失禁，不省人事；进而舌绛、苔焦、痰鸣、谵语，体温高，脉弦促等危候。经我院西医辨病，中医辨证，西医以输液、镇静、抗生素、吸氧等积极抢救措施；中药用清热凉血，安神镇静，开窍息风之法，达到收效速，恢复快，病程短，体现了中西医结合，辨证施治的结果。

汗病下利

马某，女，五十余岁，1939年6月，自觉头痛头晕，发烧口渴，恶心，食入即吐，随后肠鸣，下利稀水，日泻七至八次。诊脉弦数，舌苔白腻。

辨证：内伤生冷，外感暑湿，给以藿香正气丸、附子理中丸，以芳香化湿，解表温里。连服二日，反发热头痛，口渴更盛，下利加剧。

治法：观其舌干欠津，苔变黄腻，肌肤干燥灼热，全无汗意，酌其温里不效，拟以升阳解表，宣肺清热施治。

处方：麻黄4.5克　生石膏15克　杏仁9克　粉葛根9克

　　　　升麻2克　　川黄连3克　　黄芩4.5克　杭白芍15克

　　　　甘草4.5克　一剂，水煎分两次服。

第一煎服后，烦躁片时，全身汗出，二煎服完，发烧、口渴、头痛等症大有减轻，下利顿止，为表解里和之故。休养月余，再未复发，体力渐趋恢复。

汗病发黄

于某，男，年近七十岁，1940年6月邀诊，诉其十天前开始头痛发晕，口渴发烧，早轻暮重，大便秘结，渴喜凉饮，整天卧床昏睡不起，病势日益加重，诊脉弦数，舌苔黄腻，肌肤灼热干燥，全身皮肤明显发黄。

辨证：据脉弦数多热，全身发黄，黄如橘色，口干喜饮，舌燥黄腻，证系湿郁化热，阳黄无疑。虽年高病危，脉尚有力。

治法：清热泻实。

处方：茵陈 30 克　　大黄 4.5 克　　焦栀 6 克　　黄柏 4.5 克

花粉 12 克　　川朴 9 克　　枳实 9 克　　玄参 15 克

麦冬 12 克　　水煎，分两次服。

一剂服完，虽有矢气，毫无便意，发热、烦渴诸症，依然如故。查其脉弦无汗，证系表闭里实，湿郁化热。意其表不解，热不休，湿不去，黄何能退？遂拟宣肺解表，清热利湿之剂。

处方：麻黄 6 克　　生石膏 15 克　　杏仁 9 克　　连翘 15 克

桑皮 9 克　　赤小豆 9 克　　茵陈 30 克　　甘草 4.5 克

水煎服。

一剂服后，战汗淋漓，随之大便亦解，黄腻苔退，渴热渐轻，小便逐渐清利，皮肤黄色亦渐渐消失。未及二月，精神体力，已如往昔。方知解表和里，是湿去、热清、黄退的有利措施！

汗病表闭里实

赵某，男，五十余岁。于 1939 年夏天，先因感冒，头痛眩晕，口渴发烧，继则疲乏无力，卧床不起。遂邀诊：脉象浮数有力，右盛于左，肌肤灼热粗燥，舌苔焦黄无津。诉其胃胀口苦，食不知味，渴欲凉饮，小便短赤，大便数日未行，入睡梦多，有时谵语，起坐时，头痛更甚，眩晕加剧。

辨证：脉浮为表，浮数多热，有力表实，右盛于左，热在气分。舌苔焦黄，谵语，便秘，系温热之邪，由表入里，热结阳明，热盛伤津之证。

治法： 依据"温病下不厌早""温病以救津液为主"和"急下救阴"之旨。给白虎承气汤，以清热攻里。

处方： 生石膏30克　知母9克　　大黄9克　厚朴9克

南枳实9克　芒硝9克^{（调服）}　水煎，分两次服。

当天服完，虽多次欲便，竟未便出，舌苔脉症，依然如旧。悟其脉浮为表，法当清热解表，结合已往经验，汗病非汗不舒，拟给辛凉解表，甘寒泻热之法施治。

处方： 麻黄6克　生石膏30克　杏仁9克　　银花15克

连翘15克　牛蒡子9克　薄荷4.5克　花粉12克

芦根15克　淡竹叶6克　甘草4.5克

一剂，水煎，分两次服。服头煎后，约莫片时，战汗淋漓，气味腥臭，头痛渴热诸症顿然消失。次早服二煎后，下燥屎许多，焦苔转润，身凉脉静。

复诊： 惟诉气短乏力，形体日瘦，口中无味，小便仍赤，脉转弦细，乃余热未净，阴津未复之故，拟以滋阴清热，健脾开胃之剂。

处方： 北沙参15克　麦冬9克　　扁豆9克　天花粉9克

肥玉竹9克　桑叶4.5克　甘草4.5克　炒谷芽12克

三剂，水煎服。

嘱其注意饮食，防止劳复，一月后，得到消息，病情基本痊愈。

第二章

医话

治病求本

《素问·阴阳应象大论》说："阴阳者，天地之道也，万物之纲纪，变化之父母，生杀之本始，神明之府也，治病必求其本。"本者疾病之本也，针对疾病之标而言。标与本是一个相对的概念，包括范围比较广泛。以邪正而言，则正气为本，邪气为标；以病因与症状而言，则病因为本，症状为标；以先病与后病而言，则先病为本，后病为标；以内外而言，则病在内为本，病在外为标。

治病求本，就是分析病证的主次先后，轻重缓急，用来确定治疗的步骤。在一般情况下，标根于本，病本能除，标也随之而解。

《素问·生气通天论》说："阴平阳秘，精神乃治。"指出了治病之本，必须调理阴阳，如果阴阳有偏胜、偏衰，均可导致病变，所以治病者，必须本乎阴阳，此为总纲之所在。当然在临证之时，决不能以"阴""阳"来概括一切，还必须结合表里、脏腑、虚实、寒热而辨。如系阳虚，必须辨明是表阳虚，或是里阳虚？如系阴虚，要看是肺阴虚，或是肾阴虚？如此论治，方能无误。此亦"本"之所在。绝不可头痛医头，脚痛治脚，依据症状而用药。若广络原野杂乱无章，阴阳不明，标本不分，如此治之，何以能效乎？临床所见之感受寒邪发热与阴虚发热，二者虽然均有发热，但一为外感实证，一为内伤虚证。感寒发热者，投以辛温解表，表解则热自退；阴虚发热者，治从养阴复液，则阴复热去。外感寒邪发热不用辛温解表，而以滋补之剂，则会误补益疾，甚者便可成劳；阴虚发热不用养阴退热之法，而误投辛温之品，则会使阴液更伤，甚则动血耗血。说明标虽为发热，但本各有异，同中求异，病本自明。

阴阳既明，尚须注意"调整脾胃""培肾固本"。因为胃主受纳，消化水谷；脾主运化，输布营养精微，升清降浊，为营血化生之源，五脏六腑，四肢百骸，皆赖以养，所以《内经》说："饮入于胃，游溢精气，上输于脾，脾气散精，上归于肺。""肺朝百脉，输精于皮毛。"又说："中焦受气，取汁变化而赤是谓血。"所以古人合称脾胃为"后天之本"。肾的功能极为重要，为人体生命之根，所以古人称肾为"先天之本"。肾为藏精之脏，藏精又是肾的重要功能，不论人体本身的生长发育，以及繁衍后代，均与肾藏精的作用有关。肾所藏之精足，则肾气盛，藏精不足则肾气衰，因此肾气之盛衰与人体发育、健康有着密切的关系。医者在临证处方用药之时，特别要注意调整脾胃，保护胃气，以健中焦，资其化源，化源既充，气足血旺，正气充盛，病安从来，此即所谓"正气存内，邪不可干"之意。还要注意"补脾先以补肾"，因火能生土之故，所以培肾固本，以"养先天"，而"补后天"，此又不可不知。

总之，病有标本，治病必求其本。本有阴阳，必究其偏胜。脾肾又为后先天之本。必须培土固肾，以养其正，此皆治病之本，医者须慎求之。

治贵权变

中医治病要善于权变，要随着患者年龄的大小，性别差异，体质强弱，以及生活习惯等，而应有所变化。决不能地不分南北，人不分老幼，气候寒、热、燥、湿亦不过问，就病治病。如此治之则难以取效。即就是对患者疾病的内因、外因、病证、脉舌，以及生活习惯了解的比较清楚，但治疗不能获效时，辨证与论治正确与否，如有错误必须立即权变。如果认为"辨证"无误，就要审查处方，用药如何？经复查之后认为处方确切，配伍无误，用药没有不切合病情者，就须考虑药物用量以及服药方法是否正确，根据病情加以适当调整，切不可一错再错，一条胡同走到底，而使病情恶化。因此中医临证之时要善于"权变"，当然这种"变"，不能无目的的乱变，应以病情、年龄、体质、气候不同为根据。以癃闭患者王某的治验为例，现录于后，以为借鉴。

王某，男，年约五十。行医为业，癃闭患者，于 1963 年夏末秋初之时，应邀出诊。患者突然小便不利，小便频数，点滴而下，腹部膨胀，起坐艰难，口渴不喜饮，有时半身以上发热，小腹及下肢发凉，诊脉沉弦，苔白微腻。

辨证：肾阳不足，下焦虚寒，不能化气行水之故。

治法：投以温阳利水之真武汤与温阳健脾、化气行水之五苓散合方治之。

处方：附子9克　　生姜9克　　白芍9克　　白术9克

茯苓15克　　桂枝6克　　猪苓9克　　泽泻9克

水煎服。服药两剂，下肢发凉有所减轻，但小便不增，腹胀依然如故。与患者商议，再次辨证，依据发热为表，脉沉为里，辨为"少阴表证"，因少阴病本为阳气衰微之虚寒证，应不发热，如起病即见发热者，可知兼有表证。但表证脉应浮，而今脉反沉，是知病在少阴。遂遵《伤寒论》："少阴病始得之，反发热，脉沉者，麻黄附子细辛汤主之"之旨，即投此方（麻黄9克、附子9克、细辛4.5克，水煎服）治之。服第一剂后，下肢汗出；连服三剂，腹部亦有汗出；再服两剂，周身汗出，小便亦渐增多，腹胀减轻，坐卧自如，药已中病。效不更法，原方加附子至18克，加甘草4.5克，连服十剂，汗续出，尿亦利，腹胀消失，病告痊愈。

此例癃闭，初以温阳健脾，化气行水之五苓散治之不效，又合温阳利水之真武汤（附子用9克）亦不效，最后投以温阳解表之麻黄附子细辛汤（附子亦用9克），汗出表解，小便渐利，胀消病愈，是治病之中，重视权变之故。

因势利导

因势利导是中医治病的一条原则。"因势"，就是因其"病势"之所向，如病之在表、在里、在上、在下；"利导"，就是因其病势之所在，而导其病邪就近而出。如果病邪在胸膈之上，因其病位尚高（在上、在里），可以应用催吐的方法，使病邪从上而除之；如果病邪传至大肠，形成阳明腑实证（在下、在里），就应当以其下出之势，而使用攻下的方法，使病邪从下而出；如果病邪侵犯肌表，而出现表证，因此时病邪仍然轻浅（在表），所以使用解表发汗的方法，使表邪随汗而出，从表而解。《素问·阴阳应象大论》所说："其高者，因而越之；其在下者，引而竭之……其在皮者，汗而发之。"就是这个意思。倘若病邪在表，不从表解，却妄用攻下，则损伤正气，引邪入内，易生他变。反之病邪在里而妄用解表发汗之法，就会伤津劫液，犯虚虚实实之戒。

我曾治一例"阳黄发热"之患者，初诊根据肌肤灼热，身黄腹满，小便短少，诊为湿热发黄，投以茵陈蒿汤加黄柏、厚朴、枳实等，以清热利湿，药后诸症依然。复诊据患者发热，微恶寒而身黄腹满等诊为：表闭里实，湿郁化热之证。遂投以宣肺解表，清热利湿之麻黄连翘赤小豆汤加减为治。

处方：麻黄 6 克　连翘 15 克　赤小豆 9 克　杏仁 9 克

　　　桑皮 9 克　茵陈 30 克　生石膏 15 克

服药一剂后，汗出表解，发热渐退。服三剂，小便清利，腹满已减，皮肤发黄亦渐消失。可见表不解，热不休；湿不去，黄不退。表解里和，才可使热清、湿去、黄退。

此例患者，病起即有肌肤灼热，微恶寒而无汗之表证；又有小便短少，腹满、身黄之里证。初诊因未解表，虽投清热利湿退黄之茵陈蒿汤，病情依然毫无变化。后遵《内经》"其有邪者，渍形以为汗；其在皮者，汗而发之"之旨，改投宣肺解表，清热利湿之麻黄连翘赤小豆汤加减，因势利导，使邪从表解，热清湿去，"发黄"自退。

以消为补

"以消为补",就是在临证时使用"消积导滞"的方法,治疗因积滞而伤脾胃的患者,寓补于消,不专于补,使"积滞"渐消缓散,从而恢复脾胃的正常功能。脾主运化,胃主受纳,脾运健旺,谷气充足,则气血旺盛,四肢百骸得以濡养,精力充沛,则身体自然就会强健。

现在,所以要提出对"以消为补"的治法进行讨论,是因为在临床上常有这样的病人,他一进诊室便说:饮食积滞,胃脘满闷,不思饮食,身体虚弱,疲乏无力,要求吃"补药",以补其身体。乍听起来似乎也有道理,因为有"虚则补之"之说,但是,此等病情如果使用"补法",将会壅滞不通,胃脘满闷症状难以消除,饮食更难增加。因为"身体虚弱,疲乏无力,是由于饮食积滞,胃脘满闷,不思饮食"所致;"胃脘满闷,不思饮食"又是因为饮邪食积,停滞于中,阻滞气机所致。这就是说:由于饮邪食积,停滞于中,阻滞气机,而致"胃脘满闷,不思饮食",纳食不佳,谷气不充。气血化生无源,身体四肢百骸无以濡养,故疲乏无力。所以在这种情况下,虚为标,实为本,"实者邪气实",故应"实则泻之"。若误用"补法",就会"越补越实",而犯"实实"之戒。此时,应投以"消导"之剂,应用厚朴、陈皮、谷芽、山楂等药,使停滞之饮邪食积消散,气机通畅,脾胃气健,自然健康,精力充沛无疲乏之感,故曰"以消为补"。所以《医学心悟》说:"脏腑、经络、肌肉之间本无此物,而忽有之,必为消散,乃得其平。"

故临证之时，应据证立法，依法选方，对证用药，不得有误。补消之法，要恰当选用，差之毫厘，虽为一字之差，但用之不当，就会谬之千里。绝不应该抱着"人参杀人无过，大黄救人无功"的态度而迁就病人的要求，而造成治疗上的过失。

四诊合参

所谓"四诊"，就是望诊、闻诊、问诊、切诊四种诊病方法的合称。"四诊"必须结合运用，互相参照，才能全面了解病情，为辨证和治疗提供充分的依据。

"四诊"的范围，是相当广泛的。凡病人的精神、形态、五官、牙齿、舌体、舌苔、肤色、毛发、唾液、二便，小儿指纹等，都为察诊所必望；呼吸、气息、臭味等都为闻诊所必审；居处、职业、生活状况、人情、环境，以及发病前后的经过、症情变化、服药情况等，都为问诊所必询；脉象、肤表、胸腹、手足等，都为切诊所必循。望、闻、问、切"四诊"不能孤立看待，也不能顾此失彼，必须"四诊"合参。只有"四诊"合参，才能将"四诊"所得的全部材料去伪存真，去粗取精，综合分析，对病情全面地加以研究，正确地认识疾病的本质，这样才能做到诊断正确，治疗无误，从而获得预期的疗效。

这就是说，医者临证，必须"四诊合参"，绝不能抓住一点，不及其余，而以"一诊"代之，也不能高谈阔论，故弄玄虚，以达到哗众取宠，宣扬自己的目的。如果这样，一害病人，二害自己，是与医德相违也。

正确认识和对待"四诊"，尤其是正确估价切诊的作用，对指导临床有重要意义，否则会发生误诊，以致立法不当，方药有失，给患者造成痛苦。

《难经·一难》说："十二经皆有动脉，独取寸口，以决五脏六腑死生吉凶之法，何谓也？然：寸口者，脉之大会，手太阴之脉动也以五脏六腑之所终始，故法取于寸口。"由此看出切脉的重要意义，因为经脉可以测知人体阴阳盛衰，邪正消长的情况，作为疾病诊断的一个依据。但并不是说，只凭切脉就能决定一切。有的中医诊病切脉，便说你"肝大几指""转氨酶×××单位"，或说是"肺结核""胃溃疡"，这种论断既不符合"四诊"的原则，也不符合辨病的原则，更不是中医之辨证，而恰恰是丢掉了中医之辨证。这样就混淆了中西医概念，很不科学，也会惹出笑话。众所周知，在一般情况下，肝脏之大小必须是触诊才能得知；转氨酶的数值必须是验血才能说出；肺结核必须是透视或拍片才能确诊；同样，胃溃疡必须是钡餐检查或胃镜检查才能诊断。何况，有些病例经过反复几次检查，都不能确诊，如果只凭切诊就下结论，岂不是荒谬之论吗？临床上，常常遇到具有肝炎症状，化验肝功正常，检查肝脏不大；具有肺结核的症状，胸透拍片却正常；具有溃疡症状，钡餐检查却不是溃疡。诸如此类，举不胜举。因此，在中医临床上，必须"四诊合参"，准确的辨证论治。

重在辨证

证与病，是同一疾病的不可分割的两个方面，中医擅长于辨证治疗，西医擅长于辨病治疗。中医离开了"证"，治疗就无从着手，西医离开了"病"，治疗方案就难以确定。中医的"证"，包括了西医的"病"，而西医的"病"，可能是中医"证"中的一个类型。如以"水肿"为例：中医的水肿证，可见于西医的急慢性肾炎、肾病综合征、充血性心力衰竭、肝硬化和营养不良等疾患中。所以说中医的"证"和西医的"病"，不尽相同，各有体系。

中医和西医都有辨病与辨证相结合的问题，但各有侧重，各有所长，各具特点。比较而言，西医辨病比较确切，对疾病的发生、发展，以及疾病变化的物质基础，用现代科学方法，观察研究得比较细致而透彻。中医则着眼整体，注意病变过程的发展变化，强调具体情况具体分析，具体问题具体对待的辨证论治方法，特别重视调动人体本身的抗病能力，即"扶正祛邪"，这是中医学的特长。

现在，所以提出"辨病"与"辨证"的问题，是因为在中西医结合过程中，存在着一个"辨证"与"辨病"相结合的问题。如果把"病"与"证"的关系处理不好，非但不能结合，而且中医学这个宝贵的遗产将有失传的可能。我们认为，在中西医结合过程中，中医在治病之前"辨病"固然重要，但不能离开"证"，更不能以西医的"病"影响了中医的辨证论治，束缚中医的手脚，而必须坚持应用中医"辨证论治"的原则。

肺结核患者在一般情况下，多数表现为"虚火灼金，肺阴不足"，应以"养阴清热、润肺化痰"之剂治之。曾治一例，经透视确诊为"浸润型肺结核"的患者：某女，20岁。妊娠前透视诊断为"浸润型肺结核"，曾用抗痨药物治疗，症状不减，至产后诸症加剧，咳而痰稀，动则汗出，气短心悸，食纳减少，疲乏嗜睡，面色㿠白，脉细微，舌质淡，苔白腻。据辨证为肺脾两虚，中气不足之证，本着"虚则补其母""损其肺者益其气"之旨，给予补中益气汤合生脉散，方中用丽参，连服七剂，症状逐渐消失。

此例患者之治疗，并没有以其病为重点，而是以其证为根据，进行辨证治疗，治则与一般不同，却收到了满意的效果。

阑尾炎患者在一般情况下，多数表现为湿热蕴积，血瘀气滞，应以清热解毒，行气活血之剂治之。曾治愈一例西医确诊为"急性阑尾炎"的患者：某男，30岁。右下腹剧痛一日，蜷曲侧卧，按之稍能缓解，片刻复又疼痛，大便不通，口不渴，苔白质淡，脉沉细，辨为"下元阳虚，寒凝水结"之证。因结则不通，不通则痛，投以扶阳抑阴、健脾利水之附子汤，服两剂痛止病愈。

以上两例患者之治疗，并没有以"辨病"为重点，而是以其证为根据辨证治疗，治则虽与一般不同，但方药对证，却收到了满意的效果。由此，可以看出，中医临证之时，不以西医之病对号入座，只要紧紧抓住"辨证论治"，处方用药就能得心应手，运用自如，容易奏效。所以中医临证，虽要"辨病"，但其重点是"辨证"，只有辨证准确，论治才能得当，纲举则目张。辨证论治是中医临床的一个极其主要的原则，据此，任其症状千变万化，也不离其纲，舍此则头绪多端，无所适从，处方用药难免盲目杂乱，难以收效。所以说，中医临证重在辨证。

凭脉与凭证

临证之际辨证施治，脉证合参，大多数都是脉证符合。如表证见浮紧之表脉，里证见沉或沉滑之里脉，此时就按脉证论治。若辨证明确，用药对证，则效如桴鼓。但在临床上经常有脉证不符者，表证见里脉，如头痛、身痛、肢节酸疼、恶寒怕风、无汗或自汗，并无里证，但脉却沉、细，此时就应舍脉从证，当治其表，表解病自愈。亦有里证见表脉，如胃痛、胃胀、大便干燥、饮食锐减、喜进凉食，而无发冷、怕风、身疼、头痛之表证，但脉见浮数或弦大，亦应舍脉从证，先治其里，里和则病愈。

当然亦有内伤外感，表里同病者，既有身痛、发热、恶寒之表证，又见胃腹胀满、打嗝噫气、便秘、手心发热之里证，脉见浮大或滑大，治当表里双解。但应视其何者为急，表重于里，还是里重于表，用药各有侧重，达到表解里和，里和表解之效。

有寒证、里证，脉不见沉紧、沉迟，而见弦数或细数者；亦有热证、表证，脉不见浮数而见沉细者。治疗此类患者之时，均需脉证合参，权衡轻重，决定取舍，认证明确，方药恰当，才能收到良好效果。兹举舍脉从证病案两例及舍证从脉病案一例，以供参考。

附：病例 3 则

1. 胃寒疼痛，舍脉从证

徐某，女，20 岁。因胃脘剧烈疼痛，于 1977 年 5 月中旬，以急腹症住我院外科。

自述：一周前，突然恶心，呕吐，右上腹部剧烈胀痛，痛不可忍，肌注哌替啶稍能缓解。外科疑诊为：1. 胆囊炎；2. 胆道蛔虫。服乌梅汤仍每日阵阵作疼，疼痛发作时，胃脘部有包块攻起，大汗淋漓，手足发凉，呕吐频繁，水浆不能下咽。诊脉弦细数，舌苔白润，口渴不欲饮，二便正常。

辨证：胃脘剧痛，时有包块攻起，呕吐不能进食，冷汗厥逆，舌苔白润，俱是虚寒疼痛之象。脉弦细虽数，但无热可清，应舍脉从证，证属脾胃虚寒，胃气上逆。正如《金匮》所云："心胸中大寒痛，呕不能食，腹中寒上冲皮起，出见有头足，上下痛而不可触近者，大建中汤主之。"

治法：温中散寒，和胃降逆。

处方：大建中汤加味。

丽参 4.5 克　　干姜 9 克　　川椒 4.5 克　　川乌 4.5 克
饴糖 15 克 ^(红糖代)　　　　水煎服。

复诊：服一剂胃痛大减，呕吐即止，并能进食，服完三剂能下床活动。脉已不数，但胸胁逆满，时时欲呕。

处方：原方合二陈汤加减。

丽参 4.5 克　　干姜 9 克　　川椒 4.5 克　　饴糖 1.5 克
半夏 9 克　　　茯苓 9 克　　橘皮 9 克　　　水煎服。

服后呕止，食欲渐增，痛止病愈。

2. 胸脘疼痛，舍脉从证

马某，女，50 岁。于 1974 年 8 月中旬，因胃脘胸胁胀痛难忍，在某医院经透视、各种化验等检查，均属正常，诊断不明，在急诊室观察三日，病情如故，家属着急强扶出院，前来就诊。诉其：胸脘腹胀痛，寒热往来，口干口苦，水浆难以下咽，频频呕吐，时有绿水。诊脉沉细，舌苔淡黄而腻，触其胃脘则剧痛，不敢令人手近。此例小柴胡证与小陷胸证并见，是因表里不和，热与痰水相结之故。结则不通，不通则痛。《伤寒论》云："小结胸病正在心下，按之则痛，脉浮滑者，小陷胸汤主之。"此例患者脉虽沉细，但其柴、陷证候俱备，治疗当应舍脉从证。

治法：和解表里，开胸利膈。

处方：柴陷汤去大枣。

北沙参 15 克　柴胡 9 克　半夏 9 克　　生姜 6 克

全瓜蒌 12 克　黄芩 6 克　黄连 4.5 克　甘草 3 克

三剂，水煎分两次服。

服两剂后，胸脘疼痛大减，呕吐渐止，寒热平息。服完三剂后，疼痛即愈，饮食增加。

3. 胸阳不振，舍证从脉

窦某，男，60 岁。于 1978 年 6 月 2 日邀诊。

病历摘要：患者身体矮胖，肌肉丰满，于 1978 年 5 月 25 日，开始胸闷气短，胃脘灼热（素有十二指肠溃疡病史），食纳极差，胸腹胀满，口虽干燥，但不喜凉饮，小便量少，大便秘结，数日一行。已多次服芩、连、大黄、栀子、黄柏清热攻下之品，仍大便秘结不通，依靠灌肠排便。心率：白天 48 次 / 分，夜间 36 次 / 分，血压 90/50 毫米汞柱，体温正常。病情重笃，卧床不起，住某医院检查确诊为："心肌梗死"，经综合对症治疗，症状仍不能缓解。诊脉沉、滑、迟，舌苔厚燥，中间黄腻。

辨证：若依其胸闷气短，胃脘胀满，大便秘结，舌苔黄燥而腻之症状，此证似属热属实。但仔细分析，脉沉滑迟，口干不喜凉饮，血压偏低，身无发热之症状，确属寒属虚。前者为标，后者为本，前者是伪，后者乃真。辨证必须去伪存真，舍证从脉，才能抓住疾病的本质。综观此证是胸阳不振，湿郁气滞，真寒假热。

治法：强心扶阳，化湿祛痰。

处方：参附二陈汤加减。

    丽参 5 克　　附片 6 克　　清半夏 9 克　　炒枣仁 9 克

    陈皮 6 克　　远志 6 克　　川厚朴 9 克　　石菖蒲 9 克

    沉香 3 克　　佩兰 9 克　　三剂，水煎，分两次服。

复诊（6月5日）：药后脉率增加，白天 51 次 / 分，夜间 46 次 / 分，腹胀减轻，可以排气，精神好转，苔仍黄腻。原方加苍术、白蔻、藿梗、腹皮以芳香化湿。再进三剂。

三诊（6月9日）：病情继续好转，已能平卧，腹胀大减，小便清利，但大便仍秘结，还赖灌肠通便，排出硬块。舌苔由黄腻转为白润，脉搏 60 次 / 分。效不更方，原方加减，于大队温补理气剂中加入苦寒通便之味。

处方：丽参 6 克　　附片 6 克　　川朴 6 克　　陈皮 6 克

    茯苓 15 克　　腹皮 10 克　　白蔻 6 克　　苏梗 6 克

    大黄 6 克　　番泻叶 3 克　　四剂，水煎分两次服。

四诊（6月16日）：药后每两日自行排软便一次，腹胀顿减，食欲渐好，惟胃脘嘈杂不适，胸部有时刺痛。白天脉率 68 次 / 分，夜晚 58 次 / 分。舌根部苔黄腻，舌尖白润。脉沉涩。拟开胸利膈，扶阳活瘀法施治。

处方：参附汤合瓜蒌薤白散加味。

    丹参 24 克　　瓜蒌 12 克　　薤白 9 克　　石菖蒲 10 克

    玄胡 9 克　　郁金 9 克　　红花 9 克　　三七粉 3 克 [冲]

    远志 6 克　　丽参 6 克　　附片 6 克　　橘络 6 克

五剂，水煎，分两次服。

五诊（6月23日）：药后病情大有好转，能下床在室内活动，每日排软便一次，腹部稍感胀满。脉左涩大，右沉涩小。脉搏68次/分。前方去参附再进五剂。

处方：丹参30克　　　菖蒲9克　　桃仁6克　　薤白9克

全瓜蒌12克　　　红花9克　　远志6克　　橘络6克

三七粉3克^(冲)　　郁金9克　　木香6克

七剂，水煎，分两次服。

六诊（7月13日）：述其服上方二十余剂，自觉精神大有好转，心率接近正常。近几天来惟感口干，活动后稍有胸闷，气憋不舒，食纳尚好，二便正常。苔白质淡，再未出现胸痛。脉弦细缓，心率40次/分。证属心阳不振，气滞湿郁，拟参附汤合平胃散加味，以强心开郁行气。

处方：红丽参6克　　附片6克　　苍术6克　　厚朴6克

五味子3克　　麦冬6克　　菖蒲9克　　杏仁6克

炙甘草6克　　建曲6克　　远志6克　　茯苓10克

五剂，水煎分两次服。

七诊（7月19日）：药后自觉胸部舒畅，食纳渐增，但仍口干气短。心率60次/分。脉细略数，证系心阳渐复，气阴已亏，拟生脉汤加味，嘱其隔两日服一剂，以资巩固。

处方：红丽参6克　　麦冬10克　　枸杞子10克

五味子3克　　首乌21克　　核桃2个^(打碎)

临证治疗不能只见病，还要看到人

《内经》云："病为本，工为标，标本不得，邪气不服。"意思是说在治疗过程中，病人所患疾病是最根本的，医生的辨证与治疗都应该符合患者的病情，否则便难以制伏邪气，使疾病向愈。用药物、针灸、按摩等治疗是促使疾病好转或痊愈的重要手段和措施，但直接左右病体康复的是机体的正气，"正气存内，邪不可干"是也。还有患者乐观情绪与坚定的治愈信心。《内经》说："精神不进，志意不治，故病不可愈。"消极悲观情绪长期不解，则正气难以恢复，给各种疾病打开方便之门。如某些疾病，在小儿每较成人容易恢复，这除了儿童时期生机特别旺盛，正气较易恢复等原因外，还与幼儿较少消极情绪因素之干扰等特点分不开。所以临证对治疗对象之性别、年龄、禀赋、工作和生活环境、乃至发病季节、气候因素等，都要给应有的考虑。正如王叔和所说："土地温凉，高下不同，物性刚柔，餐居亦异……临病之工，宜须两审也。"只有详尽地掌握了患者的全部情况，才能从单纯的病证诊断进入到对病人的诊断，即看到病也看到生病的人。治疗既要因病制宜，更要因人制宜。如每味中药虽有常规剂量或增减幅度，但具体用量，特别是性味猛烈的药物均须结合患者的体质、病情和具体情况而定。所谓"膏粱之体"与"藜藿之体"，在治疗上均应区别对待，不可一概而论。否则用药过重犹如牛刀割鸡，用药过轻又似杯水车薪，俱不相宜……一个贴切而恰当的治疗，必须通过全面的思考，付出更多的劳动。

日常的诊疗实践也不断告诉我们，医务人员的言语措辞和服务态度，有时也能对患者产生一定的治疗作用，给患者营造"一种美好的心情"比十副良药更能解除生理上的疲惫和痛楚。此也说明临证治疗不能只见病，还要看到生病的人。

痛经随记

妇女在经期前后或行经期中，发生下腹疼痛，称为痛经。月经初潮时即有痛经者称为原发性痛经；月经来潮若干时间后发生痛经者，称为继发性痛经。疼痛有掣痛、绞痛、酸痛、胀痛、下坠痛等不同，可轻可重。疼痛的部位多在少腹和小腹两侧或一侧，或者痛连胁背和腰腿。临床根据疼痛的性质，来分别虚实。张景岳说："实痛多痛于未即行之前，经通而痛自减，虚痛者痛于即行之后，血去而痛未止，或血去而痛益甚。"虚实之分对治疗有指导意义。

痛经有虚寒、虚热、气滞、血瘀之分别，而气滞、血瘀较为多见。曾治一例气滞血瘀的痛经患者：

秦某，女，25岁，未婚。体形虚胖，沉默少语，月经提前三四天，经前、经期少腹剧痛，血色紫黑黏稠，经量极少，有时只来两三滴即完，经愈少痛愈重。平素口干喜饮，胃纳极差，日食二三两，每晚手足发热，渐觉全身疲乏，四肢无力，因此，卧床已有两月。脉象沉涩，舌体胖大，苔白微腻，舌尖及边缘有瘀斑。此乃情志不舒，肝气抑郁，证属气滞血瘀，瘀久生热。

治法：舒肝解郁，活瘀止痛。

处方：宣郁通经汤加味。

粉丹皮 9 克	焦栀 6 克	白芍 12 克	香附 12 克
白芥子 4.5 克	柴胡 9 克	黄芩 9 克	郁金 9 克
焦三仙各 9 克	甘草 4.5 克	当归 9 克	桃仁 9 克

服七剂后，口干、潮热减轻，能下地活动。连服十余剂，月经来潮，虽有腹痛，但能忍受。经量较前增加，能持续一天，但食欲不振。原方加山药、莲子健脾开胃之品，又间断服药十多剂，月经按期而至，腹痛明显减轻，经量较多，延续两天，精神食欲日有好转，痛消病愈。至次年暮春随访时，已婚后受孕二月，除妊娠反应外，再无其他不适。

此例痛经显然与肝郁有关，肝属木，性喜条达，舒则通畅，郁则不扬，肝气瘀滞则经欲行而肝不应，故气抑遏而痛生，郁久生热则月经先期，其色紫黑，手足发热。本例以宣郁通经汤解肝之郁，利肝之气，而兼降肝火，以通其经，血和痛止，故能获效。

补中益气汤的加减

"补中益气汤"为金元四大家之一李东垣所创，载于《脾胃论·饮食劳倦所伤始为热中论》中，为调补脾胃，升阳益气的主要方剂（代表方剂）。用治脾胃气虚和气虚下陷之证，收效卓著，为后世医者常用处方之一。李氏对其加减变化，叙述甚详，约有二十多条，学者颇受其益。所以柯韵伯说："阳气下陷阴中，谷气不胜，表证颇同外感。用补中之剂，得发表之品，而中益安；用益气之剂，赖清气之品，而气益倍。此用药相需之妙也。是方可以补脾，使地道卑而上行；可以补肺，肺气虚者益其气；可以补心，心血不足者，调其营卫；可以补肝，木郁则达之；惟不宜于补肾，阴虚于下者不宜升，阳虚于下者更不宜升。"柯氏之论，可谓是补中益气汤的全面评价。凡临证见有脾、肺、心、肝之不足，而有补中益气汤之证者，均可以化裁加减，灵活运用，取效甚捷。

老人癃闭，症见时欲小便，点滴而下，不热不痛，此因年高肺虚脾弱所致。以肺气虚不能通调水道，脾阳虚不能运化水湿，而以下病上治之法，塞因塞用之旨，以补中益气汤加车前草为治，如为男性患者，尚可再加牛膝治之。

妊娠转胞，即妊娠小便不利之症，系因素体中气不足，气虚下陷，无力举胎，胞系受压所致，补中益气汤可以益气健脾，升举胎元，使气升胎举而尿利。用本方加车前子、冬葵子。

痨瘵（肺结核）：肺肾阴虚者多，但亦有脾肺气虚之证。补中益气汤所治痨瘵是指后者而言，用补中益气汤补土以生金，即"损其肺者益其气"和"虚则补其母"之义。临证时常在补中益气汤中加入麦冬，养阴清热，以佐制参芪之温燥；加入五味子敛其肺气，因"气聚则强，气散则弱"；加入炙百部润肺止咳，消痰疗瘵。产后受风，手足麻木，而成血痹之证者，补中益气汤加黄柏、神曲、桃仁；如麻木较重尚可加红花、黑木耳水煎服。黑木耳可在药煎成之后，取出食之。

补中益气汤有升阳益气之功，所以可治气虚下陷之脱肛，以及子宫下垂、胃下垂等。治疗子宫下垂，可加黄柏、苍术以燥湿清热；治疗胃下垂，具有补中益气汤证者加山药、扁豆，重用参芪，慎用升麻。升麻的用量要以季节而异,秋、冬季节可用至 8 ～ 10 克;春、夏之时一般只用 5 克。治疗脱肛可加枳实或枳壳,但用量要稍大一些。

补中益气汤的变方

1. 调中益气汤　李氏又在《脾胃论·脾胃虚弱随时为病随病制方》篇中,用苍术易白术,木香易当归,将"补中益气汤"变为"调中益气汤"。在临证应用时,主要用于湿困脾土,消化功能障碍,症见身体沉重,口不知味,不思饮食,大便溏薄,结滞不爽,此乃湿盛与脾虚并见,因苍术渗湿,木香行气,以气行则湿化之故,从而使湿化中调,脾阳自能升浮而诸症可解。

2. 补阴益气煎　张景岳去补中益气汤中之黄芪、白术、姜、枣,加山药、熟地,将补中益气汤的原则变为补阴益气,方名改为"补中益气煎",顾名思义。本方可治气阴不足之证,常用治疗补中益气汤证,而见有阴虚者,临床应用时,以北沙参易党参,其效尤佳。本方对老人及素体虚弱之人所患感冒,症见眩晕乏力,时发低热,口咽干燥以及全身不适等,即素称之"虚性感冒",有一定的疗效。对肺虚久咳偏于阴虚者,本方加首乌、地骨皮以补阴益气,润肺止咳。

升阳散火与升阳散火汤

升阳散火可以说是针对由于胃虚、过食冷物,抑遏阳气于脾土,肢发热倦怠、或骨蒸劳热、或患温热病,火邪伏于脾胃,郁而在里,不得外达之时的一个治疗原则。

升阳散火汤是李东垣在《脾胃论》中根据"火郁则发之"之意制定的一首方剂。

处方：升麻 15 克　葛根 15 克　独活 15 克　白芍 15 克

羌活 15 克　人参 15 克　柴胡 24 克　防风 4.5 克

炙草 9 克　生草 6 克　共为细末，每服 15 克

主治证候：治男子、妇人四肢发热。肌热、筋痹热、骨髓中热、发困、热如燎、扪之烙手。此病多因血虚而得之，或胃虚、过食冷物，抑遏阳气于脾土，火郁则发之。

李东垣升阳散火汤的提出，是用以纠正当时见热投凉的弊病。因火郁之发热，用升阳散火之法，以升阳散火汤，火散则热退，勿需用苦寒败胃。本因胃虚、过食生冷食物，抑遏阳气于脾土不得达外，又投苦寒之剂，虚者更虚，其热难退。

临床每见温热患者，因火邪伏于肺胃，郁而在里，不得外越，热郁稍久则耗伤营血，兼伤气阴。例如斑疹未透之患儿，因发热稍久，痦疹欲出而不透，肌肤灼热，全身无汗，以致症见烦躁、谵妄，甚至循衣摸床，抓毛拾柴，或神识不清等逆证出现。以上所见证候，俱因平素饮食不节，内伤脾胃，阴液亏耗，感触时邪，郁邪于里，不得外发之故。

治验病例 1

席某，男，2 岁。1963 年春，始则微有发热，食欲不振，舌苔白而微腻，初步诊为表里两感，给以保和汤以清热消导，服一剂效果不显，越二日，家属找某医视之，认为脾胃虚寒，投香砂六君子汤，服一剂后，逐渐神志不清，烦躁不安。余再诊之，见

患儿蒙眬昏睡，两手乱摸，在炕上摸着柴草或布条等即塞入口中嚼咬。脉象弦数，肌肤灼热，细查胸腹皮肤出现白㾦。

诊为：火郁于内，伤及气阴，㾦疹未透之故，采用内外并治法。

内服：升阳散火汤。

处方：北沙参6克　升麻1.5克　葛根3克　　独活1.5克

　　　白芍5克　　防风3克　　羌活1.5克　柴胡3克

　　　甘草1.5克　水煎，分四次服。

方中北沙参易人参者，人参虽能补肺益脾，生津安神，但虑其性甘温，因患儿已是火郁于内，伤及气阴之证候，用之更伤气阴，故用甘、微寒之北沙参以养胃生津。

外用方：葱白10根　芫荽子9克　苏叶9克

用法：水煎装入盆内，放入患儿被内乘热熏之，半小时之后，皮肤稍有汗出，白㾦渐出渐多，烦躁顿时减轻，循衣摸床症状消失，继将汤药分次灌之，翌晨诊之，患儿热势已减大半，神识清楚，病趋治愈。原方调整。

按：升阳散火汤的方药，多系升阳解表，偏于辛温而燥，风药能胜湿，燥药也能胜湿，李东垣立本方之着眼点，是治热邪伏于内，不得外发，阴液初亏，但其阴液未劫者用之，关键在于达到"火郁则发之"的目的，服一至两剂，达到火散热退，表解里和，适可而止，如有变证，应对证处理。

如果平素阴津不足，复感温热之体，例如：伤寒发斑、温热发斑、发㾦、幼孩痧疹、麻疹潜伏将发未发之际，出现发热无汗、烦躁、神昏、循衣摸床等危象，多属火热之邪，郁里未发之征，治疗可采用"火郁则发之"的原则。"火郁则发之"是《内经》

中治疗热邪、火邪、阳邪、温毒、温热、麻疹热邪等，郁伏于里，而不得外透。用升阳散火之法，即火郁则发之，使邪有出路，亦即引邪外出之法，使内伏之火热，由里达表而达阳升火散之目的。

临床运用升阳散火汤，只能用于阴液未亏，或阴液初亏。出现热郁于内，有循衣摸床，抓毛拾柴之证，用此法此方一至两剂，火郁外发热退即止，不可多服。多服此方风药太多，反劫液伤阴，致生他变。

如温热病发斑、发瘔，因热邪最能伤阴，或阴虚火旺之体，只可循"火郁则发之"之意，切不可搬用其方，仿其"升阳散火汤"制方之理。

火郁证候之治疗，当应细辨，切不可一概投予升阳散火汤。

如阳明热盛津亏，热邪已入营血，斑疹隐隐未能透于皮肤，而见谵语、循衣摸床、烦躁者，宜滋阴清热，方用养阴复液汤加薄荷、葛根升散之味，达到"火郁则发之"的目的。

处方：养阴复液汤加味。

生地21克　麦冬12克　玄参15克　薄荷3克

杭芍9克　　银花9克　　丹皮9克　　葛根6克

川贝9克　　连翘9克

水煎服三至五剂，斑疹透发之后，即减去葛根、薄荷升散之味。

上方重在养阴复液，清热解毒。加入葛根、薄荷之后，即寓升阳散火法于其中。

如治麻疹未透，热邪较盛者，用辛凉解表之剂：银翘散去牛子加葛根；如皮肤干燥，麻疹隐隐约约不能透达者，加浮萍；在冬季寒冷季节，表闭热伏，可加麻黄1.5克，即可透出，麻疹透热即退。

临床上用升阳散火"火郁则发之"的方剂很多，方中只用几味升阳散火之品配伍他药，即能达到"火郁则发之"的目的。例如补中益气汤内的升麻、柴胡，具有升阳散火、清热解毒、发散郁热的作用，收到营卫和调，表解热退，即所谓"甘温除大热之意"。

治验病例 2

王某，男，50 岁。1964 年 8 月，初微觉洒淅恶寒，迨后全身乏困，不恶寒，但发热，体温 38℃，曾在乡间服过银翘辛凉之剂，依然发热。

患者表情淡漠，时流清涕，诉其全身乏力，肢节酸困，全身发热，但不喜饮，脉弦稍数，舌苔薄白，体温 38.5℃。诊为中气不足，热郁于内，治宜健脾益气，升阳散火法施治，给补中益气汤两剂。三日后复诊，已不发烧，体温正常，继服两剂而痊愈。

本案服补中益气汤能使热退病愈者，乃参、芪益气；术、草健脾；姜、枣和胃；升、柴升阳散火，起到"火郁则发之"的作用。

张景岳将"补中益气汤"中芪、术易为生地、山药，命名为"补阴益气煎"。

处方：党参 9 克　生地 15 克　当归 9 克　　陈皮 4.5 克
　　　　升麻 3 克　柴胡 4.5 克　炙草 4.5 克　山药 15 克

李东垣立补中益气汤是治饮食不节，饥饱劳役损伤脾胃，致中气不足，阳气下陷，形成脾肺（母子）阳气不足等症，偏于补气健脾，升阳益气。

张景岳之补阴益气煎，专重于滋脾肺之阴，兼顾肝肾，重点在于培补脾肺之阴，升提下陷之阳，使阴平阳秘，精神乃治。

补阴益气煎将补中益气汤方中的白术易为山药，甘淡健脾而不燥；黄芪易为甘寒滋补肝肾的生地、参、草、陈皮能健脾、护胃、行气；升、柴之清轻上升，益气之效更彰。方中去姜、枣者，恐辛甘之味，壅滞脾胃，助阳化热故去之。

本方用于全身疲乏，纳差，口干喜饮，便秘、尿黄，肌肤发烧，脉象细数，舌绛少苔，脾、胃、肺、肾阴液亏损之证。亦即脾、肺、肾三经气阴不足者，如辨证准确，多能获得良效。

治验病例 3

1976 年秋季，患儿徐某，男，13 岁。因为不明原因，发热已有两个多月，曾经各医院化验、透视、拍片各种检查，均未发现发烧病灶，惟见白细胞偏高。经抗生素、维生素治疗后，体温已经正常，但数日后发烧又作，来我院儿科住院治疗。症见口干、口渴、尿赤、肌肤灼热，热势午夜更甚，脉弦数有力，曾给滋阴清热剂，如青蒿鳖甲汤、三甲复脉汤等，体温降减，但增腹痛便溏，过数日热势复起，不能根治。服滋阴清热之味，出现腹痛便泻，是脾胃虚弱中气不足之象；午夜发热、口渴、舌绛，脉弦数有力，以及尿赤、肌肤灼热等，乃肝肾火旺之征。呈现虚实夹杂，证虚脉实，虚在肠胃，中气不足；实在阴火下陷，邪羁肝肾。

以李东垣升阳散火之法，用张景岳补阴益气煎加味。

处方：北沙参 15 克　山药 24 克　当归 9 克　陈皮 4.5 克

　　　　白芍 12 克　　生地 15 克　柴胡 9 克　升麻 4.5 克

　　　　石膏 15 克　　甘草 4.5 克　水煎，分三次服，三剂。

加入生石膏、芍药者，因石膏辛甘大寒，生用清热泻火，除烦止渴；芍药酸寒敛阴，滋阴清热。

服完三剂，体温渐降至37.5℃，服完五剂后，体温正常，肌肤清凉，惟脉仍弦数，原方加重石膏至24克，它即能清热，亦可平脉。观察20余天，饮食、二便、体温、脉搏一直正常，治愈出院。一月后复查，健康无恙。

由此案可见，在临证时立法选方，用古人之法，不必拘泥于其方，用古方也不必拘泥于其药，以切合病情为要，随症化裁，灵活运用，药量恰如其分，定能收到预期疗效。

"四物汤"及其加减

"四物汤"始载于《太平惠民和剂局方》，是滋补肝肾、养血和血、调经、止痛之方。在妇科临床上被广泛运用，经常作为补血养血的基础方。历代先辈们主张治妇人一切营血虚滞之病。妇女以血为主，以四物汤为先。欲生血者，当究之于心，调血者则求之于肝肾，是以本方，乃滋肾养肝，调经和血之专剂，非心经生血之主方，能补血于平时，不能生血于仓促。具有补而不滞，行而不破，调和营血之效。

一、四物汤组成

四物汤由熟地、当归、白芍、川芎组成。

熟地：甘，微温，补血滋阴。多汁多液，善治血枯精竭。但因本品滋腻滞脾，故脾虚食少，腹满便溏者慎用。阳虚之体，若如久服多服，易形成"阴霾弥布太空"，阴越盛而阳气更虚。血瘀或产妇恶露未净，服之阻气滞血，则胃腹膨胀如鼓。湿温证湿热壅滞三焦，若服地黄则腻邪久留不去，缠绵难愈。

生地： 甘，凉，凉血、清热、和血。只能用于血热妄行，阴虚液竭，或血少津亏，口渴便秘，热盛灼津之证。不宜用于血瘀痛经或阳虚气滞之体。

当归： 甘、辛、苦，温，功能补血活血，调经止痛，润肠通便。主要用于血瘀、血枯及血亏之证。不宜用于出血过多，如鼻衄、肠胃出血、妇女阴道出血，以及经行先期、月经过多等证。

川芎： 辛，温，善活血行瘀，为肝经之引经药，能上治头痛，下行血海，内能活血通经，善治痛经，外能祛风定经络之痛。只能用于血瘀、血滞，不宜用于血亏或大量出血之证。如月经过多、孕妇漏血、习惯性流产，急于止血、补血或胎不固而要保胎者，一概勿用。

杭芍： 苦，酸，寒，功能平肝敛阴，固营止汗，泻肝之急，柔肝之刚，养血滋阴，舒筋镇痛。对手足抽搐，肢体筋挛，痢疾腹痛用之有效，但对胃腹胀闷之证要慎用。

二、四物汤加减治疗经水不调

在临床上运用四物汤如想止血养血，就不用活血行血之川芎；如要活血行瘀，就不用滋腻之熟地；如嫌出血多而止血，就少用当归；要想活血消瘀，就要用川芎，少用地黄。

四物汤原方所治主证为：一切营血虚滞，妇人经水不调，脐腹作痛及崩中漏下，血瘕块硬等证。此等证候在临床不足以辨证论治，因其叙述甚为笼统。妇人经水不调，脐腹作痛及崩中漏下之证十分复杂，有血热、虚热、气血两虚、气滞、血瘀等之不同，用药当然有别。以四物汤为基础方，随证加减，灵活运用，治疗经水不调，得心应手，方精而不杂，量少而适中，常能获效，归纳起来有以下几点。

1. 经水不调因血热者

主证：经期超前，量多色深红，质稠而浓或有臭秽之气为特征，或伴有面颊发红，烦躁易怒，喜冷怕热，或大便干燥，小便深黄，舌红苔黄，脉弦滑而数。

病机：肝气旺盛，气有余便是火，致使血热而经水不调，其证属实。

治则：平肝泻火，清热凉血。

处方：四物汤加减。

生地 15 克　白芍 12 克　当归 6 克　　黄芩 6 克

栀子 9 克　　丹皮 9 克　益母草 20 克

方义：此证属阳盛血热而致经水不调，故将熟地改为生地，清热凉血；白芍敛阴泻肝；当归和血以防苦寒使血液凝滞；去川芎者因其辛温活血去瘀，不适宜于血热量多；加黄芩、栀子、丹皮以泻火凉血；加益母草清热调血；若流血过多即成为崩漏，可在清热凉血的基础上再加炒小蓟 30 克，地榆炭 15 克，藕节炭 15 克，三七粉 3 克（冲服），以固经止血。值得注意的是血热所致的经水不调，不能单纯止血，必须清热凉血，行血止血，否则会造成瘀血，凝滞经络。

2. 经水不调因虚热者

主证：经期提前，量少色红质淡，持续时间较长，伴有颧红，唇色及舌质嫩红，手足心热，或午后潮热，脉细数无力。

病机：水亏阴虚，阴虚生内热，虚火内炎，烁炼血液故血少经期提前，量虽不多但持续时间较长，脉细为血少，数细无力为虚热。

治则：养阴清热。

处方：四物汤加减。

白芍9克　当归9克　阿胶9克　麦冬12克

元参12克　丹皮9克　熟地15克　地骨皮12克

方义：因血亏而阴虚，用熟地补血滋阴；当归、白芍、阿胶以养血；去川芎者因其辛温不适宜于虚热；加丹皮、地骨皮、麦冬以滋阴退热；加元参即能壮水又能泻无根之火。

3. 经水不调因气血两虚者

主证：经期错后，量少色淡质清稀，伴有面色苍白，头晕眼花，精神不振，倦怠无力，或心慌气短，食纳欠佳，舌质淡，脉沉细。

病机：多因长期的各种出血疾患或生产过多，或因小产等，耗损血液，血海空虚，不能按时满溢，故过期量少。血亏必致气分不足，则精神不振，怠倦无力，脉沉细乃血少气虚也。

治则：补养气血。

处方：四物汤加参芪。

熟地15克　归身9克　白芍9克　川芎6克

炙草6克　党参15克　炙黄芪18克

4. 经水不调因气滞者

主证：经期前后不定，量少不多，色紫有块，经行不畅，面色青暗，精神抑郁，经前乳房发胀，少腹胀痛，或胸痞脘闷，胃呆纳少，舌质淡，苔白，脉沉弦。

病机：肝气郁结不舒，失于条达，致使气机不畅，故月经或前或后，弦脉属肝，沉主气滞，其证属实。"气为血之帅，气行则血行，气滞则血不行"。

治则：理气解郁，调气活血。

处方：四物汤加减。

> 当归12克　川芎9克　白芍9克　柴胡9克
> 枳壳9克　香附12克　陈皮6克　甘草3克

方义：用当归、川芎、白芍养血和肝；加柴胡舒郁；香附、陈皮理气止痛；枳壳开气散结；甘草调和诸药；去熟地，因其滋腻不适宜于气滞。

5. 经水不调因血瘀者

主证：经期延后而量少，色紫黑有凝块，伴有少腹痛胀拒按，待经来下血块后则腹痛减轻，面色发暗，舌有紫块，脉沉弦而涩。

病机：气为血之帅，气滞则血瘀，或经产之后经血停留胞中滞塞经道，滞则不畅，不能按期而行，塞则不通，不通则痛。脉沉弦主肝，失调不达；涩主血瘀而流行不畅。

治则：理气活瘀，调经止痛。

处方：桃红四物合失笑散加味。

> 当归尾15克　川芎12克　赤芍9克　桃仁9克
> 怀牛膝9克　红花9克　香附9克　灵脂9克
> 炒蒲黄9克

方义：当归养血和血；川芎、赤芍、桃仁、红花活血去瘀；香附开郁理气；失笑散助其活血行瘀止痛；怀牛膝引血下行。去熟地者因其腻而不利于去瘀。

三、四物汤的变方

1. 佛手散由当归、川芎组成。归、芎功能养血活瘀，对于血瘀腹胁疼痛，妇女痛经，经期量少疼痛或血瘀、血少者，较为适宜。

2. 当归、川芎各用 15 克至 21 克，名为试胎散，服一剂如觉腹内有跳动之处，可知有胎。

3. 芍药芎归汤：杭芍、当归、川芎，主治血亏血瘀，伴有腹疼，手足麻木，兼有痉挛抽搐者，其能养血活血消瘀，平肝舒筋，镇疼止痉。

4. 生地、当归、甘草三味，名曰贞元饮。主治阴亏血虚，夜间烦热，口干，夜嗽。

逍遥散及其加减

"逍遥散"始载于《太平惠民和剂局方》，在临床上应用广泛，加减变化又较灵活，是广大医者所熟悉和喜用的方剂之一，具有疏肝解郁、健脾和营的功效，是治肝郁血虚之证的主要方剂。

一、逍遥散的组成

逍遥散由柴胡、当归、白芍、白术、茯苓、炙甘草、生姜、薄荷组成。

柴胡：苦，微寒。和解退热，疏肝解郁，升举阳气。前人称柴胡为肝胆之要药。柴胡配薄荷、生姜之辛，更能升散清气，以顺肝条达之性，发其郁结之气，增强舒肝解郁之效，使肝胆与胃肠气机通畅，故能治疗肝气郁滞的疾病。

当归：甘、辛、苦，温。补血和血，调经止痛，润肠。

芍药：苦、酸，微寒。柔肝止痛，养血敛阴，平抑肝阳，故有镇静、解痉、镇痛的作用，是治血中气结，腹痛的要药。归、芍相配，可增强养血柔肝，滋养肝木，调和气血之功。柴、芍相配加强疏肝、镇痛功能。

白术：苦、甘，温。健脾和中，燥湿利水，固表止汗。

茯苓、炙甘草：甘，平。均能健脾益气，除湿补脾，以培其本，且助升发肝木之气。同时甘草有调和诸药及解毒的作用。术、苓、草与柴胡相配，疏肝解郁作用更佳；与芍药相配，解痉、镇痛的作用更强。

本方主治证候的发病机理，主要是肝脾失调。因肝为将军之官，属木主疏泄，性喜条达，为藏血之脏，有"肝主血海"之说，体阴而用阳，其性刚强主升发之气，其气升发，能舒畅气机，肝气郁结，则气郁易怒，不思饮食。肝主谋虑，与精神活动有关，肝病多急躁善怒，急躁善怒则谋虑不周。脾与胃为后天之本，脾主运化水谷精微和水湿，统摄血海，使其能正常地循行于经脉，不使外溢。升清降浊，化生营血，使五脏六腑、四肢百骸皆赖以养。饥饱、劳倦而致脾病则影响水谷的消化吸收，使脾胃之受纳、腐熟、转输、传导等功能失调。忧思伤脾，郁怒伤肝，则五脏气机不畅，结聚而不得发越，当升者不得升，当降者不得降，气血运行转化失常，必然导致肝脾不和，肝气郁结，气滞血瘀，郁久则生热，血热妄行或血热津枯，故月经不调。脾喜燥恶湿，脾病则脾气虚弱，运化失司，停痰停湿，使有形之血不生，无形之气不化，致气血失调，冲任二脉损伤，故妇科诸病由此而生。

情志舒畅，气血调和则诸病不生，正如朱丹溪说："气血冲和，万病不生，一有怫郁，诸病生焉。"可见精神情志的变化是产生诸病的因素之一。

余治疗由于精神因素所致肝脾不和，气血失调诸证，主张以养血为主，调气为先。治肝之法，古人有疏肝、泄肝、平肝、养肝、柔肝等，最主要是舒肝气，养肝阴。所谓舒肝气，是疏理肝经郁滞之气，一是不耗损肝阴，二是使气机畅通，血脉疏通，月经按期而行；所谓养肝阴，是使肝血有余，冲脉盛，血海满盈，满则而溢，故经来如常。肝病伤脾，治肝之时，必治其脾，治脾必先健脾，益气除湿，化生营血为主。

二、逍遥散加减法

逍遥散为肝郁血虚之证而设，它的主证是肝郁血虚，两胁作痛，寒热往来，头痛目眩，口燥咽干，神疲食少，月经不调，乳房作胀，脉弦而虚者。以下加减法皆根据此主证，但主证之意并非指上症悉俱，如神疲食少，乳房作胀等可有可无。

主要加减法有：

1.凡能合主证者不加不减，但其用量视病情而定。若加之，犹如画蛇添足，实属多余。

2.若主证兼有潮热盗汗，月经先期者加丹皮，以清热凉血。

3.若主证兼有血虚发热，或日晡潮热，或自汗盗汗，颊赤、尿道涩痛等症则加丹皮、栀子以清三焦及血中之热。

4.若主证兼有临经腹痛，血少便秘，头晕目涩，胃气尚好者加生地；胃气弱者加熟地以补血滋阴。

5.若主证兼有鼻塞流涕，头目眩晕，汗自出者加白芥子，以宣肺通窍。

6.若主证兼有腰痛怕风，腿膝无力者加川断、焦杜仲、防己、防风以祛风胜湿，活络止痛。

7.若主证兼有肢痛者加桑枝、秦艽、片姜黄。

8.若主证兼有便秘者重用归芍；秘甚者再加元参，以养血润燥。

9.若主证胁痛在左者加郁金、木香；胁痛在右者加川楝子、枳壳；痛重者不论左右加三七粉冲服，以行气止痛。

10.若主证兼有呕哕，吐酸者加乌贼骨、牡蛎，重用生姜以降逆止酸。

11.若主证兼有胸脘或胸背痛者加瓜蒌、薤白，痛重者加三七粉冲服，以宽胸利膈，行气活瘀止痛。

12.若主证兼有少腹作痛，或行经腹痛，痛如针刺者加炒蒲黄、五灵脂，以活瘀止痛。

13.若主证兼有月经量多者加益母草、阿胶以清热止血。

14.若主证兼有嗳气腐臭者加焦三仙；若食积腹痛，苔厚腻，大便燥者加大黄、枳实、厚朴以理气导滞。

15.若主证兼有心烦懊侬，不可名状者加栀子、豆豉、远志、琥珀（研粉冲服）。

16.若主证兼有乳房胀痛有核，皮肤不红者加王不留行、香附、陈皮以理气散结。

17.若主证兼有情志抑郁，悲伤欲哭者加小麦、大枣、菖蒲及琥珀以养心液，镇静安神。

18.若主证兼有咽红咽痛者加桔梗、山豆根、黄芩,去生姜、薄荷。

19.若主证兼有头晕、目赤者加菊花、钩藤，以清热息风。

20.若主证兼有大便偏干者，山药易白术，以减其燥。

总之，加减要辨证，灵活。所加药物对病情无妨，分析起来并不多余；所减药物对病情无碍，仔细推敲无不足之感。有目的的恰当加减，一味要起到一味药的作用，切不可盲目地乱加乱减，以致离开主证、主方，用之不效，治病不灵。

疳证与疳眼

疳证又称疳疾。疳者干也。是泛指小儿因多种慢性疾患而致的形体消瘦，津液干枯之证。临床主要见证为面黄肌瘦，毛发焦枯，食无饥饱，肚大青筋，嗜食泥土或羞明怕光，精神萎靡为特征。

疳证名目繁多，常见的有心疳，肝疳，脾疳，蛔疳，眼疳等。疳证多为饮食无节，损伤脾胃，以致脾胃虚弱，营养不良所致。《小儿药证直诀》云："疳皆脾胃病，亡津液之所作也。"亡津液之意主要是指胃阴不足，以致胃热脾败。胃热则消谷善饥，食无饥饱，大饱伤脾以致脾败。脾主运化，又主四肢肌肉，脾败运化失职，则生泄泻，五谷之精微不能达于全身及四肢，故面黄肌瘦，肚大青筋，精神萎靡。脾为中土，脾气不足故嗜食泥土。发为血之余，由于胃热脾败，营养精华不能化赤为血，故毛发焦枯。

疳眼证又名疳毒眼，疳疾上目等。继发于小儿疳疾，与疳证同出一源。主因脾胃亏损，精血不足，目失濡养，肝热上攻所致。临床多见眼睛干涩羞明，黑睛生翳，甚至眼球枯萎失明。

对疳证用药的体会是：只可用甘淡健脾，甘寒益胃之品，切不可误用参、术、姜、桂、砂仁温燥之品。见脾之病，急于治肝，即在用甘淡健脾、甘寒宜胃的同时再加清肝明目之药，如羊肝、草决明、木贼、蝉衣、夜明砂等味。《内经》曰"土曰稼穑作甘"，甘者谷味也，用甘淡之味，以健脾护胃，再随证加味施治，庶不误治。疳证虽见面黄肌瘦而泄泻者，用参、术则嫌温燥，因其更易伤阴，用之则口燥、喜饮或目赤；用砂仁、姜、桂温中则更燥，出现口臭，牙龈溃烂，羞明更甚，甚至闭目不愿睁眼，形成疳疾坏眼。

肝疳害目则成疳眼，其症见患儿抠鼻揉眼，先羞明怕光，后即闭目不睁，形成疳眼坏目。治疗疳眼常用《医宗金鉴》羊肝散化裁。将党参易为北沙参，白术易为山药，另加莲子、炒扁豆以健脾护胃为基础。

处方： 扁豆 10 克　　草决明 10 克　　北沙参 6 克　　山药 10 克

羊肝 30 克　　木贼 6 克　　　蝉衣 2 克　　　蒙花 5 克

甘草 2 克

如食无饥饱，可加黄连或胡黄连，以清胃热；如不思饮食，可加炒三仙以消积导滞；如食泥土、异物，可加使君肉、炒槟榔以杀虫护胃；如羞明怕光，可加白蒺藜以平肝祛风；如目赤较甚，可加少量之龙胆草以清热明目；如目翳遮睛，可加木贼草、蒙花、谷精草、杭菊花、夜明砂等以明目退翳；如面色发黄腹大消瘦者，加入干金蟾（田鸡）。

幼儿脾疳发疳眼，善食下利，羞明怕光者，以羊肝散合蜜蒙花散，改散为汤。

处方： 羊肝 30 克　　草决明 10 克　　山药 10 克

炒扁豆 10 克　蝉衣 1.5 克　　北沙参 6 克

莲子 9 克　　　谷精草 5 克　　胡黄连 2 克

蜜蒙花 5 克　　甘草 1.5 克　　焦三仙各 6 克

鸭涎水煎服。（以水一碗，入米一把，令鸭食之，用水即可），每日一剂，连服十余剂，待羞明减轻时，可将本方加木贼 30 克、夜明砂9克、薏苡仁15克，三倍其量，研为细末，放米饭上入锅内蒸半小时，每服3克，日服三次。

遗尿与治验

遗尿，又名遗溺，是小便不能随意控制而自遗的一种病证。在临床上有两种类型：一是小便失禁，小便淋漓不断，时时遗出，不能自禁，以白昼为多见；一是睡中尿床，醒后方知。临床上将小便失禁与睡中尿床统称遗尿。本文所讨论者为睡中尿床。此病，多见于儿童，常由于饮食习惯不良而多饮多食，或贪玩而过于疲劳致睡不易醒，于不知不觉中尿床。或睡中做梦，欲解小便而找不到厕所，在万分焦急之中，尿在床上，湿透衣服被褥，方被惊醒。成年人偶有患此病者，是因儿童期患尿床病未愈而致。

历代医家认为：睡中尿床大多因虚而致病，其中有因下元虚冷，肾气不固者；有因脾肺气虚不能约束水道所致者。如巢元方《诸病源候论》说："遗尿者，此有膀胱虚寒，不能约水故也。"《灵枢·九针》云："膀胱不约为遗溺。"本病之治疗，因证而异，或益气升陷；或温肾固涩；或补养心肾。常用方剂有《本草衍义》桑螵蛸散，《妇人良方》之缩泉丸、菟丝子散、牡蛎丸，《脾胃论》之补中益气汤等。

桑螵蛸散：桑螵蛸、龟甲、龙骨、人参、茯神、菖蒲、远志、当归。

《妇人良方》之缩泉丸：益智仁、乌药、怀山药。

菟丝子散：菟丝子、五味子、肉苁蓉、杜仲、牡蛎、内金。

牡蛎丸：牡蛎、赤石脂。

余治愈睡中尿床病例甚多，常将众方之精华以桑螵蛸散与缩泉丸合方化裁加味治疗，取甚速效。

患儿，王某，12岁。1971年夏，夜间尿床已有七八年之久，形体消瘦，面黄无华，小便清白量多，常于睡中做梦尿床，苔白嫩，脉沉细，证属下元虚冷，肾气不固，治宜温肾固涩，缩泉止遗。

处方： 党参15克　桑螵蛸9克　生龙骨15克　覆盆子15克

炙草6克　　牡蛎15克　　益智仁15克　五味子6克

水煎温服，一日一剂。服五剂而痊愈。

治疗遗尿除用以上汤剂外，还可用鸡肝肠配菟丝子散加减，制成散剂服之亦有效。

1972年秋天，经某医院医生介绍吕某，女，21岁，从武都来诊。据诉：患者每夜尿床有十多年之久。先以前方汤剂与之，服六剂后，能隔二日、三日不尿床，后配散剂一料，服完之后，病渐痊愈。

处方： 怀山药30克　炒韭子21克　金樱肉30克

菟丝子30克　益智仁60克　五味子15克

覆盆子45克　桑螵蛸45克

鸡肝肠一具（文火焙干，男用雌，女用雄）

用法：共研细末，每服6～9克，每日两次，淡盐汤送服。

本方为补肾助阳，缩尿固涩之剂。据《本草纲目》载：鸡肝肠"甘、苦、温、无毒"。功能"补肾"。用治"睡中遗尿"。鸡肠"男用雌，女用雄"。"主治遗溺，小便数不禁"。此以血肉有情之品，取同气相求，再配以助阳缩泉之味，岂能不效乎。

陈醋发陈

陈醋，米醋之陈久者，又名苦酒。系日常调味之品。早在后汉时代，张仲景以其治疗"少阴咽痛"与今之"咽炎""扁桃体炎"等疾患颇为相近。近年报道：用食醋熏蒸可行空气消毒而预防流行性感冒，其效卓著。可见我国人民食醋不仅是为其味美，而且有预防、治疗疾病之义，此一举而两得也。

在新中国成立前曾对患白喉，因伪膜闭塞喉咙，呼吸困难，水浆不入，用药困难者，用食醋加入绿杏煎煮，乘热对口熏患者的咽喉，熏后白膜立退，药能咽下，然后服药治疗。近年曾观察到一女性患者，约有50多岁，久患气喘，心悸，四肢肿胀，尿少腹胀，伴有腹水，腹大如鼓，口唇、指甲明显发绀。虽长期用中西药治疗，但久治罔效。该患者自1977年秋开始服镇江陈醋（米醋），每次两汤勺，每日二至三次，兑入等量开水服之，坚持两年有余，在此期间也或服点中西药。初服之时，患者稍有怕冷，有时下肢微有抽搐，服过半月后，即感矢气增多，小便量明显增加，腹胀日有减轻，下肢浮肿亦渐消退。至1978年咳喘大减，腹水消去大半，食欲较前明显好转，面色转润，指甲变红，但口唇微有发绀。现仍在继续服陈醋治疗。对此顽固之证，服陈醋之后，能缓慢获效，值得进一步研究，故录于此，以为参考，名曰"发陈"者是因陈醋能发陈旧痼疾，故命名曰"发陈"。

西瓜雏鸽膏

在秋末拣大西瓜一个，将西瓜阳面取一天窗留盖。拣去瓜子，放入雏鸽一对（将鸽去毛肠），加入花椒二十一粒，再将西瓜盖严，以竹钉加固，放笼内蒸一小时后取出备用。

用法：一个西瓜分为数次，尽快连同鸽肉均食完。

武威张某，患哮喘十余年，他曾以此法服食西瓜两个，多年再未复发。自谓西瓜雏鸽能治哮喘，逢人便说，介绍经验，亦有人用同样方法治愈了哮喘。

民间治疗水肿水臌单方

本人非常重视民间单、偏、验方的效验，可以就地取材，解决病痛。以下是五个治疗水肿水臌的民间单方。

1.鲜鲫鱼一条，约重四两，黄酒一杯，兑水煮熟，喝汤吃肉。每日一剂，服后下泄稀水样便，小便清利肿消，病愈为止。

治验：1935年，族中侄女，年10岁，四肢及腹部肿胀甚剧，经治约三月余而未效，随后卧床不起。当年夏季，家人在武威当地河水中捞来鲫鱼数条，以小米黄酒煎汤服之，服后下泄清水数次，尿利肿消，腹胀大减。以后又如前法治疗几次而渐愈。

2.白萝卜（切片），麻仁60克（做麻腐），二味煎汤每日食之，病愈为度。

治验：王某，男，40岁。于1950年患病，腹胀尿少，下肢浮肿，大便秘结，经治半年而不效。其后每日服萝卜麻腐汤，小便逐渐增多，腹胀减轻，大便通畅，连服月余，诸症消失。

3.二丑60克，半生半炒，捣细过筛。每服3～5克，一日三次。服后或下泻稀便，是药物效果，每日泻1～2次为度。若腹泻次数增多，可减药量。

治验：张姓妇人，年约50岁，于1949年，患水肿病，小便不利，下肢浮肿，按之不起，腹胀月余，腹部皮肤肿胀透明。

先给五皮饮数剂不效，后改用二丑60克，半生半炒，研细冲服，每次3克，一日三次，服后连泻数次，尿渐利，腹胀大减，继续服药。此后每日大便下泄1～2次，连服一周，浮肿消失，腹胀亦愈。

4.巴豆炒小米方：用囫囵巴豆一两，小米半斤，放炒锅内共炒，令米焦黄，去巴豆不用，只用小米。

用法：每服小米3～6克（勿捣），开水送下，日服二次。每日若下泻1～3次为药效，如下泻次数过多，服凉水一口即止。以后可酌情减量。

治验：张某，男，40岁，于1950年患病，初觉腹胀，食后更甚，渐次腹大如鼓，便秘尿少，常无矢气，屡治不效。其后以巴豆炒小米方，按上法治疗，服数日后，大便下泻，小便增多，腹胀减轻，渐能进食，精神好转，治疗三月而病愈。

5.蝼蛄，咸、寒，有小毒，利水退肿，焙干研末冲服。可单独服用，或与其他利水消肿药同时服用。

胸部胃脘蓄水者，腹胀腹满，小便短少，用蝼蛄后半截。下肢浮肿者，用蝼蛄后半截。如为癃闭，可用全蝼蛄。

治验1：徐某，男，26岁，1953年夏，先感温热发斑，斑透表解，湿热下注，热结膀胱，小便点滴，不通二日，少腹硬满。急邀余诊之，诊为湿郁热结，发为癃闭。将蝼蛄一只研末冲服，越三小时，小便通利，渐次诸症若失。

治验 2：西固某厂，一女孩，7 岁，1973 年夏，初因少腹胀满，小便频数。自以土坯烤热，烫其下腹，引起尿闭。邀余诊之，诊为湿热癃闭，即将蝼蛄一只，研细分三包，每隔二小时服一次，连服三次后，小便通利，腹胀顿除而病愈。

五子养亲膏

《韩氏医通》之三子养亲汤（苏子、白芥子、莱菔子）功能顺气降逆，化痰消滞。用治老年人气逆痰滞而致的咳嗽气喘，痰多胸痞，食欲不振，苔黏腻，脉滑者。具有降气平喘、消食化痰之功。原方并无分量，根据证情用药，喘重者重用苏子；痰多者重用白芥子；食滞者重用莱菔子。吴崑对本方评论说："治痰先理气，此治标之论耳，终不若二陈有健脾去湿治本之妙也，但气实之证，则养亲汤亦捷径之方矣。"

三子养亲汤虽有降气平喘，消食化痰之功，本方对气实者宜服，若气虚者用之则犯虚虚之戒。然临床所见久咳之患者，标实本虚，咳喘为实，痰多食滞气逆，当用三子以消痰化食，止咳平喘。久咳而喘为虚，应宣肺敛肺，故于三子养亲汤中加入杏仁、五味子，组成五子养亲膏标本兼治。

处方：苏子 100 克，白芥子 30 克，莱菔子 30 克，杏仁 100 克，五味子 15 克。

制法：将上药共捣细末，加入酥油 90 克，冰糖 90 克，蜂蜜

750克，红、白糖各90克，猪板油90克，共放瓷盆内和匀，蒸半小时，待冷时再搅匀，放罐内备用。

用法：每用一汤匙加开水一杯，早晚空腹服之。

本方降气平喘，消食化痰，润肺止咳，敛肺止嗽，平妥而效佳，不论男女老幼，举凡慢性咳嗽皆可服之。咳喘未发作时服用。

用本方多嘱患者于秋末冬初，发病期间仍然可服。有的配合其他药物而逐渐治愈。可速服数剂。

补阳还五汤加味治验瘫痪录

王清任在《医林改错》里：论成年人和老年人病"半身不遂，亏损元气，是其本源"。论小儿半身不遂一文中指出："小儿至周岁至童年皆有，突然患此证者少，多半由伤寒、瘟疫、痘疹、吐泻等证，病后元气渐亏，面色青白，渐渐手足不能动，甚至手足痉挛，周身如泥塑，皆是气不达于四肢。"在这里精辟地阐明了前人所未发的高明远见：无论小儿、成年人、老年人"人行、坐、动、转，全仗元气，若元气足，则有力；元气衰，则无力""……若元气一亏，经络自然空虚，有空虚之隙，难免气向一边归并""元气归并左右，病半身不遂""若忽然归并上半身，不能行于下，则病瘫痪"。正确地指出了左瘫右痪，下肢瘫痪的病因、病机都是"亏损元气，是其本源"，这一理论是探本求源之说。人之生成；本乎气血，气有本，本者血，血有源，源者气，气足血和，则荣卫畅通，源远流长；若气亏血滞，则肢体软弱，行动困难。王清任以益气活血法为原则，创立了著名方剂——补阳还五汤，用于临床实践，确有卓效。方中以大量黄芪大补元气，少量桃、红以活血行瘀，坚持久服，确能还五成十，确实是治病求本。

余多年来运用本方治疗痿瘫（多发性神经根炎），脱骨疽（栓塞性静脉管炎）等证，取得了满意效果。兹举九例介绍如下：

病例1：四肢痿瘫（感染性多发性神经根炎）

王某，女，7岁。皋兰县人。于1977年9月21日，其父背负前来门诊就诊。

其父代诉：患儿早晨起床时，发现手臂无力，不能穿衣，腿软不能行走，从此只能坐卧，行动时必须赖人抱负。经县医院及某医院均确诊为"感染性多发性神经根炎"，曾打针服药罔效。

检查：舌体胖嫩，苔薄白，体温正常，脉象弦大无力，食纳尚可，二便正常，手臂软弱，不能持物，双腿肌肉松弛，犹如垂袋，痿软乏力，足不任地。

辨证：脉大无力，四肢痿瘫证乃元气亏损，气不达于四肢所致，遵王清任益气活血之旨，给黄芪赤风汤合补阳还五汤加减施治。

处方：黄芪60克　归尾6克　赤芍9克　　西防风3克

　　　　桃仁3克　　红花5克　木瓜9克　　桑寄生15克

　　　　钩丁9克　　甘草3克　怀牛膝9克　伸筋草15克

　　　　六剂，水煎，分两次服。

复诊（9月27日）：上、下肢稍能活动，但站立仍须赖人扶持，臂不能上举，手不能握物，舌脉同前，原方将黄芪增至90克，嘱服三剂。

三诊（9月29日）：药后上、下肢活动明显好转，不依人扶持独自能够走路，手臂能高举过头，食欲、二便均属正常，效不更方，原方黄芪加至 120 克，嘱服五剂。

四诊（10 月 7 日）：服药后，上、下肢活动更有进步，可以玩耍，但不耐久。家属观察患儿病情日趋好转，又服四剂后才来就诊。脉象弦数（100 次／分），手心发热，舌质不嫩，苔白，原方去防风，将黄芪减为 90 克，加杭芍 18 克，忍冬藤 21 克，嘱服六剂。

五诊（10 月 14 日）：上、下肢活动日渐有力，但握力较差，手心已不发热，脉弦稍数。原方将黄芪减至 45 克，加地龙助寄生疏土息风，嘱服三剂。

六诊（10 月 20 日）：药后上、下肢活动自如，手能持物，握力恢复甚好，能跳、能跑，到处玩耍。脉弦略数。至此病告痊愈，嘱服原方三剂以资巩固。

按：本例 7 岁孩童，突患四肢瘫痪，极度软弱，肢如垂袋，丧失活动能力。脉大无力，舌质胖嫩，舌苔薄白，据此诊为风邪侵袭，元气大虚。治宜益气化瘀、祛风活络，用黄芪赤风汤合补阳还五汤加味治疗。黄芪初用 60 克，二诊增至 90 克，最大用至 120 克，服药后肢体活动逐渐好转，以至瘫痪完全恢复正常。服药阶段，并无胸闷气塞，厌食之感，益信王清任嘱"用大量黄芪，勿听先人之言，惧黄芪腻滞塞气"之论可钦。方用少量防风，清轻走表，使黄芪既不滞气，又能使大补元气之能更强。实践证明，只要辨证准确，用药量恰如其分，无往而不验。

病例 2：双下肢瘫痪

侯某，男，3 岁。半年前因发高烧后，即现双下肢软弱，不能站立行走，经常赖人抱扶，经多方治疗无效。以往医者，多按风治，服祛风之剂甚多。于 1978 年 8 月 28 日前来门诊就医。诊脉弦缓，指纹稍暗。

辨证：脉虽弦缓，但无寒热及强直自汗，并非中风之象。诊为元气大虚，致下肢瘫软，拟给黄芪赤风汤合补阳还五汤加减。

处方：生黄芪 25 克　当归 6 克　川芎 5 克　红花 3 克

　　西防风 3 克　桃仁 2 克　木瓜 5 克　赤芍 6 克

　　每剂水煎，分三次服，嘱服三剂。

复诊（9 月 22 日）：儿母诉前药服三剂后，观察无不良反应，按原方连服已 20 余剂，双腿已不软弱，渐渐有力，扶之能走，但走快时则易跌倒，再无其他不适。方既奏效，效不易法，原方去防风，加地龙 2 克，黄芪量增为 50 克，嘱先服 10 剂，若无不良反应，可再服 10 剂，以病愈为度。

越半年，患儿因腹泻来诊，问及前病，母述去年 9 月，此方服了 20 剂，病即痊愈，患儿跑跑跳跳活动自如，肢体丰满，双下肢功能正常。

按：三岁婴儿，初因高烧，后致下肢瘫痿，实属元气不足，则肢软无力。以益气活瘀，强筋壮骨为原则，给以黄芪赤风汤合补阳还五汤加味治疗三岁患儿，黄芪增至 50 克，并未影响肺气和食欲，连服 40 余剂，获效甚速。益信王清任论半身不遂之本源，是元气亏损所致，和"中风不是风"这一承前启后的精辟论理。清任自解：黄芪赤风汤（黄芪、赤芍、防风）云："此方治诸病皆效者，能使周身之气通而不滞，血活而不瘀，气通血和何患疾病不除。"证之临床，诚然如此。

病例 3：双下肢瘫痿

1978 年秋季，某小儿，8 个月，其母诉患儿在两个月前，因发高烧后，即两腿软弱，腿足失去活动，扶起不会站立，肌肉松弛，精神不振。

辨证：诊其脉大无力，指纹白淡，诊为热病伤阴，元气亏损，给以补阳还五汤加味。

处方：黄芪 24 克　地龙 2 克　　当归 3 克　川芎 2 克

桃仁 2 克　红花 3 克　牛膝 3 克　防风 3 克

三剂，水煎服，一日一剂。

服完上方三剂，患儿渐能蹬腿，别无不适。继服原方十剂，下肢渐能伸屈，扶之能站一会，病情明显好转而出院。出院时嘱：将本方再坚持服一阶段，以资完全恢复。

越三月后来诊，其父述患儿出院后又服 30 余剂，下肢逐渐有力，自能扶床站住，检查下肢不显软弱，似觉有力，病已治愈，将原方去防风，黄芪量增为 30 克。

处方：生黄芪 30 克　归尾 3 克　红花 2 克　桃仁 2 克

怀牛膝 5 克　川芎 2 克　地龙 2 克　木瓜 3 克

水煎服，一日一剂，嘱服五剂，以资巩固。

按：方书说："小儿为稚阳之体，元气本不大虚。"八月婴儿为何亏损元气，因发烧后，竟至下肢瘫痪无力，给黄芪 30 克之多，连服 40 余剂而无后弊，且下肢逐渐有力，双下肢瘫痪完全恢复，是以证明患儿瘫痪是因为元气亏损之故。若非元气亏损，八月婴儿服如此大量之黄芪何能受之？何不出现气逆之证？此例确系元气亏损之故，故用大量黄芪其效益彰。

病例 4：双下肢瘫软（下肢麻痹）

孙某，男，9 岁。1978 年 11 月 2 日，其母背负而来门诊就诊。

初诊：其母诉患儿 3 个月前，未觉察明显原因，而出现两腿软弱无力，不能行动，时感下肢发痒，出有丘疹，赖人背负，以致休学。经某医院诊为："下肢麻痹"。透视为："肺门淋巴结核"。观其面容黄瘦，询知体乏纳差，但无潮热、盗汗及咳嗽吐痰之症。诊脉弦细，舌苔白薄，体温正常，二便调。

辨证： 诊为元气大虚，致使下肢瘫软，拟给补阳还五汤加味，以培元气。

处方： 生黄芪 30 克　赤芍 10 克　防风 5 克　当归 6 克

怀牛膝 9 克　桃仁 3 克　红花 6 克　藁本 9 克

白蒺藜 20 克　木瓜 9 克　甘草 5 克　建曲 6 克

水煎分三次服，一日一剂，连服三剂。

复诊： 服三剂后无任何不适，又服三剂后下肢痒感消失，仍步履艰难，行动无力，舌脉同前。原方去防风，黄芪增为 60 克，嘱服十剂后来诊。

三诊（12 月 27 日）： 下肢渐觉有力，自能站立行走，食欲、二便、精神、睡眠尚好。原方去蒺藜、藁本，加地龙，再服十剂，以求痊愈，半月后跑跳玩耍已如既往，复学攻读。1979 年夏季随访，健康无恙。

按： 通过本例临床实践证明，肢体瘫痪无力，实属元气太虚之故，治用补阳还五汤，益气活瘀，用大量黄芪补气，坚持服之，收到效益，孰谓孩童不虚？或将孩童肢体瘫痪，按中风施治，而今而后，吾不信矣。

病例 5：双下肢瘫软（多发性神经根炎）

尹某，女，40 岁。1973 年秋季来诊，诉其于 1 周前发热，即觉两腿软弱无力，不能抬起，足不能任地，更不能站立，但无痛感。经某医院确诊为"多发性神经根炎"。因此，思想负担很大，忧虑异常，观其形体肥胖，诊脉虚大而缓，苔白质淡。

辨证：元气大虚，气血归并于上，不达下肢所致。

给大剂量补阳还五汤，初则黄芪用60克，服三剂后，增至120克，连服六剂后，渐觉下肢有力，依其夫之搀扶，能上下楼梯，脉虽缓大，但较前有力，原方黄芪加至120克，嘱服20剂。一个月后，其夫前来告曰：内人近来活动正常，现已上班。

按：本例下肢瘫痪患者，观其体质肥胖，貌似健强，脉象虚大，无力且缓，下肢软弱，足不任地，病属元气亏损无疑，给大剂补阳还五汤近三十剂，逐渐痊愈。证明大量黄芪填补空隙，大补元气，如用人参，力所不及。

病例6：脱骨疽（血栓闭塞性脉管炎）

李某，女，30岁。1977年5月5日来门诊就医。自诉三月前初觉两腿酸困发胀，脚跟疼痛，步履困难，追后双足背发凉、麻痛、发痒。踟次两趾皮色发白，继则两足趾颜色由暗红渐变为青紫，痛如火燎，曾经某医院确诊为"血栓闭塞性脉管炎"，屡服四妙勇安汤，症状依然未减。

观其形体消瘦，面色苍黄，舌苔、食欲正常，诊脉弦涩略数，趺阳脉跳动尚可触到。

辨证：症见足跟疼痛，下肢乏困，发凉发痒，行动无力，足背及趾色变青紫，脉弦涩略数。据脉证分析，证属气亏血瘀，气不达于下肢，则发凉发痒，酸困无力，瘀血凝结皮肤，则色变青紫。治宜益气活血通络之法，补阳还五汤加味。

处方： 生黄芪 30 克　归尾 9 克　川芎 6 克　赤芍 12 克

忍冬藤 30 克　血竭 5 克　木通 5 克　红花 9 克

忍冬藤 30 克　地龙 6 克　桃仁 6 克　甘草 3 克

水煎分两次服，嘱服六剂，并以药渣加葱白 7 寸再煎，每晚洗脚一次。

复诊（5 月 11 日）： 药后脉证依然未变，原方黄芪加至 60 克，并加丝瓜络、千年健、钻地风各 12 克，助地龙、忍冬藤以解毒搜风，利湿活络。嘱服十剂。

三诊（5 月 20 日）： 服完十剂，乏力减轻，足跟疼痛好转，仍觉下肢发凉、麻痛、发痒，足背及趾青色未见改变，继进原方，将黄芪加至 90 克，增入地肤子、白蒺藜各 25 克，以疏风利湿止痒。嘱服十剂。

四诊（5 月 30 日）： 药后下肢已不发痒，似感发凉，行动较前有力，脚跟疼痛大有好转，足背足趾之青色渐变淡红，夜间双脚渐有发热之感。药已初步获效。补阳还五汤合四妙勇安汤加味。

处方： 生黄芪 90 克　当归 15 克　白芍 10 克　地龙 5 克

怀牛膝 10 克　桃仁 5 克　红花 9 克　银花 21 克

丝瓜络 10 克　玄参 21 克　木通 5 克　钻地风 15 克

水煎分两次服，嘱服十剂。

五诊（6 月 9 日）： 药后双足背、足趾之皮色逐渐变红，行走时脚跟不再疼痛，原方再服六剂。

六诊（6 月 14 日）： 药后病情日有好转，足背、足趾皮色已恢复正常，已不发凉、发麻，亦无痛感，惟走路稍久，即觉下肢酸胀。5 月 30 日方加入路路通、油松节、川芎，去地风以活络消胀，通利关节，继服六剂。

七诊（6月18日）：下肢日益有力，但不能过多走动，再无其他不适，已基本治愈，继服原方四剂，以资巩固。

按：本例下肢无力、发凉、发痒、麻木、疼痛，双足背及趾皮色变黑，显然是气亏血瘀。先以补阳还五汤益气活瘀，继则增入四妙勇安汤加丝瓜络、千年健、钻地风等以活络、通经、解毒。下肢由凉转热，脚背及足趾皮色由青变红，行动有力，足跟酸痛消失，病告痊愈者，是补阳还五汤扶正祛邪，始终起了先驱主导作用，四妙勇安汤起了辅助解毒效用。

病例7：心脾两虚，气虚血瘀

马某，女，40岁，在某电厂工作，于1979年8月8日在门诊就诊。

自诉半年多来，食欲减退，经常腹泻，每日3～4次，加之睡眠不好，夜睡2～3小时，月经提前7～8天，量多色淡，杂有血丝、血块，近两个月来，四肢软弱，全身无力，稍一活动，就心悸气短，腰痛腿酸，不能站立活动。观其形体消瘦，面色无华，气息微弱，坐则屈腰腹缩。诊其脉象沉细，舌质淡红，舌苔白薄。

辨证：脉缓气微，纳少腹泻，失眠心悸，腰酸腿软，四肢无力，月经提前，量多色淡，杂有血丝血块，证乃心脾两虚，气虚血瘀，治拟益气活瘀，补血安神之剂试治，补阳还五汤加味。

处方：生黄芪60克　当归9克　川芎5克　白芍9克

　　　　炒枣仁10克　桃仁3克　红花5克　薏苡仁21克

　　　　首乌藤30克　白术15克　炙草6克

　　　　水煎分两次服，嘱服六剂。

复诊（8月15日）：药后腹泻次数减少，一日两次，大便已成形，睡眠好转，但仍感气短乏力，四肢软弱，舌脉同前。原方加太子参21克，黄芪量增为90克，嘱服六剂。

三诊（8月23日）：搀扶可以上下楼梯，能直腰端坐，腹泻已愈，饮食增加，全身渐觉有力，睡眠好转。但梦多惊叫，昨日经来，提前五天，量多色淡，夹有血丝血块，诊其脉舌无大变化，仍以原方加减。

处方：生黄芪90克　　当归9克　　白芍10克　　川芎3克

太子参20克　　红花5克　　山药20克　　炙草5克

炒枣仁10克　　龙骨15克　　牡蛎15克　　益母草20克

水煎分两次服，嘱服六剂。

半月后其夫来告：服上方六剂后，食欲、睡眠明显好转，故又服六剂，近日不用人扶，可以出门活动，愿继续治疗。将原方予以调整。原方去川芎、红花，加川断、焦杜仲各15克，以补肝肾壮筋骨。

四诊（9月10日）：精神、气色均较前明显好转，食欲、睡眠俱有进步，惟不能过久活动，久则即觉气短。脉细转弦，舌苔舌质同前。证乃血亏脾虚，化源不足。拟用归脾汤加减，以直接补心，间接补脾，使心气旺，脾气充，火能生土。

处方：太子参20克　　黄芪30克　　归身10克　　白术12克

炒枣仁10克　　远志6克　　桂圆6克　　大枣5枚

五味子3克　　茯苓10克　　炙草6克

水煎，分两次服，嘱服十剂。

越20天后，前来就诊，病情不断减轻，能出外走路锻炼，不觉乏力太甚，食欲睡眠更好，但食量稍多，胃胀肠鸣矢气多。观其面色华润，舌质略红，脉弦有力。9月10日方加生姜3克，木香3克，又进十剂而病愈。

按： 本例患者全身无力，失眠，腹泻，气息微弱，脉象沉细，确证属元气不足，心脾亏损，但月经提前，量多色淡，夹杂血丝血块，证为虚实夹杂。先以补阳还五汤益气健脾取效，次以十剂归脾汤补心、补脾收功，岂非虚中有实，实中有虚，虚实互见之证欤！

病例8：气虚血瘀左侧偏瘫

邵某，男，58岁。于1979年6月中旬，来我院门诊就诊。

主诉：左半身瘫痪9个月。

于1978年9月的一天，夜间上厕所回来后，自觉全身不舒服，次晨即觉头晕眼花，左半身上、下肢均感无力，进而左臂无力举起，手不能握，左腿软弱不能站立。曾住某医院确诊为"脑血栓形成"，终日卧床，大、小便不能自理，行动赖人扶持。经治一月，效果不著。出院后又多方医治罔效。

检查： 血压140/90毫米汞柱、脉搏80次/分、体温正常，脉弦大无力、左沉细。观其形体消瘦，面色苍黄，舌苔微腻，手持拐棍，勉强站立，其子虽然强扶，左足发软，不能履地，左臂丧失活动能力，不能伸举，食纳较差，二便尚可。

辨证： 诊为气虚血瘀，左半身元气衰微，而致半身偏瘫。拟益气化瘀的补阳还五汤加味试治。

处方： 生黄芪30克　　当归9克　　赤芍10克　　川芎6克
　　　　怀牛膝12克　　钩藤10克　　菊花10克　　地龙5克
　　　　木瓜10克　　桃仁6克　　红花6克
　　　　水煎分两次服，嘱服十剂。

复诊： 服药后头晕减轻，左手麻感亦减，继进原方。黄芪加之120克。嘱其先服10剂，如无其他不适可连服20余剂。

三诊： 越两月后，9月上旬来诊，述其从6月份开始服药后，精力逐渐好转，认为见效。原方一直服用至今，近来持杖不赖人扶，能慢步走动，惟近日失眠、纳差，脉舌同前。原方加柏子仁15克，二楂各10克。嘱再服十剂。

四诊（10月16日）： 自己能持杖活动，左手活动自如，握力正常。惟左腿力差，近一旬来纳差、恶心、呕逆，口苦咽干，严重失眠。诊脉右弦稍大，左弦偶有间歇，舌苔白腻。据口苦呕逆、心烦、纳差、少寝，乃胆胃不和之证。给温胆汤加味。

处方： 竹茹9克　　半夏10克　　茯苓10克　　夜交藤20克

枳壳6克　　木瓜9克　　甘草3克　　合欢皮20克

柏子仁15克　陈皮6克　　水煎分两次服，嘱服三剂。

三剂服完，诸症消失，左侧偏瘫基本恢复。

病例9：元气大虚，四肢无力

史某，男，41岁。于1973年7月某日忽然跌仆，起则非常困难，觉全身无力，四肢疲乏，下肢尤甚，即依杖而行。曾住某医院诊为：血压偏高。拍片发现颈椎骨质增生。

初诊（1979年9月9日）： 述其两手无名指及小指麻木，形体胖壮，全身乏力，两下肢沉重无力。

辨证： 诊脉弦软，舌体肥大，苔薄，诊为元气大虚，给补阳还五汤加味。

处方： 黄芪90克　　当归10克　　川芎6克　　赤芍10克

桃仁6克　　红花6克　　地龙5克　　寄生20克

钩丁 10 克　甘草 3 克

水煎分两次服，嘱服六剂。

复诊（9 月 19 日）：服后自觉全身有力，能弃杖而行，不赖人扶。仍以前方将黄芪量增为 120 克，嘱服六剂，以资巩固。半月后来诊，已完全恢复健康。

癃闭治验录

《素问》曰："膀胱不利为癃、不约为遗溺。"小便不通，谓之癃闭。癃闭则小便点滴难通，少腹胀痛甚。癃闭之因有七：一为阴虚火旺，热积膀胱，水热互结，溺窍壅塞；二为火衰阴盛，气化失职，水道不出；三为中焦湿热，下注膀胱，尿道受阻；四为肺为水之上源，如肺燥气逆，则清肃之令不行，通调之力不及；五为思虑无穷，所愿不得，败精凝结，或跌打外伤，瘀血阻塞精溺二窍；六为肾虚，湿热互结，湿为地气，先伤肾府，湿着膀胱，水道不利；七为肺气不足，脾阳虚弱，升降无力，开阖失司。

小便不通，其病变虽在膀胱，但小便出于气化，而决渎在于三焦。如上焦之气不化，则肺的宣降、通调水道下输膀胱的功能减弱或丧失而小便不通，即所谓上窍闭而下窍亦塞。譬如："滴水之器，上窍闭则下窍不通，必开上窍而下窍出水尔。"因此，采用吐法、清宣理肺法等开上启下，使肺气通调，则小便自利。

如中焦之气不化，所谓脾病则九窍不通，小便不利是其中之一，可用分利法、补中法，使清浊分而升降利，则小便通。

如下焦之气不化，其因有二：一是因火衰不能化水，是无阳则阴无以生;二是因下焦肾与膀胱俱热,是无阴则阳无以化。故治疗上,前者温补元阳,后者宜坚阴化气,阴阳恢复,气化得行,则小便自通。

东垣云:"渴而小便不利者,热在上焦气分也,宜用四苓散加山栀、黄芩等药以分利之。不渴而小便不利者,热在下焦血分也,宜滋阴化气之法,滋肾之类药尔。"又云:"无阳,则阴无以生;无阴,则阳无以化。下之真阴不足,则阳气不化,必滋其阴;若下之真阳不足,则阴气不生,必补其阳。"由此可见,调理三焦气机和肾阴、肾阳是治疗癃闭的重要方法。

癃闭除气化功能失司外,尚有气滞、血瘀、气血亏损、妊娠癃闭等,法当祛瘀理气、气行血畅,补益气血,升提中气,则水道通调,小便自利。选以下几例癃闭病案,说明其不同病因的治法。

一、湿热癃闭

李某,男,30岁。1965年3月因受潮感冒,发冷、发烧,脊背酸痛,继而小便点滴不通,少腹胀满不适,经导尿七八天,仍不能自尿,睡眠不安,并且出现下肢软弱不能活动,始来就诊。

患病后除反复导尿外,曾注射青霉素等,先后服五苓散、补中益气汤加味、滋肾通关丸,以及车前子、牛膝煎汤送服桂附地黄丸,并采取针灸、按摩、膀胱穿刺等措施,均未见效,脉弦,舌苔正常。

辨证:据其脉症,结合前后治疗情况分析:患者平素肾虚,湿邪乘虚而入,湿郁经久,化热伤阴,阴不复,热不清,湿不去,故尿不利。

治法:滋肾健脾,苦寒清热利尿。

给知柏地黄丸。每服二丸，日服二次。一日后已能自行小便，开始点滴而下，以后逐渐增多，约排尿 1000 毫升。诊其脉弦，腹胀大减，下肢已能活动，屈伸自如。惟口苦喜饮，此乃小便利，湿已去，肾阴仍亏，津液不能上布之故，再给知柏地黄丸 4 丸予服。

服知柏地黄丸 8 丸后，小便通畅，色略赤，口渴喜饮，已能下床赴厕所小便，但觉腰酸腿软乏力，属湿邪虽去，肾阴仍亏之故，遵前法遂改丸为汤与服之。

处方： 熟地 15 克　山药 15 克　山萸 9 克　茯苓 9 克

丹皮 9 克　　泽泻 9 克　　知母 6 克　黄柏 6 克

服两剂后，诸症悉愈。

体会： 本例癃闭患者，小便点滴不通，几至胀闷难忍，先服健脾助阳利水之五苓散不效，次服补中益气汤，下病上治，并以指探吐，希其开上启下，又不效；再服滋肾通关丸（汤），借以苦寒坚肾，滋阴配阳，望其云行雨施，也不效；又服济生肾气丸，赖其大补脾肾，壮火行水，更不效；加之针灸、按摩，调整经络，均未见效。最后，全面分析病情及数次失败原因，给以知柏地黄丸，竟收良效者，证明本例癃闭确系平素肾虚，易受湿邪侵袭，湿着膀胱，经久化热，湿热互结，肾阴受伤，致阴亏火旺，湿浊受煎，堵塞溺道所致。

二、妊娠癃闭

惠某，女，30 余岁。1954 年 6 月，已怀孕 7 个月，胎动正常，但突然小便不利，日趋点滴不通，腹部陡大，胀满不舒。抬送医院，施行导尿，导毕腹胀大减。回家后，仍时欲小便而点滴不通，越二日，胀满更剧。急诊就医，观其腹大如鼓，脉沉滑，舌苔正常。

辨证： 脉沉为气虚下陷，胎元不举，胞胎压迫尿道，故小便不出，水蓄膀胱则少腹胀满。

治则：益气健脾，升举胎元。

处方：补中益气汤加减。

炙黄芪 24 克　　当归 9 克　　白术 9 克　　陈皮 4.5 克

冬葵子 9 克　　升麻 3 克　　党参 15 克　　柴胡 4.5 克

炙甘草 3 克　　生姜 4.5 克　　车前草 9 克　　水煎服。

二诊：上方服一剂后，即能自行小便。两剂服完，一夜小便二三次，腹已不胀。原方再服两剂，观察三日，胎动存在，小便如常，嘱其回家休息。

体会：妊娠癃闭之因与证治有二：一为转胞证，言其肾气不足，胞系不顺，胞为之转，故尿不利，治宜金匮肾气丸，以补肾助阳。肾气充足，胞系自顺，小便自利；二由中焦脾虚及上焦肺虚，虚则胎陷，重压胞系，则溺不出，治宜补中益气汤，益气健脾，升举胎元，气升则胎举而尿利。本例系中气不足，气虚下陷，无力举胎，胞系受压所致之癃闭，故服补中益气汤疗效甚速。

三、气虚癃闭

于某，男，60 余岁。于 1968 年夏天，因小便不利，邀予诊治，诊其脉沉弦，舌苔薄白，稍有口渴发热，时欲小便，点滴而下，腹部胀满日益加重，坐卧不适。

辨证：脉沉弦为停饮蓄水，发热微渴，病在太阳。

治则：助阳健脾，利水消胀

处方：五苓散加味。

白术 9 克　　茯苓 15 克　　猪苓 9 克　　车前子 12 克

泽泻 9 克　　桂枝 9 克　　陈皮 9 克　　大腹皮 9 克

生姜皮 9 克 水煎服。

二诊： 服两剂无效，大便亦不通畅，拟采用下病上治之法，给补中益气汤，但见其大腹胀满较前更甚，恐参、术、甘草、大枣之甘温，壅塞中焦，增其胀满，故以原方合五皮饮加味。

处方： 白术 12 克　茯苓皮 9 克　广陈皮 6 克　腹皮 9 克

猪苓 12 克　炒泽泻 9 克　桑皮 12 克　莱菔子 9 克

槟榔 9 克　生姜皮 9 克　桂枝 6 克　水煎服。

三诊： 服一剂后，行稀溏大便少许，小便稍多，过后仍不通畅，腹部仍胀，且气短乏力，遂用下病上治之法，给补中益气汤加减。

处方： 炙黄芪 24 克　党参 15 克　当归 9 克　白术 9 克

川牛膝 12 克　升麻 6 克　柴胡 9 克　甘草 4.5 克

车前子 12 克　陈皮 6 克　水煎服。

服一剂后小便渐利，两剂服完，小便已近正常，腹胀基本消失。

体会： "脉浮发热微渴，小便不利"之五苓散证，其病在膀胱，即经所谓"膀胱者，津液之府""气化则能出矣"。用五苓散者，以其外能疏解表热，内能化气行水。气化津生，热渴自止，小便自利；"脉浮发热，渴欲饮水，小便不利"之猪苓汤证，其病在阳明，系阴亏热炽，水热互结，热结则气不行，水结则尿不利。证治之法，前者病本在于膀胱，治宜助阳化气行水；后者病本在于阳明，治宜育阴清热利尿。

本例癃闭患者，因年高肺虚脾弱，肺气虚不能通调水道，脾阳弱不能运化水湿，其病本虽在肾，但病标却在肺脾，故屡投五苓散不效，而以下病上治之法，给补中益气汤服之即愈，方益信"塞因塞用""急则治其标"之法则。

四、阳虚癃闭

王某，男，年约 50 岁，以行医为业。于 1963 年夏秋之际，突然小便不利，腹部胀满，时欲尿而量很少，自服五苓散二三剂未效，更加腹大胀满，起坐艰难，口渴不喜饮，有时上身发热，小腹及下肢发凉，小便频数，尿量极小，腹胀日益加重。邀余诊治，诊其脉沉弦，舌苔白稍腻。

初次辨证认为：脉弦为停饮蓄水，沉为在里。下肢发凉，腹胀尿少，是肾阳不足，下焦虚寒，不能化气行水所致，拟以温经祛寒之真武汤，与助阳健脾利水之五苓散合方。

处方：白术 9 克　茯苓 15 克　桂枝 6 克　猪苓 12 克

　　　　附片 9 克　生姜 9 克　白芍 9 克　泽泻 9 克

水煎服。嘱服两剂，服后下肢发凉有时稍轻，腹胀尿少如前。又另邀会诊，开给强心利尿，理气消胀，益火之剂，病亦未减。

二诊：脉证同前，患者拟服麻黄附子细辛汤，邀余商量，其理由为："病在少阴，以麻黄通阳行水，以附子、细辛温经散寒"。遂遵其意拟方如下：

处方：麻黄 9 克　附片 9 克　细辛 4.5 克　水煎服。

三诊：上方服第一剂后，下肢出汗。连服三剂，腹部亦有汗出，共服六剂，汗出如水淋漓，小便亦有增多，腹胀减轻，坐卧自如，效不更方，但因其汗出甚多，深恐亡阳，故将附片加至 18 克，甘草加至 4.5 克，以缓和麻黄发汗之猛烈。连服十剂，汗续出尿亦利，腹胀消失而病愈。

体会：此例小便频数，点滴而下，腹大膨胀，证属癃闭。其特征为上体发热，下肢发凉。发热为太阳表证，脉沉为少阴里脉，知其病本在肾，标在太阳（膀胱经）。本在肾阳极虚，真火衰惫，火衰无力壮阳生气，阳虚无力行水化气，致使水气停蓄，形成腹胀尿闭。曾用五苓散虽能健脾利水，真武汤虽能温经祛寒，但不能通阳解表，故用之不效。而投以麻黄附子细辛汤，以其附子大辛大热，温经扶阳，益火之源；细辛辛温香窜，直达少阴水脏，兼通水之上源，并助附子温经回阳，以消阴翳；麻黄辛温气烈，内行外达，兼解表里，通阳利水，多次服之，汗出虽多，并未亡阳。且汗出胀消尿利而病愈者，方悟仲景辨证施治，处方立法之巧欤。

五、婴儿癃闭

张某的小孩，年未满周岁，于 1966 年春，突然小便不利，一日未尿，少腹胀满啼哭拒按。家长邀诊，其脉象、舌苔正常，指纹淡红，淡红为寒，系脾虚生内寒，寒则气化不行，故水道不利。遂以通阳行气，下病上治，内外结合之法试治。

处方：母乳 1 小杯，加入葱白 1 寸。

煎沸分两次喂服。并嘱其母用口吸吮患儿心窝前后各一处，两手心、两脚心各一处。

外用妇女耳屎少许，塞入患儿尿道口，上面覆盖花椒壳半个。治疗后，未到一小时，小便利，腹胀消，病即愈。

体会：婴幼儿小便不利，甚至癃闭，与成人病理相同，亦属三焦气化不行，水道不利。故用葱白通阳行气，通窍利水；用母乳扶正健脾，以助葱白之辛温善通，故取效甚捷；以母口吸吮患儿前后心窝及手足心，使气血通畅，气行水利；肾开窍于耳，故用耳窍之分泌物，填塞尿道口，以开下窍；并用花椒之辛香，助其开窍。临床见婴幼儿小便不通者，以上述方法治疗，屡治屡效。

六、热郁癃闭

卜某，女，7岁。先因尿急、尿血，住某医院诊为"急性肾炎"，经治旬余，尿血已止。根据友人建议，家属曾以土坯蘸醋烤热熨患儿少腹，从此引起尿闭。某医院以尿闭待查收入住院，经泌尿科多方检查，均属正常，不能确诊。初期输高渗葡萄糖，尚能日尿一次，否则3～5天无尿而行导尿。曾服导赤散、四苓汤等无效，迨后虽输葡萄糖也竟无尿。于1973年6月上旬，介绍前来我院会诊，询其饮食照旧，因尿不出，而不敢多饮，按之腹壁虽软，但膀胱有蓄尿现象。脉沉弦稍数，舌苔正常。据脉弦数多热，沉为气滞，证系热郁气结，拟以咸寒清热，行气利尿，采用民间单方试治。

处方：蝼蛄6只。焙干研细，每服1只，日服二次，开水送服。只服二次，当天下午小便通利，日趋正常。

体会：《内经》说："膀胱者，州都之官，津液藏焉，气化则能出焉。"本例癃闭初则尿血尿急，显系湿热下注，膀胱气化受阻，继因土坯考热蘸醋以熨少腹，内外熏蒸，湿热交炽，引起尿闭。服用单方蝼蛄，小便利而病愈者，因蝼蛄气味咸寒，功能清热、行气、利湿，其爪坚锐，且性急迫，善于攻穴决渎，故取效甚速。

痢疾的证治体会

痢疾一证，在《内经》中称"肠澼"。《素问·太阴阳明论》篇说："食饮不节，起居不时者，阴受之，阴受之则入五脏，入五脏则满闭塞，下为飧泄，久为肠澼。"以后历代医家根据本病特征，有不同的描述和命名，诸如"下利""滞下""赤白痢""血痢""热痢""寒痢""疫痢""久痢"等，皆属于痢疾的不同阶段和不同类型。唐《千金翼方》记载"痢疾"一名，命名较为切题，故沿用至今。

痢疾是以阵阵腹痛，里急后重，欲便不能，欲利而又不得爽利为特征。痢下脓血秽浊，或白或赤，或赤白夹杂而下。每日痢下数次或十多次，更有甚者以致里急后重，痢下频繁无度。

本病的发生，主要由于内伤生冷积食，外受夏秋湿热疫毒之气。食积伤胃，湿热伤脾，脏腑同病，湿蒸热积，壅于肠胃，同时因为时令不正之气（疫毒邪气），随腐败变质之果品食物侵入肠中，使肠道之络脉受伤，气血与邪气相互搏结化为脓血，而成痢疾。若湿胜于热，则为白痢；若热胜于湿，则为赤痢；若湿热俱盛则为赤白痢。湿热及疫毒邪气与气血搏结于肠胃，正邪相争便见腹痛阵作、痢下脓血或恶寒发热；气机阻滞，大肠传导失司，不通则痛，欲便不出，故见里急后重等症。

余从事中医临床工作多年，于诊治"痢疾"之时，常遵《内经》《伤寒论》之旨，吸取后世明者之论，运用于临床，有得心应手之感，现将个人体会，分六点简述于后。错误之处，请指正。

一、痢疾初起发热

主要脉症：痢疾初起发热，恶寒，腹痛下痢，里急后重，大便次频，或黄绿稀便、杂有黏液或带脓血，苔白腻微黄，脉弦紧而数或弦数。

治则：解表清里，理气止痛。

处方：《痢证三字诀》柴胡荆芥散。

柴胡、荆芥、竹茹、杏仁、银花、连翘、白芍、黄芩、木香、桔梗、甘草。水煎，分两次温服。服药后裹被微微汗出即可。

若夹有宿食、呕恶、嗳气，可酌加厚朴、枳壳，以行气导滞。

本方用柴、荆、银、翘疏风清热；芩、芍、甘、桔、木香清里和中，缓急止痛；杏、茹宣肺降逆，表解里和，其痢自愈。

二、痢下赤白，兼有发热

主要脉症：腹痛里急，痢下赤白夹杂，兼有发热，体温升高，口渴引饮，尿黄而少，舌苔黄腻，脉象弦数。

治则：解肌清里，清热燥湿。

处方：《伤寒论》葛根芩连汤加味。

葛根、黄芩、黄连、甘草、白芍、杏仁、木香、银花。水煎，分两次服。

本方用葛根、银花、杏仁清热解肌，宣开肺气；芩、连苦寒燥湿，清其里热；木香、甘、芍理气和中，缓急止痛。

三、白痢，痢下白冻，但有轻重之分

1. 轻症

主要脉症：湿盛热轻，痢下白冻，腹痛阵作，里急后重，身热不扬，或口干少饮，苔白微腻，脉象弦数。

治则：清气和里，缓急止痛。

处方：《痢证三字诀》银菊散。

银花、连翘、白芍、杏仁、焦栀、菊花、桔梗、木香、牛蒡子、甘草。水煎，分两次服。

本方银、菊、翘、蒡清气解表；甘、桔、杏仁、木香升清降浊，行气和中；焦栀、芍药清热解毒。

2. 重症

主要脉症： 下痢白冻，里急后重，肌肤灼热，口渴引饮，邪热不随汗解，苔黄燥，脉象弦大数。

治则： 清热理气，缓急止痛。

处方：《伤寒论》白虎汤加味。

知母、石膏、粳米、甘草、黄芩、白芍、厚朴、桔梗、杏仁。水煎，分两次服。

本方知、芩、石膏清热生津，除烦止渴；甘、芍、朴、桔、粳米行气护胃，缓急止痛。

四、赤痢（血痢）

热胜湿负，湿热疫毒，熏灼胃肠，热伤肠膜血络，痢下纯赤，但有轻重之别和赤痢兼白之证。

1. 赤痢轻症

主要脉症： 痢下纯赤，里急后重，肛门灼热，身热口渴，苔黄欠津，脉弦数。

治则： 清热解毒，凉血活瘀。

处方：《伤寒论》白头翁汤加味。

白头翁、黄连、黄柏、秦皮、金银花、槐花、地榆、白芍。水煎，分两次服。

本方用白头翁、银花清热解毒；连、柏燥湿厚肠；槐、榆、秦、芍凉血和瘀，缓急镇痛。

2. 赤痢重症

主要脉症： 痢下纯赤，里急后重，腹痛较剧，次数频繁，肛门灼热，壮热心烦，口渴引饮，苔黄而燥，脉滑数有力。

治则：清热解毒，行气凉血。

处方：《痢证三字诀》金花汤加减。

黄芩、黄连、黄柏、焦栀、杏仁、槟榔、当归、白芍、地榆、生地、青蒿、焦山楂、甘草。水煎，分两次服。

本方用芩、连、柏、栀、苦寒清热；甘草、芍药缓急止痛；槟榔、焦山楂消积导滞；归、芍、生地、地榆养血和瘀；杏仁、青蒿宣肺清热。

3. 赤痢兼白，赤多白少

主要脉症：痢下脓血，血多脓少，里急后重，次数频繁，苔黄微腻，脉弦数。

治则：清热燥湿，行气导滞。

处方：《宣明论》芍药汤加减。

芍药、黄芩、黄连、大黄、木香、枳壳、槟榔、厚朴、当归、甘草。水煎，分两次服。

本方用芩、连、大黄清热燥湿；归、芍、甘草养血镇痛；枳壳、木香、厚朴、槟榔行气导滞、通因通用。

五、虚寒痢

痢下经久不愈，虽痢下脓血，但无里急后重。本证有虚寒久痢重在气虚及虚寒久痢上热下寒之分。

1. 虚寒久痢，重在气虚

主要脉症：除具上述证候外，有气虚无力，纳呆食少，口淡不渴，苔白润滑，脉沉细或沉迟者。

治则：温补燥湿，健脾益气。

处方：《伤寒论》桃花汤加味。

党参、赤石脂、炮姜、粳米、山药、薏苡仁。水煎，分两次服。

本方用党参、山药、粳米甘淡渗湿、健脾益气；赤石脂、炮姜温中扶阳固脱。

2. 虚寒久痢上热下寒

主要脉症：痢下脓血，无里急后重，但口苦喜饮，饮而不多，苔淡黄，脉弦紧略数，此为胸中有热，肠中有寒之上热下寒证。

治则：温补收摄，扶正祛邪。

处方：《伤寒论》乌梅（丸）汤。

党参、附子、细辛、肉桂、川椒、黄连、黄柏、乌梅、干姜、当归。水煎，分两次服。

本方用乌梅、连、柏清热生津；姜、桂、附、温中散寒；参、归补气养血，扶正祛邪。

六、痢疾恢复期调治法

主要脉症：痢疾后期已不下脓血，无里急后重及腹痛等症，惟觉口干口淡，纳呆不香，疲乏无力，苔白，脉细，此乃痢后伤阴之故。

治则：健脾养血，滋阴升阳。

处方：《痢证三字诀》归地养荣汤。

当归、生地、山药、白芍、麦冬、石斛、荷叶、甘草、玉竹、莲子心。水煎，分两次服。

本方用归、芍、生地养荣补虚；麦冬、莲子心、荷叶、玉竹清心益肺；山药、石斛、甘草补中健脾，升清益胃。

以上各方均未写出药量，一般情况按常用剂量处方。特殊情况要根据患者的具体病情，脉证合参，权衡轻重，药量宜重则重，宜轻则轻，恰如其分，中病即可。同时对处方要化裁加减、灵活运用，当病情转变时，处方亦应随之调整，谨防犯虚虚实实之戒。

辨证治疗小儿腹泻

腹泻，在中医学里叫"泄泻""下利"，实属一证。

腹泻四季都可发生，但以夏末秋初发病最多，是儿科临床上最常见的疾病。尤其是以数月至二三岁的婴幼儿易患此病。其特点是大便泻下暴注、稀薄如水，或夹有不消化之食物或吐泻并见，日泻数次，甚至数十次，由于脱水、病情转变迅速，易趋恶化，若失治，轻者导致脾阳受损，渐成慢脾风证；重者液竭气脱死亡，对婴幼儿的生命威胁极大。

一、病因、病机

腹泻之病因，不外饮食不节，外感时邪及脾胃虚弱三个方面。

1.饮食不节、脾胃功能失调　对婴幼儿哺乳次量过多；或过早的添加辅食；或食物无节制，如食后哺乳，乳后又喂食；过食生冷瓜果及不易消化之食物。致使脾胃损伤，脾失健运，不能消化水谷，而引起腹泻。

2.外感时邪　婴幼儿肌肤柔嫩，卫气不固，若汗出当风，更衣未避风寒；或坐卧潮湿阴冷之地；或洗浴过久，湿邪侵袭肌表；或在长夏炎热之时，感受暑热夹湿等等。外感之邪，由表及里，影响脾胃，皆可引起腹泻。

外感时邪引起的腹泻，以湿邪较为多见。脾主湿而恶湿喜燥，胃主燥而恶燥喜湿，脾湿胃燥，相互调济，相互制约，才能腐熟水谷，精微得以运化吸收，故无腹泻之患。若湿邪伤脾，脾为湿困，致使脾胃运化失职，遂使清浊不分，水液混杂而下引起腹泻。《难经阐注》说"湿多成五泄"，但如脾强无湿，虽受内寒，亦不成泻。泄泻之本，责之脾胃，脾胃受损，水反为湿，谷反为滞，精华糟粕合污而下，即发生泄泻。说明湿是致泻的主要因素。

3. 脾胃虚弱　由于部分婴幼儿的禀赋不足，故平素脾胃虚弱，消化功能较差。此种情况下若家长过于溺爱子女，随时杂投乳食，或多给滋补药物，致脾胃壅滞，运化迟钝而食少纳呆。如《素问·痹论》云："饮食自倍，肠胃乃伤。"若又嫌食少而过用攻下药品，造成脾胃越虚，脾失健运故腹泻。

二、分型证治

为了便于临床掌握，根据不同的致病因素或症状，将婴幼儿的腹泻概括为伤食泻、寒湿泻、脾虚泻和热泻四个类型。

1. 伤食泻

（1）伤食（乳）泻

主症：厌食，打嗝有食臭气，大便酸臭，夹杂有不消化之食物（或乳块），鼻准红，手心发热，苔白腻，脉滑，指纹紫红。

治则：和中清热消积。

处方：保和丸（汤）。连翘、法夏、茯苓、神曲、莱菔子、陈皮、焦楂。

伤食泻不可过早投收敛止泻药。

如腹胀痛拒按，可加厚朴、枳实以破积；如面黄气弱，虚中夹食，可用香橘散加味（木香、青皮、橘红、厚朴、神曲、炒麦芽、山药、扁豆），以调气和中消滞。

（2）飧泄

主症：食后即泻，完谷不化，肠鸣身倦，日久则清气下陷，脉沉无力，舌苔白腻。

治则：提升中气，健脾和中。

处方：补中益气汤加味。黄芪、党参、白术、当归、山药、扁豆、茯苓、柴胡、升麻、砂仁、炙甘草、生姜、大枣。

如滑脱不禁者加服四神丸以固涩。

2. 寒湿泻

（1）中寒腹泻

主症：腹痛肠鸣，喜按喜热，大便稀薄，小便清长，四肢不温，舌苔白，脉迟无力。

治则：温中祛寒。

处方：理中汤。党参、白术、干姜、甘草。

若泻甚则用诃子散（诃子、肉蔻、白术、党参、木香、茯苓、陈皮、炙甘草）以涩肠止泻。

（2）湿甚水泻

主症：黄水样大便，小便短少，腹胀不渴，精神怠倦，不思饮食，舌苔白腻，脉沉缓。

治则：健脾燥湿，助阳利水。

处方：胃苓汤。苍术、白术、川朴、陈皮、茯苓、猪苓、泽泻、肉蔻、炙草。

3. 脾虚泻

主症：腹胀肠鸣，完谷不化，色淡黄不臭，四肢厥冷，面黄体瘦，脉虚细，舌苔白薄，指纹淡红或青淡。

治则：健脾化湿。

处方：加减六神汤。炒扁豆、茯苓、山药、薏苡仁、橘红、甘草。

腹泻长久不愈者，加诃子、米壳；阳气虚者，加丽参；发惊、抽搐、指纹青者，加钩藤、白芍；暑月外感，发烧，脉数，泻下黏腻者，加香薷、厚朴；若兼伤食，脉滑大，手心热，苔厚腻者，加山楂、川朴、滑石；呕吐甚者，加竹茹、藿香、半夏；胃腹胀满不减或拒按，兼有烦躁神昏者，加焦三仙、川朴、郁金、玉片、枳壳。

如夜卧不安，有时惊啼，大便色青黏稠，脉弦，指纹青者，名惊泻，乃与脾虚有关，治宜和胃健脾镇惊。

处方：益脾镇惊汤。党参、白术、茯苓、山药、扁豆、钩藤、蝉衣、白僵蚕、炙甘草、朱砂。

4. 热泻

主症：泻时暴注下迫，泻多黄水，味臭气热，烦躁而渴，肛门灼热，尿少色赤，舌质红，舌苔黄燥，脉滑数，指纹紫红。

治则：清热、利水、止泻。

处方：玉露散合四苓汤。寒水石、石膏、甘草、白术、茯苓、猪苓、泽泻。

如嗳腐酸臭者，加苍术、川朴、陈皮、车前子。如症见发热恶寒，脉浮数，夹有表证者，宜表里双解。可用葛根黄芩黄连汤加味：葛根、黄连、黄芩、甘草、滑石、扁豆、山药。如发热，烦躁，口渴，怠倦，脉数者，为伤暑腹泻，宜用祛暑利湿、苦寒清热之剂，可用黄连香薷饮加味（黄连、香薷、川朴、扁豆、木瓜、滑石、甘草等）。

三、变证治疗

小儿由于体禀稚阳，阳气未充，脏腑娇嫩，患腹泻过程中易虚易实，变证迅速，最易伤阴、伤阳，或阴阳俱伤，导致危候。治疗中切忌犯虚虚实实之戒。

1. 伤阴

（1）轻型

主症： 口渴喜饮，发热，泻下次量俱多，持续日久，便稀薄，色黄如水，无尿或少尿。舌苔黄燥，脉弦数。

治则： 育阴清热，利尿止泻。

处方： 猪苓汤。猪苓、茯苓、泽泻、阿胶、滑石。

（2）重型

主症： 泻下无度，迁延日久。囟门和眼球塌陷，皮肤干枯，口渴引饮，烦躁不安，甚至神昏，四肢抽搐，舌光无苔似镜面，苔质绛或起芒刺，脉细数，指纹紫红。

治则： 滋阴潜阳，固脱止泻。

处方： 大定风珠加减。杭芍、阿胶、龟甲、生地、五味子、莲子、牡蛎、鳖甲、麦冬、甘草、鸡子黄。

2. 伤阳

主症： 面色淡黄，或㿠白无华，精神极度怠倦，额出冷汗，手足厥逆，泻下稀水，舌淡，脉沉细。

治则： 温中回阳。

处方： 附子理中汤加味。附子、干姜、党参、白术、甘草、补骨脂、益智仁。

3. 阴阳俱伤

主证：面白肢冷，嗜睡露睛，腹部塌陷，皮肤松弛而干枯，或肢体抽搐，指纹淡红，脉弱。

治则：益气滋阴，补肾培中。

处方：理中地黄汤。白术、肉桂、党参、山萸肉、山药、熟地、炮姜、黄芪、当归、补骨脂、炙草、枸杞子、炒枣仁、核桃。

以上分型证治和变证治疗处方，均未写明剂量，临证时按小儿常用剂量结合年龄、体质、病情、病程等具体情况决定用量。

四、讨论

前人称小儿科为"哑科"，意味着婴幼儿神志未足，不会语言，难以反映病情，治疗的成败关键全在于医者的辨证准确与否，辨证准确，治疗及时，用药恰当，则效果显著，否则，药下不效、贻误病情。医者临证时，必须仔细察苗窍，观色脉，问家长，审病因，看现状，辨虚实，脉证参合。特殊情况下可舍脉从证或舍证从脉，辨证治疗，选方用药，斟酌分量，决不可掉以轻心，胸中无数，杂乱投药，犯虚虚实实之戒，造成不良后果。

小儿体禀稚阳，肌肉柔嫩，卫气不固，如寒湿失调，容易招受外感。同时，小儿脏腑娇嫩，阴血不足，脾胃薄弱，如饮食不节，容易损伤脾胃。无论外感，内伤，表里同病，或夹惊夹食，均能导致腹泻。书云："湿多成五泻，泻之属湿也，然有湿热，有湿寒，有食积，有脾虚，有肾虚，皆能致泻，宜分而治之，如口渴、溺赤，下泻肠垢，湿热也；溺清，口和，下泻清谷，湿寒也；胸满痞闷，嗳腐吞酸，泻下臭秽，食积也；食少，便频，面色㿠白，脾虚也。凡治泻，须利小便，然有食积未消者，正不宜利小便，必俟食积即消，然后利之斯为合法。"

小儿腹泻，病本在脾胃，治疗主要是健脾护胃，扶正为主，祛邪为辅。勿妄用辛燥伤阴，苦寒伤阳的药品，初泻时有积者慎用收涩止泻之品，用药要适得其当，恰如其分。根据不同的情况，决定用药原则，选方，选药，对于所列处方仍可随证加减，不必拘泥。

腹泻在发病过程中，易虚易实，变证迅速，最易伤阴，伤阳或阴阳俱伤，出现危候。如腹泻过甚，容易从阳化热，从热则灼津耗液而伤阴，变证则易使热邪内陷，入心入肝，入心则邪扰神明而昏睡谵妄；入肝则肝风内动而抽搐惊厥。如吐泻无度，经久不愈，则中气受伤，先由阴虚，后累及阳，致使脾虚胃弱，耗气伤阳，变证则导致胃虚脾寒，出现昏睡露睛，气微脉弱，四肢发凉，慢惊风等。由于伤阴，伤阳，也可导致阴阳俱伤，出现面色㿠白，嗜睡，肢冷，腹凹如舟，气息微浅，脉细无力，舌质光绛。此种变证的出现，是病势加重的征兆，对此等危重证候，临证时必须细心果断，给予恰当的处理，力争迅速脱险，这是病机转变的关键，故必须强调指出。小儿腹泻易治，但其变证棘手，因此，必须引起医生的高度重视。

病案 1：湿热下利（中毒性消化不良）

樊某，男，7 个月。因腹泻月余，4 日来加重，于 1973 年 9 月 10 日，住院治疗。

病历摘要：患儿于入院前 1 个月，开始腹泻，每日腹泻七至八次，稀水状，量多，伴高烧不退，体温常在 38℃ 以上。自病后，先后住院两次。近四日来，病情更重，精神萎靡，尿量明显减少，转我院治疗。

检查：体温 39℃，呼吸 30 次 / 分，脉搏 120 次 / 分。

重病容，面色㿠白，烦躁，哭时无声无泪，略见口张，囟陷，露睛，眼眶明显凹陷，皮肤弹力明显减退，心音低钝，两肺呼吸音粗，可闻及干啰音。

入院后：查大便常规黏液（++），红细胞（++），脓血（+），潜血（++），大便涂片可见真菌孢子，血红蛋白 15 克 / 升，红细胞 5×10^{12}/ 升，白细胞 22×10^9/ 升，中性 79%，有血浓缩现象。

西医诊断：中毒性消化不良。

初诊（9 月 10 日）：其母述患儿腹泻月余，量次俱多，稀水样便，每日七至八次。观其囟门和眼窝下陷，面色苍白，舌绛起刺，苔薄黄，口唇舌尖及上腭满布白疮，脉滑数，指纹紫红。

辨证：腹泻经久，气阴亏损，故呈现舌绛苔黄，干燥起刺，口唇溃疡，囟门眼眶下陷。究其高烧不退，腹泻不止，病因由于积食伤脾，脾虚胃热所致。治宜解肌散火，健脾清热。

处方：葛根黄芩黄连汤加味。

葛根 6 克　　黄连 1.5 克　　黄芩 1.5 克　　白芍 4.5 克

怀山药 9 克　扁豆 6 克　　莲子 6 克　　木香 1.5 克

白头翁 6 克　钩藤 3 克　　甘草 1.5 克

取两剂，水煎分四次服，一日一剂。

于入院当天，连续水泻达 13 次，每次泻下量甚多，外观呈深咖啡色，潜血（++）。虽经静脉输液，纠正水电解质失衡及抗生素控制感染，但次晨病情更为严重，面色青灰，四肢发凉，口唇、指甲发绀，呼吸不匀，急促而浅，虽一直快速输液，但大量泻下，患儿仍处重度脱水、酸中毒状态。立即吸氧，并做静脉切开，加快点滴，加服制霉菌素，及服中药（葛根芩连汤加味）。经中西药共同治疗三日，患儿腹泻及脱水表现有所好转。

复诊（9月13日）：腹泻减少，每日三至四次。但体温仍高，38℃~39℃左右，精神萎靡，面色灰，舌干，芒刺突出，苔转黄腻，脉弦数，呼吸困难，尤其腹胀如鼓，按之硬满，查肠鸣音极弱（肌张力不低，腱反射可引出）。依据患儿高烧，全身中毒症状严重，考虑为"中毒性肠麻痹"。虽经多次肛管排气，腹部按摩，针灸，静脉内给足量氯化钾，肌注新斯的明，以期增加肠蠕动等措施，均无效。

综合脉证分析：患儿由于外感暑邪，内伤乳食，而致运化失职，水谷不分，故泻利无度。因久泻伤阴，胃热炽盛，虽泻下日达十余次之多，而胀满依然不减。证属虚实夹杂，如积不去，泻不止，阴越耗，热不解，胀满难消。恰当采用"通因通用"之法，投小承气汤加味，以清热导滞。

处方：大黄3克　厚朴3克　枳实3克　黄连3克

连翘6克　薄荷1.5克　取一剂，水煎分三次服。

三诊（9月14日）：服药后，一连泻下三次糊状秽浊便后，腹胀立即消失，面色见好，舌刺渐退，质转红，苔转润，惟唇舌溃疡，依然存在。脉仍滑数，指纹紫红。乃肺胃阴亏，余热未清，拟甘露饮加减，以滋阴健脾清热。

处方：麦冬5克　石斛5克　黄芩1.5克　连翘5克

莲子6克　扁豆6克　茵陈3克　神曲3克

甘草1.5克

取两剂，水煎分两次服，一日一剂。

四诊（9月17日）：服药后，腹泻次数减少，日泻2至3次，口腔溃疡完全消失，面色红润，始有食欲，哭时声泪俱出，能安静入睡，舌苔薄润，脉仍滑数。乃邪热渐退，脾胃虚弱，功能未复，投以加减六神汤加味（薏苡仁、扁豆、茯苓、山药、陈皮、罂粟壳、乌梅、甘草），甘淡健脾，收涩止泻。连服两剂后，腹泻已止，大便成形，但仍发烧，体温38℃，脉仍稍数。证属表里不和，气分尚有余热，投以清气饮，以期表解里和。

处方：银花5克　桔梗3克　紫苏3克　　藿香3克

茯苓5克　蝉蜕1.5克　半夏1.5克　神曲5克

谷芽3克　陈皮3克

连服两剂后，体温降至37℃，精神、食欲、二便俱已正常，病情基本痊愈而出院。

病案2：虚寒下痢

成某，男，1岁半。因间断腹泻3个月，近四天来又下痢脓血，于1976年5月10日住院治疗。

患者于3个月前，因喂食不当，引起腹泻，每日三次左右，为绿色水样便。曾用呋喃唑酮、小檗碱、金霉素、链霉素等治疗，时作时止，迁延达三月之久。近四日来，下痢脓血，日行三四次，十余次不等，且面黄气弱，手足不温，食欲不振，精神欠佳。两脉虚细，指纹淡红，舌质淡，苔白微腻。

入院后，大便化验检查：黄色稀便，黏液（++++），脓细胞（++++），红细胞（++++）。

诊断：细菌性痢疾。

辨证：饮食不节，损伤脾胃，脾失健运，水谷不别，并走大肠，泻痢由作。虽下痢脓血，但无里急后重之感。泻下日久，脾阳更伤，大有滑脱之势，且中阳不足，呈现面黄气弱，四末不温。脉证合参：知为虚寒下痢。

治法：健脾益气，温中固脱。

处方：方用加减六神汤合桃花汤加减施治。

山药9克　　白扁豆6克　　茯苓6克　　薏苡仁9克

橘红4.5克　赤石脂6克　　焦姜1.5克　粳米1撮

沙参6克　　白头翁6克　　焦楂5克　　甘草1.5克

三剂，水煎分三次服，每日一剂。

服以上药后，大便成形，一日一次，连续三天，化验大便，均无异常，住院六日痊愈出院。带原方三剂，嘱其回家继续服，以资巩固。门诊随访再未复发。

体会：本例虽为细菌性痢疾，但依据患儿病程迁延、脉象、舌苔、指纹及全身症状，辨为虚寒下痢，投以健脾渗湿之加减六神汤合温中固脱之桃花汤加减出入，而竟将下痢经久患儿治愈，是以辨证之确切，用药之恰当，而未见痢治痢，投以大量苦寒之品，克伐无过，犯虚虚之戒，方益信辨证论治之要义。

加减六神汤治疗小儿脾虚泄泻的体会

小儿腹泻，即西医所称之消化不良。是儿科临床上常见的一种疾病，尤其是以数月至二三岁之婴幼儿易患此病。其特点是大便泻下暴注，稀薄如水，或夹有不消化之食物，和吐泻并见，日泻数次甚至数十次。由于病情转变迅速，易趋恶化，应当及时对症处理。

究其腹泻之病因，不外饮食不节、外感时邪及脾胃虚弱三个方面。但病本仍在脾胃，故张景岳说："泄泻之本，无不由于脾胃。"我在临床实践中，曾应用加减六神汤治疗小儿脾虚泄泻，取得了较好的疗效，现简介如下，以供参考。

加减六神汤系《证治准绳》方六神散（党参、白术、茯苓、山药、扁豆、甘草）加减而成。因小儿脏腑娇嫩，脾胃薄弱，且多因伤食伤乳而腹泻。故去滋补的党参，免滞其邪；泄泻次多，极易伤阴，则去药性温燥之白术，另加薏苡仁以健脾渗湿止泻；加橘红以理气和胃，使其止泻而不留邪。加减后本方即为：

山药 9 克　　茯苓 6 克　　扁豆 6 克　　薏苡仁 9 克

橘红 4.5 克　　甘草 1.5 克

一日一剂，水煎分六次至八次服完。

其主证为：腹胀肠鸣，大便溏薄，或完谷不化，四肢厥冷，面黄体瘦，脉象虚细，舌苔薄白，指纹淡红或青淡。本方由散剂改为汤剂，故定名为加减六神汤，具有健脾和胃，渗湿利水，分清降浊的作用。临床应用时，尚可根据病情，随症加减。

加减法：

若腹泻经久不愈者，加诃子、罂粟壳以收涩固脱；

若阳气虚者，加丽参（或党参）以补气收摄；

若发惊，抽搐，指纹青者，加钩藤、白芍以柔肝、息风、镇惊；

若暑月外感，发烧脉数，泻下黏腻者，加香薷、厚朴以解表和中；

若兼伤食，脉滑大，苔厚腻，手心热者，加二楂、滑石、厚朴以消积导滞；

若呕吐甚者，加竹茹、藿香、半夏以和胃降逆止吐；

若胃腹胀满不减或拒按，兼有烦躁神昏者，加焦三仙、厚朴、槟榔、菖蒲、枳壳以消导和中，理气除满。

例1：王某，男，8个月。1975年7月10日初诊。

患儿腹泻旬余，泻物稀薄，日泻十余次之多，夹有不消化之食物，且见腹胀肠鸣，手心发热，舌苔白腻，脉象虚细，指纹淡红。

辨证：食积不化，脾虚泄泻。

即投加减六神汤加二楂、麦芽服之。服药一剂，尚无变化；服两剂后，便次较前减少；三剂服完，大便成形，手心已不发热，再投加减六神汤加党参健脾护胃，以资巩固。

例2：杨某，男，1岁。

患儿1个月前，因吃不洁食物，引起下痢，经中西医治疗，痢疾已止，未过几日腹泻又作，月余未止，曾住某医院，诊为"单纯性消化不良"。于1975年8月邀诊，其脉沉细，指纹淡红，舌苔薄白，大便日泄二十余次，质较稀薄，或为水样，夹有不消化之食物，在诊脉时即便二至三次。

脉证合参：知为饮食不节，损伤脾胃，泻下日久，大有滑脱之象，急投加减六神汤加焦山楂5克，诃子肉3克，罂粟壳3克。连服三剂，大便次数明显减少，似已成形，再给加减六神汤两剂，并嘱其注意饮食，借其恢复。

小儿咳喘的证治

由于小儿形体不足，脏腑娇嫩，抗病能力薄弱，最易感受外邪（风寒、风热），未得到及时透解，入里侵犯肺经，郁阻于肺胃引起肺热。一般小儿属阳盛体质，且极易发热，热盛煎熬津液为痰，痰阻肺络，肺失其宣降功能。肺气上逆以致临床出现发热、咳嗽、痰多、痰阻于气道，出现气急气喘，肺气闭塞（肺闭）引起气郁气滞，血流不畅，颜面、口唇青紫、发绀和喘憋，使血脉不能达四肢，皮肤出现发花、发凉，肝脏肿大，腹胀而导致出现危重症候群，要引起高度重视。

小儿咳喘包括感冒、支气管炎和肺炎引起的咳嗽、气喘、气急、呼吸困难，主要见症是发热、恶寒、咳嗽、气喘、气急、鼻翼扇动、鼻塞、流涕等，病情严重时，可见面色苍白，口唇、爪甲发绀。由于患儿感受外邪有风寒、风热和温热的不同，禀赋有弱有强，病情有轻有重，病机有顺有逆，所以临床表现错综复杂，治疗也随之不同。

在临床中，治疗小儿咳喘（支气管炎、肺炎），余常按以下四型论治，清晰明了，抓住了其病的主证，利于辨证施治。

一、风寒闭肺寒重热轻

本证由于风寒闭肺，肺气不宣而致气急作喘。

主证：寒热无汗，鼻塞流涕，咳嗽而喘，咳痰不利，脉浮紧或浮数，指纹浮红，舌苔薄白。

治法：辛温解表，宣肺平喘。

处方：华盖散加味或止嗽散加味

华盖散加味：麻黄、杏仁、甘草、炙桑皮、苏子、白芥子、橘红、茯苓。水煎，分三次温服。

止嗽散加味：荆芥、橘红、白前、桔梗、杏仁、炙百部、紫菀、桑皮、贝母、苏子（橘红、荆芥咳而喉痒者必用）。

水煎，分三次温服。

二、风寒犯肺，表证不著

本证因风寒犯肺，表证已罢或表证不著，但阻滞肺气，气逆咳喘。

主证：形寒不热，咳嗽声重或气急而喘，鼻塞流涕或打喷嚏，喉中痰鸣，脉弦细，苔薄白，指纹暗。

治法：温散风寒，祛痰止咳。

处方：杏苏散加减。杏仁、苏叶、前胡、桔梗、白芥子、橘红、茯苓、甘草、半夏、辛夷、冬花。

水煎，分多次服。

若大便干，口燥，苔白腻，脉滑数者，加瓜蒌、贝母；若鼻塞喷嚏者，加白芥子、辛夷、冬花，将苏子易紫苏；若因停饮化热，而痰鸣如潮，声如拽锯者，加葶苈子、苏子。

三、风温袭肺

本证由外感温邪，侵表犯肺，致肺气不宣而咳喘，此证临床可分三型施治。

1.**轻症** 发热恶寒，寒轻热重，咳嗽汗出，鼻塞口干，咽喉红肿、作痛，脉浮数，舌红，苔薄白，指纹浮红或紫红。

治法：辛凉解表。

处方：银翘散加味。银花、牛蒡子、连翘、薄荷、竹叶、芦根、甘草、桔梗、板蓝根、豆豉、荆芥、杏仁、全瓜蒌。

水煎，分次温服。

若大便秘结者，加元参、麦冬；若咳嗽胸闷者，加菖蒲；若咽干口燥，扁桃体肿痛，加生地、丹皮、射干；若高烧无汗者，加葛根。

本证也可选用桑菊饮加味治疗。

2.重症 高热不退,面色潮红,咳嗽频繁,呼吸急促,气短痰鸣,鼻翼扇动,口唇、爪甲发绀,微有汗出,口渴烦躁,脉滑数,舌质红,苔薄白或黄腻,指纹青紫或紫红。

治法:辛凉宣肺,清热平喘。

处方:麻杏石甘汤合蒌贝养荣汤加味。紫苏子、贝母、天花粉、当归、橘红、麻黄、杏仁、生石膏、甘草、银花、白芍、知母、瓜蒌、生地、连翘。水煎,分次温服。

若痰鸣如潮,声如拽锯者加炒葶苈子。

3.热入气分,兼有宿食 表证未解,热邪传入气分,症见发热微恶寒,口渴欲饮,咳嗽呕逆,嗳气或泄泻,脉浮大,舌苔白厚或腻,指纹浮红或紫红。

治法:解表清气,健脾和胃。

处方:清气饮加味。法半夏、藿香、紫苏、陈皮、茯苓、银花、蝉衣、神曲、谷芽、桔梗、花粉、杏仁、连翘。水煎,分次温服。

四、邪盛正衰咳喘

1.虚脱型 心阳虚衰者,咳喘已久之患儿症见突然面色苍白,呼吸急促,头出冷汗,四肢厥逆,体温低,脉微弱或沉细数。多由于体质虚弱,心阳素虚或咳喘病程已久,治疗失误而致。

治法:益气生津,回阳救逆

处方:生脉散合参附汤。丽参(多以党参或参须代替)、麦冬、五味子、附子。水煎频服。

2.内陷型 邪陷厥阴者,咳嗽已久之患儿症见高热烦躁,面红颊赤, 神志不清或神昏谵语, 抽搐惊悸, 项强口噤, 两目窜视, 脉弦大数, 舌红或绛。

治法: 清心开窍, 平肝息风

处方: 牛黄清心丸(成药)。

服法: 按小儿年龄大小酌量, 温开水化开灌服。

若体温高, 肌肤灼热, 口燥苔焦, 神昏嗜睡者, 亦可服五心清宫汤: 元参心、麦冬心、莲子心、连翘心、竹叶卷心、犀角尖。并结合肺炎喘咳的具体证候, 对证施治。

3. 脾胃阳虚型 营养不良小儿, 脾胃素虚, 水湿不化, 聚而为痰, 如患咳喘, 痰浊内阻, 蒙蔽清窍而致神昏、惊悸、抽风, 脉滑、苔白厚或白腻。

治法: 健脾益气, 祛痰开窍。

处方: 醒脾汤加减。党参、白术、茯苓、陈皮、陈仓米、半夏、菖蒲、天麻、钩藤、胆南星、全蝎、僵蚕、藿香。水煎, 分次温服。

4. 正虚邪恋型 本证见于喘咳后期, 午夜潮热、盗汗, 口唇面颊发红, 干咳少痰, 舌绛欠津, 舌苔光剥, 脉细数, 指纹青紫或红。

治法: 养阴清肺。

处方: 沙参麦冬饮。北沙参、麦冬、玉竹、桑叶、扁豆花、粉甘草。水煎, 分次服。

5. 肺胃阴虚型 本证见于咳喘后期, 因内热亢盛, 耗伤肺胃之阴, 症见干咳, 口舌糜烂, 舌干少津, 舌质红, 思饮, 日晡热, 脉细数, 指纹紫红。

治法: 养阴清热。

处方: 甘露饮加味。生地、茵陈、黄芩、枳壳、枇杷叶、石斛、麦冬、竹叶、甘草、沙参、熟地、天冬。水煎，分次温服。

以上咳嗽证治处方，均未写出分量，临证时根据患儿年龄大小，体质强弱，病情轻重深浅，按常用量处方，用量要恰如其分，中病即可。个别药物不必拘泥于一般剂量，可加重用量，以求获效。

典型病案

病案 1： 风温袭肺

赵某，男，1 岁 4 个月。因高烧四日，咳喘加重两日，于 1974 年 2 月 25 日入院。

查体：神清，精神萎靡，高热 39℃ ~ 40℃，发绀不著，时有鼻扇，左肺可闻到细小湿啰音少量，叩不浊。胸透示：两肺纹理增重，心律整，心音尚有力，心率 150 次 / 分，腹平软，肝肋下 4 厘米，脾未触及，白细胞 2.19×10^9/ 升。入院第三日左肺底叩诊浊音，两肺均可闻及少量细湿啰音，腹胀如鼓。西医诊断：支气管肺炎。入院后持续高热五天，身出白痦，用各种抗生素治疗效不著。邀余施治，见患儿苔黄腻，舌质红，舌刺明显，指纹红，脉滑数，阵咳，气急而喘，喉中痰鸣。

辨证：风温袭肺（热入气分）。

治法：解表清气、健脾和胃。

处方：清气饮加味。

<blockquote>
葛根 4.5 克　浮萍 4.5 克　陈皮 3 克　贝母 3 克

茯苓 6 克　　紫苏 1 克　　藿香 1 克　蝉衣 2 克

谷芽 6 克　　神曲 4.5 克　连翘 6 克　厚朴 3 克
</blockquote>

方用藿香、紫苏、浮萍芳香化浊，由里达表，引邪外出，发汗以解表；佐以葛根解肌；蝉衣祛风；连翘解毒清热；谷芽、神曲、

厚朴健脾和中以通里；茯苓、陈皮、贝母润肺祛痰以镇咳，使其表解里和，热退咳止，胀满自愈。

病案 2：风温袭肺（重症）

薛某，男，3 岁，1973 年 12 月 5 日入院。

因高热 9 天，咳嗽，气喘，嗜睡四天，用抗生素无效而入院。查：精神萎靡不振，面色微红，呼吸急促，鼻翼扇动，心音低钝，心率 180 次 / 分，两肺满布干湿啰音，肝肋下 3 厘米。化验检查：血红蛋白 6 克 %，白细胞 8.8×10^9/ 升，杆状 5%，分叶 37%，淋巴 56%，异型淋巴 2%。

入院后曾肌注青链霉素，静推毒毛 K，静点四环素、红霉素等。治疗十余天，体温仍不退，持续高烧达 39℃ 以上，咳喘加重，咽红，两肺干湿啰音，口干，尿短赤，大便秘结，舌质红。西医诊断为：病毒性肺炎合并心衰。邀余施治，视其患儿高热面容，咳嗽频繁，气急而喘，鼻翼扇动，口唇略发绀，口渴烦躁，舌质红，苔黄腻，指纹青紫，脉滑数。

中医诊断： 风温袭肺（重症）。

治法： 辛凉宣肺、清热平喘。

处方： 麻杏石甘汤合蒌贝养荣汤加味

苏子 4.5 克　贝母 6 克　天花粉 4.5 克　当归 4.5 克

橘红 5 克　麻黄 4 克　杏仁 5 克　石膏 20 克

甘草 2 克　银花 6 克　连翘 6 克　知母 5 克

瓜蒌 6 克　生地 9 克　炒葶苈子 4 克

连服三剂后，热稍退，体温降至 38℃ ~38.5℃，咳喘减轻，大便细软，小便渐清长，有所食欲。原方中去天花粉、知母、葶苈子，加桔梗 4 克、板蓝根 9 克、地骨皮 6 克、桑皮 6 克。再服三剂后，体温恢复正常，咳喘明显好转，精神恢复，但仍有微咳少痰，潮热，口干欲饮，舌红绛，舌苔稍黄腻，脉细数。

辨证：高烧伤阴、肺胃阴虚。

治法：养阴清肺。

处方：沙参麦冬饮加味。

北沙参 9 克　麦冬 4.5 克　玉竹 4.5 克　山药 10 克

扁豆 6 克　　杏仁 4.5 克　百合 6 克　　桔梗 3 克

桑叶 5 克　　地骨皮 5 克　连翘 4 克　　甘草 1.5 克

连服三剂后，上述体征消失，痊愈出院。

病案 3：风温犯肺

李某，女，1 岁 4 个月。因发热，咳嗽伴气促 4 天，于 1971 年 3 月 22 日入院。

入院时体温 40℃，心率 160 次 / 分。咳嗽痰多，鼻扇，呼吸促，口唇轻度发绀，两肺可闻湿性啰音，肝于肋下 2 厘米。白细胞总数 23.25×10^9/ 升，杆状 9%，中性 69%，淋巴 22%。临床诊断：支气管肺炎。胸透意见：支气管肺炎。

一诊（3 月 23 日）：昨午夜入院，高热，咳嗽痰多，气促鼻扇，唇口微绀，咽红，口腔溃烂，舌质红，苔黄厚，指纹紫赤。

辨证：肺热喘咳，属风温犯肺。

处方：麻黄 3 克　　杏仁 6 克　　石膏 24 克^(先煎)　荆芥 6 克

桑白皮 9 克　地骨皮 9 克　甘草 3 克　　　　橘皮 6 克

鱼腥草 12 克 连服两剂。

二诊（3 月 25 日）：发热已退，仍咳，气促鼻扇已缓。

处方：茯苓9克　法半夏6克　陈皮6克　　贝母6克
　　　　知母6克　荆芥6克　　桑白皮9克　桔梗3克
　　　　杏仁6克　甘草3克　　连服两剂。

三诊（3月27日）：无热，咳少，胃纳差，舌淡红。拟用沙参麦冬汤加减，养阴和中。

处方：沙参9克　麦冬6克　　茯苓6克　　陈皮6克
　　　　甘草3克　桑白皮9克　谷芽15克　怀山药12克
带药两剂出院善后。

麻杏石甘汤加味治疗小儿咳喘之经验

小儿肺炎在中医学称"肺风痰喘""马脾风"等，统称咳喘。发病原因以感受外邪为主。有风寒风温的不同，其中以风温最为常见，盖肺被邪束，闭郁不宣，内蕴痰热，化热烁津，炼液成痰，阻于气道，肃降无权，从而出现发热、咳喘、气逆、痰阻、鼻扇、热郁等一系列肺气闭塞的症状。治疗的关键方法就是清热宣肺，而解表、降气、祛痰、化瘀等法，都是为了以解"肺闭"，恢复肺主宣降的功能。

小儿肺炎在临床辨证上，中医常把发热、咳喘看作全部证候中的重点，而麻杏石甘汤恰合此病证，是治疗肺气闭塞的基本方剂。麻杏石甘汤出之《伤寒论》，由麻黄、杏仁、石膏、甘草组成。

功用：辛凉疏泄，清肺定喘。解表宣肺，化痰止咳。

主治：身热有汗或无汗，心烦口渴，舌质红，苔薄白或黄，脉浮洪而数，喘咳气粗，甚则鼻翼扇动。

方义：热邪壅肺是本证病机，喘咳气粗是本方主症，而发热口渴，苔黄脉数，则是肺热的诊断依据。由于热邪壅肺，肺失肃降之常，气机上逆，以致喘咳气粗。治疗此证，法当清宣肺热，消除致病之因；降逆平喘，治疗主要症状。

方中麻黄疏肺散邪，石膏清泄肺热，加杏仁润肺定喘，甘草泻火安中。麻黄同石膏相配，便成清泄肺热的主要药，杏仁利肺气以定喘，配麻黄增强宣肺平喘的作用；石膏可除内蕴之实热、甘草和之。在临床上无汗而表闭者，可因麻黄而得汗；内热自汗者，可因石膏而止汗；伤寒化热之后，其邪尚未离者，可以此方清解之。根据《伤寒论》记载，本方主治汗下后，汗出而喘，无大热之症，过去部分医家，对汗出而用麻黄，无大热而用石膏，颇多疑议。其实麻黄这味药，根据临床观察，与桂枝配伍，发汗之力始强；与石膏同用，发汗之力甚微。《金匮要略》中，续自汗出，用越婢汤。腠理开，汗大泄而用越婢加术汤，方中均有麻黄、石膏。由此可见，麻黄、石膏同用，而不配桂枝的方剂，不仅无汗可用，有汗亦可用。至于无大热，是由汗出之故；如果无汗，其热必甚。今因汗出，可知表热虽轻，而里热仍炽，故石膏为必用之品。是以盖汗出而喘者，热壅于肺也，无汗而喘者，热闭于肺也。故不论有汗无汗，皆以麻杏石甘汤为主。以石膏清其里热，有汗者得麻黄疏泄，而壅者亦宣。无汗者，得麻黄疏散，而闭着亦开，有杏仁以定喘咳，甘草调之，可见用麻杏石甘汤是治疗肺气闭塞的方法之一。

临床上应用麻杏石甘汤治疗肺热咳喘时，若症见有汗出，发热，口渴甚，治疗重在清泄肺热，石膏用量应大，麻黄用量就小。

如果无汗或微恶风寒，麻杏用量就大些，石膏用量就小。但无论如何，麻杏石甘汤中石膏用量始终大于麻黄，否则失去其辛凉宣泄，清肺平喘之效。小儿若有肺燥热伤阴之象，麻黄一般用炙麻黄，舍去发散之力，取其平喘之功。

现将麻杏石膏汤治疗小儿咳喘（肺炎、支气管炎），有关加味治法粗略分述如下：

1. 喉中痰鸣、痰浊涌上，气息鼻扇，甚则胸高肩抬者，加苏子、桑皮或葶苈子。胸高气急，气不降也，喉中痰鸣，痰浊涌上，热痰留滞也。苏子擅降肺气，桑皮与苏子俱止咳平喘、消痰、利膈宽肠的作用。

2. 夜热较甚、烦渴不宁者，加地骨皮、桑白皮。夜热较甚，肺中伏热为甚也。地骨皮长于治骨蒸，亦能退夜热。烦渴不宁，津液不足也，桑白皮能止咳除烦，即泻白散，或加连翘、青蒿、黄芩等。

3. 痰稠胶结，甚难咳出者，加瓜蒌仁、天竺黄、海浮石。瓜蒌仁润滑涤痰，天竺黄润燥化痰，海浮石味咸软坚，三味合用，治疗痰腻黏痰，或加桔梗、贝母增强其力。

4. 鼻塞流涕，脉浮滑数者，表卫症状未罢，视其轻重，加桑叶、菊花或银花、连翘，以疏风清热，此辛凉轻剂或辛凉平剂，合辛寒泄热法，令气卫两解。

5. 痰中带血，或痰如米粥，腥臭异常者，若咳吐痰血及热壅血瘀，宜加黄芩、苇茎、桃仁以清肺化痰，即合《千金方》苇茎汤之义。痰如米粥，腥臭异常即肺受灼热，腐败化脓也，当加鱼腥草、桔梗、贝母以解毒排脓，或用冬瓜仁、薏仁亦可获效。

6.暴气喘息，壮热烦躁，腹满便秘者，加大黄、枳实。肺与大肠相表里，实邪壅肺，移于大肠，肺气愈胀，故便秘、壮热，暴气喘息。大黄、枳实通利大肠，以疏通肺气之壅实，亦取上病下取之义。若热盛喘息，大便未秘者，加黄芩、栀子、浙贝以清肺化痰下气，仍力从上焦撤邪。

7.咳引胁痛，转侧不利者，加白芥子、前胡。由于痰热内停，经脉受阻，气机不利乃作胁痛，故用白芥子以豁痰，通其经络，佐以前胡宁咳，并除内外之痰实。

8.脘满痞塞，饮食不思者，加莱菔子、枳壳。气机阻滞，故脘满胃呆，莱菔子化痰消食，枳壳宽中消食，此寓健胃清热之法。

9.泄泻频发，大便水样者，加车前子、薏仁。车前子利水止泻，薏仁清利渗湿。治泻不利小便非其治也。

10.干咳无痰、口干舌燥者，麻杏石甘汤中，麻黄宜用炙麻黄，加沙参、麦冬、知母等。因肺被热烁，阴津受损，故口干舌燥，干咳无痰。方中麻黄颇有发散致燥之虞，用蜜炙麻黄舍去发散之力，而取其平喘下气之功，加沙参、麦冬、知母等之润燥养肺。

11.发热而喘，干咳无痰，唇红舌剥，脉细数无力者，此阴分已虚而邪实仍在，宜用炙麻黄绒（炙麻黄捣为细绒，减去燥热发散之力，而留平喘之功）并加入元参、生地、知母、麦冬、阿胶或百合、沙参、贝母，以滋阴养肺、泄热清邪。

12.口干咽燥、烦渴欲饮，是肺胃郁热，加之发热汗出、肺胃阴液亏损，故显口干咽燥、烦渴欲饮，可加大石膏量，斟增花粉、玉竹、石斛、芦根、麦冬之类以增液润燥。

临床上，肺炎（咳喘）的证候常会错杂并见，而治疗上又往往数法共治一炉，方能丝丝入扣、节节合拍。

以上加味治疗方未标明剂量，是要按不同年龄下量，亦可用于成人，只要辨证正确，会收到满意疗效。

浅谈小儿水肿的证治

水肿包括现代医学之肾炎，有急、慢性之分，不分长幼，皆可罹患，有关本病的论述，历代医籍记载颇多，早在《内经》《金匮要略》中已有专述。但是分类繁杂，直至金元名家朱丹溪将水肿分为阴水、阳水。他的这一创见对后世医家治疗水肿，确有指导意义。所谓阳水：是指在上、在外，偏于热证、实证，发作较急、遍身肿、烦渴、小便赤涩、大便多闭、脉象沉数，多由风寒、湿热外邪侵袭所致；阴水：是指在下、在内，偏于寒证、虚证，发作较缓、遍身肿、不烦渴、大便多溏稀、小便虽少而不赤涩、脉象沉迟，此属阴水，多由脾肾阳虚温煦气化失调所致。区别水肿，还要注意头面肿还是下肢肿；是否有发热恶寒；水肿是头面重还是四肢重；下肢重还是腰腹重。只要辨明阳水、阴水或者兼证，抓住了主证，临证施治处方用药就有了头绪。

小儿水肿临床颇为常见，关于本病的主要病因是湿，多由风寒湿热外邪入侵和内伤引起。它的发病机制是与肺、脾、肾、三焦、膀胱、肠胃等功能失调密切相关。张景岳说："水肿，其标在肺、其制在脾、其本在肾。"或正气虚、外邪入侵，或肺失宣降，或脾失健运，或肾气化无权，或三焦失调，或膀胱决渎失衡。根据病因病机的不同，因而治疗方法也有所不同，其治法有：发汗、燥湿、利水、逐水、理气、宣肺、健脾、温阳等。这些基本治疗方法主要在于消水退肿。其中有直接消水退肿的，如发汗、利尿、燥湿、逐水；也有间接消水退肿的，如温化、理气、宣肺、和胃、健脾。当然病情千变万化，水肿的表现虚实往往错杂互见。因此，基本治法是根据一个病的病因、病机决定的，临床上必须根据症状的不同特点加以区别，并且要适当地配合使用兼顾施治。为了使这些治法发挥更好的作用，要根据具体病情，采用两种或多种治疗方法结合使用。例如，发汗和利尿同用，利尿和燥湿同用，发汗、利尿、燥湿同用，燥湿、利尿、温化同用，以及燥湿中兼用健脾，温化中兼用补肾等等。总之，处方用药很少走单独一条路子。

在治疗小儿水肿时，应注意小儿的生理病理特点，不宜过于使用苦寒、温燥、辛散、温补、滋腻药品，宜轻清泄热、淡渗利水、健脾宣肺理气，使水肿逐渐消退。不可图近功，否则攻其邪、伤其正。另外，治疗水肿时，不可忽视调理气机，《金匮要略》中不说水肿病，而曰水气病，这是仲景将"气"字突出，提示后人：因为气行则水行，气滞则水聚，水邪泛滥，外溢肌肤则水肿，因此在用药方面不宜过于辛温发散以耗气，辛热以伤阴，更不宜滋滞留邪，只有适当降气、行气、补气、化气，才能不至削弱气化功能。所以，水肿病治气，亦是主要关键。水肿在临床上急者治其标，缓者治其本或标本兼治。由于水肿病临床反复性大，故治疗应该抓紧，否则转成慢性，治疗十分棘手，且预后也多不良。

根据病因病机和体征的不同，治疗水肿也有各自不同的常用方剂：如：麻杏薏甘汤、越婢加术汤、麻黄连翘赤小豆汤、导水茯苓汤、五皮饮、五苓汤、猪苓汤、防己茯苓汤、真武汤、实脾饮、胃苓汤、防己黄芪汤、疏凿饮子、肾气丸等。这里仅仅是代表方剂，随着体征的变化不同，也应随之加减变化。从治疗水肿的常用成方里，足以说明这些方剂的组成都有基本治法，而且都不是单纯的一个治法。因此在临床上应遵循其治法，而不应拘泥于成方。对治疗水肿病的成方，要结合病因、病机、用药，一一推敲分析，才可以逐步领会掌握基本治法。熟悉了这些基本治法，用以指导临床遣方用药，就会得心应手，灵活化裁，师古而不泥古，使用成方而不为成方所束缚。当然随着中医药科技的发展，有许多创新的理论和治法，以及中草药，对水肿病的治疗也有显著疗效，也可采纳，在临床中使用以提高疗效。

本病的后期，症状消失或缓解，还应以丸、散剂善其后，以防复发。

现代医学之肾炎，在中医水肿病范畴内。经中医药调治后，一般认为治到水肿尽消，精神恢复，似乎治愈。殊不知有许多病例经现代医学检验，尿蛋白、红细胞还存在，说明病未痊愈，只有尿中蛋白、红细胞完全消失，肾功恢复正常，才可确证治愈。

中医理论认为"五脏者，藏精气而不泻"。肾藏精，主封藏，脾主运化精微。若肾亏损，藏精、封藏的功能失衡，若脾虚、运化统摄减退，导致肾精、脾精渗漏，无力回收，随尿液而漏泄。这与现代医学的理论有似异名而实同。所以，消除尿中蛋白主要应从调理脾肾入手。

先贤云："阳络伤，则血外溢；阴络伤，则血内溢。"尿血一症，暴发多属实火；劳损久虚，多属虚火。可见，尿血多由"火"

致。暴发尿血，如急性肾炎期，应清热凉血止血；劳损久虚尿血，如慢性肾炎期，应滋阴凉血止血。

若本病经久不愈，迁延日久，可成为慢性发作。患儿全身浮肿加重，以至目不能睁，阴囊肿大。但也有水肿消退，而面色白，倦怠无力，食欲减退，腹胀尿少，舌体胖，脉沉缓无力等。此类患儿多为现代医学所说的"肾病综合征"，此证属脾肾阳虚，行水无力。治宜温补脾肾，化气行水。

对于本病的治疗，临床使用肾上腺皮质激素虽能收到一定效果，但长期过量应用激素，可使患儿出现"满月面"、"水牛背"、面红、口渴、眩晕等阴虚阳亢征象。故于治疗时，可酌加滋阴平肝药物，如生地、元参、麦冬、石决明、牡蛎等。

水肿病的病因、病机交错互见，症状虚虚实实，病情起起伏伏变化快，故在临床施治时，要整体辨证，突出主证，分期治之，会收到预期效果。

以上是我对小儿水肿病浮浅的认识，仅供参考。

附几例典型病案以佐证之，以飨读者，请指正。

病案1：尿血（急性肾炎）

刘某，女，7岁。于1969年5月因浮肿、发热、尿急、尿频、尿血、蛋白尿住某医院，诊为"急性肾炎"。经治半月后突然高烧，大量尿血（肉眼血尿），体温高达39℃～40℃，进而昏迷、抽搐。邀余诊：其脉洪数有力，肌肤灼热，颜面潮红，神志不清，鼾睡，舌质绛，苔黄燥欠津。

辨证：脉洪数多热，证系热邪由气侵犯营血。热入心包则神昏，热伤阴络则尿血。

治宜：清心开窍，凉血清热。拟犀角地黄汤合五心清宫汤加味。

处方： 乌犀角4.5克　白芍9克　生地15克　丹皮6克

莲子心1.5克　麦冬9克　玄参12克　金银花9克

白茅根15克　连翘9克　竹叶4.5克　小蓟12克

三剂，水煎分三次服，一日一剂。

二诊： 体温略降，脉转弦稍数，神识已清，尿色渐淡，浮肿减轻，舌苔湿润，惟仍感尿急，口干喜饮。化验检查：尿中仍有大量红细胞、蛋白少许。乃余热未清，再以凉血清热法施治。

处方： 乌犀角3克　白芍9克　生地15克　　丹皮6克

银花9克　　连翘9克　白茅根15克　侧柏叶15克

焦地榆9克　水煎服两剂。

三诊： 精神食欲好转，尿检蛋白、红细胞俱减少，脉弦数，惟渴喜凉饮，下午发热，尿道烧灼，尿频量少。证系：肺燥胃热，肝肾阴亏。治以滋阴育液，壮水制火，猪苓汤加味。

处方： 猪苓9克　　茯苓9克　　阿胶9克　　滑石12克

茅根15克　泽泻4.5克　玄参9克　　麦冬9克

生地12克　石斛6克　　琥珀3克(冲)

水煎服，一日一剂。

四诊： 渴热、尿频、血尿、尿蛋白诸症渐愈，浮肿完全消退，精神食欲已如正常。给以六味地黄丸，每服一丸，日服二次，借以滋肾培脾，巩固疗效。

病案2：尿血

赵某，男，8岁。1年前，外感频繁，后即浮肿尿血，曾在当地医院诊为"急性肾炎"，经中西医两法治疗，浮肿虽然消退，但小便化验未能完全正常，尤以红细胞为多，经多方施治，缓而不解，于1976年10月就诊。其母代述：患儿小便化验，常有红细胞存在，每因感冒而加重，素日小便或黄或红，查其两脉沉细而数，苔薄舌红，以舌尖尤甚。

辨证：脉沉细主里、主虚，数则为热，舌尖红而甚者，心经热盛。心主血脉，与小肠相表里，心火过盛，下移小肠，热伤血络，导致尿血，治宜清热凉血，利水止血之法。

处方：犀角地黄汤加味。

广犀角2克　生地15克　　粉丹皮6克　白芍9克

灯心3克　　车前草15克　茅根15克

五剂，嘱其水煎分三次服，每日一剂。

半月后其母来述，服药五剂后，小便清长，化验亦正常。曾查小便三次，红细胞再未出现。后虽感冒，再未复发。半年后随访，病愈康复。

病案3：急性肾炎

刘某之女，10岁。因发烧5日伴有浮肿，尿少，于1974年6月3日住院治疗。

患儿于5日前，开始发烧，体温40.5℃，并伴有眼睑浮肿，恶心，尿少，尿色深红。在我院门诊治疗后，体温虽然下降，但其他症状依然如前，故予收治。

入院后检查：患儿呈急性病容，眼睑浮肿，咽微充血，口唇干燥。血压：130/80毫米汞柱。

化验检查：尿常规可见蛋白（+++），红细胞（+），白细胞（++），脓细胞（+），透明管型（3~5），颗粒管型（0~2）；红细胞沉降率：第 1 小时 29 毫米；酚红排泄试验：第 1 小时排出 3%，第 2 小时排出 35%。

西医诊断：急性肾小球肾炎。

初诊：精神不振，颜面浮肿，咽红微痛，恶心呕吐，不思饮食，小便不利，尿色深如浓茶，尿量每日仅有 300 毫升，脉弦数，苔薄白，舌质红。

辨证：水为至阴，其标在肺，其本在肾，其制在脾。患儿始虽发烧，经治表热虽解，心肺之热未去，而致水源不清，小便不利。肺热下移膀胱，心热下移小肠，热结下焦，伤及血络，血从溺出。先贤云："阳络伤，则血外溢；阴络伤，则血内溢。"脉证合参，知为肺失清肃，水道不利，热结下焦，伤其血络所致。

治法：清上达下，凉血止血。

处方：小蓟饮子化裁。

　　　　小蓟 15 克　牛地 12 克　　焦栀 4.5 克　木通 4.5 克
　　　　银花 9 克　　炒蒲黄 4.5 克　连翘 9 克　　薄荷 4.5 克
　　　　甘草 3 克　　茅根 24 克　　藕节炭 12 克
　　　　三剂，水煎分两次服。

二诊（6 月 4 日）：药后无明显变化，仍头晕，恶心，尿少，脉舌如前，于前方倍银花、连翘，加车前草、浮萍继服。

三诊（6 月 7 日）：患儿浮肿好转，精神食欲较佳，尿量增多（昨日尿量 1600 毫升），脉弦数，苔薄白。药已中病，效不更法，再以原方加减。

处方：小蓟 15 克　　生地 12 克　　木通 4.5 克
　　　　白茅根 24 克　炒蒲黄 4.5 克　藕节炭 12 克

竹叶 4.5 克	银花 15 克	连翘 15 克
焦栀 4.5 克	甘草 3 克	车前草 15 克

三剂，水煎分两次服，每日一剂。

四诊（6月10日）：患儿精神食欲明显好转，浮肿消退，小便正常。尿化验显著好转，蛋白微量，管型、红细胞消失，仅可见白细胞 1～2 个。继服前方以固疗效。

患儿入院后经服小蓟饮子加味，住院三日开始利尿，小便化验逐渐恢复正常，血沉第一小时 9 毫米，酚红排泄试验第一小时 60%，第二小时 10%。一般情况尚好，病告痊愈出院。

1976 年 12 月随访：患儿出院二年余，除偶有轻度感冒外，肾炎再未复发。

病案 4：急性肾炎

李某，女，13 岁。因感冒发烧，颜面浮肿尿少，住某医院诊断为"急性肾炎"，用抗生素、激素等治疗二月余。于 1974 年夏邀诊，患者颜面四肢浮肿，压之凹陷，腹部膨胀，腹水明显。诊脉沉弦而数，肌肤灼热，舌苔白腻少津。询其小便短少，发热无汗，午夜尤甚，时有微咳鼻塞。化验尿蛋白（+++），体温 38.5℃左右。

辨证：脉弦数多热，沉为气滞。发热无汗、尿少、浮肿，为脾虚肺热，气郁表闭。

治法：行气利尿，解表清肺，用茯苓导水汤加减。

处方：

茯苓 15 克	木香 4.5 克	紫苏 4.5 克	猪苓 9 克
桑皮 9 克	陈皮 9 克	腹皮 9 克	浮萍 15 克
泽泻 9 克	槟榔 9 克		

三剂水煎分两次服，每日一剂。

复诊：服第一剂，微有汗出，尿量大增，肿势略消，体温渐有下降。检查胸腹出现白㾦，色泽朗润，乃湿郁化热之征，以健脾清热利湿法施治。拟《温病条辨》苡仁竹叶汤加味。

处方：薏苡仁 15 克　竹叶 6 克　茯苓 15 克　连翘 12 克

　　　　白蔻仁 4.5 克　滑石 18 克　桑叶 9 克　通草 4.5 克

　　　　浮小麦 15 克

三剂，水煎，分两次服，每日一剂。

三诊：药后出汗渐少，白㾦仍多，检查尿蛋白（+++），但四肢浮肿消失，惟面部虚浮（激素反应），脉仍弦数，苔腻纳差，腹部自觉微胀，小便虽多，大便稀溏，日行 2～3 次。拟以健脾分清利湿法治之。

处方：萆薢分清饮加减。

　　　　川萆薢 15 克　茯苓 15 克　怀山药 24 克　菖蒲 9 克

　　　　炒芡实 20 克　陈皮 9 克　大腹皮 9 克　神曲 6 克

　　　　薏苡仁 15 克　水煎，分两次服。

四诊：前方连服十剂后，检查尿蛋白（++），自觉腰困乏力，仍纳少便溏，原方加莲子、山楂、麦芽以健脾和胃。

五诊：又服上方十剂，检查尿蛋白（+），有时微量，食欲渐好，大便次少，仍感乏力、腰困，脉沉细。证属脾肾阴虚，乃久利小便，伤阴之故，拟以归芍地黄汤加减。

处方：当归 10 克　杭芍 10 克　熟地 10 克　山药 15 克

　　　　山萸 10 克　茯苓 10 克　丹皮 6 克　萆薢 10 克

　　　　芡实 12 克

水煎，分两次服，一日一剂，连服五剂。

六诊：药后体力好转，能下床活动，食欲渐增，检查尿蛋白有时微量,有时已无。出院后以原方继服半月后复查,尿蛋白完全消失。

病案5:肾病综合征

王某,男,7岁。于1977年10月因急性肾小球肾炎复发,在武威某医院住院治疗月余,症状消失出院。不久又因感冒,水肿骤起,当地医院诊断为肾病综合征。经亲友介绍来兰州找余诊治。患儿父诉说:"小孩体弱,易感冒,时隔不到两年,发作三次,近因天气寒冷感冒,旧病复发较前严重。"视其患儿,全身肿甚,尤以面目肿盛,双目已不能睁,阴囊肿大光亮,面色晦暗,皮肤粗糙,手足发凉,腹胀满,伴呕恶不食,咳喘气促有痰,小便短少,大便溏,舌淡、苔白滑,精神倦怠无力,脉沉细。

诊断:脾肾阳虚,水湿泛滥(西医诊为肾病综合征)。

治则:温肾健脾,化气行水。

处方:真武汤合实脾饮加减。

炮附子6克^(先煎)	桂枝6克	白术9克
厚朴6克	茯苓12克	山药15克
苡仁15克	大腹皮9克	黄芪12克
杏仁6克	炒葶苈子6克	白茅根24克

五剂,水煎分三次温服,一日一剂。

服五剂后,尿量增多,腹胀减轻,食欲递增,浮肿渐退,咳喘已停,精神有所恢复,方药有效,守原方加减。

处方:炮附子6克^(先煎)	桂枝6克	白术9克
茯苓12克	山药15克	苡仁15克
黄芪12克	大腹皮9克	厚朴6克
怀牛膝6克	生姜皮9克	白茅根24克

陈皮 9 克

五剂，水煎分三次温服。

服五剂后，精神气色大有好转，全身水肿尽消，双目睁开，恢复正常，食欲睡眠良好，惟下午偶见眼睑、下肢仍有轻度浮肿，常感疲倦。

辨证：阳虚水泛已愈，脾肾气虚未复。

治则：健脾补肾，益气固表。

处方：党参 12 克　茯苓 10 克　山药 18 克　苡仁 15 克

白术 9 克　黄芪 12 克　防风 4.5 克　炒麦芽 10 克

山楂 6 克　甘草 1.5 克

五剂，水煎分两次温服，一日一剂。

济生肾气丸半丸（约 4.5 克）与汤药随同服下。

因患儿病已去八九，嘱其带药返家，每月连服五至七剂，持续 3 个月，以善其后，应静养、避风寒、淡饮食、调脾胃。

半年后，王某带子来兰复查病说："小孩虽多次感冒生病，但旧病未发。"见其小孩，面色红润，身体健康。经复查尿常规、血常规、肾功能均正常。

漫谈选方用药

一、选方

中医治病，必须四诊合参、八纲归纳、综合分析、辨证论治。在辨证的基础上，立法选方，用药物进行治疗。故有"方从法出，法随证立；方以病立，药随证易"之说。认病用药，思路宜宽不宜窄，但忌过深，需留有余地。一因病有轻重缓急，变化无穷，又因辨证之初未必即准。要细加观察，认真辨证。用药如兵，以病之缓急，定用药之参差。

临证选方不应限于"经方""时方"，而在于恰对其证。考古人处方法度，必须先审察病情、辨别性质、参考药性、斟酌轻重。如系伤寒，麻、桂无妨；感受温热，银、翘、桑、菊最宜。若以麻、桂治温热，就会火上加油。古之"桂枝下咽，阳盛则毙"之说。即是此理，反之亦然。

处方的目的是为了治病，就必须从疾病的病因、病机对证下药。《内经》说"寒者热之，热者寒之"，这是指病因；又说"其高者因而越之，其下者引而竭之，中满者泻之于内"便是指病位；还说"散者收之，急者缓之"等，便是症状。病因、病位是本，症状是标。归根到底不外"治病必求于本"。由此可见，一张对证的处方必须符合：致病因素、疾病部位、疾病症状。例如：患者恶寒、喉痒、流涕、鼻塞、咳嗽、痰多稀白、舌苔白腻、脉浮滑，诊断为风寒咳嗽，肺气失宣，常可用"杏苏饮"治之。

杏苏饮：杏仁、紫苏、前胡、桔梗、枳壳、半夏、陈皮、茯苓、甘草、姜、大枣。

方内紫苏、前胡辛散风寒，前胡兼能降气化痰（病因）；杏仁、桔梗、枳壳、甘草同用，能宣肺、调胸中之气（病位）；半夏、陈皮、茯苓有化痰顺气止咳作用（症状）。由此可见，针对病因、病位和症状，就需要选择疏散风寒、宣肺调气、止咳化痰，从这三个方面斟酌选方，起到相互呼应、全面调解的治疗作用。

又如，临床上常见实证、虚证，"实者泻之，虚者补之""实者泻其子，虚者补其母"，遇到虚证，就需补。脾虚补脾，肾虚补肾；

补脾不如补肾、补肾不如补脾；补脾须不碍肺、滋肾须不妨脾。又如"土旺则生金，勿拘拘于保肺；水旺则火熄，勿汲汲于清心"等学说。要正确地使用补剂，补中佐以动药，始能补而不见留滞。但是临床应用时，还应辨清证候的性质，分别采用不同的补法，气虚补气，血虚补血，阴虚滋阴，阳虚助阳。

补气是治疗气虚证的方法，适用于倦怠无力，呼吸少气，动则气喘，面色㿠白，食欲不振，懒于言语，肠鸣便溏，脉弱或虚大等证。常用药物如人参、白术、黄芪、炙甘草之类。代表方如四君子汤。若气虚更甚，中气下陷而致声低气短，动则气往下坠，脱肛或子宫下垂的病证，治宜益气升陷，可在补气基础上加升麻、柴胡等升提药。

补血是治疗血虚证的方法，适用于头眩目花，耳鸣耳聋，心悸失眠，面色无华，脉细数或细涩等证。常用药物如地黄、当归、芍药等。代表方如四物汤。

补气、补血虽各有重点，但不能截然划分。血是水谷之精气经过气化转变而成，故血的生成与脾胃关系密切。所以补血方中常配党参、黄芪之类益气生血。代表方如当归补血汤、归脾汤。至于气虚病证，则较少运用补血药，因嫌其偏于阴柔，易于滞气，当然也并非绝对如此。总之，应根据气虚、血虚的具体情况，分清主次，予以补气、补血或气血两补。

补阴是治疗阴虚证的方法，适用于身体消瘦，口干喉燥，虚烦不眠，便燥溲赤，甚则骨蒸盗汗，呛咳，颧红，舌红苔少，脉细数等症。常用药物如地黄、天冬、龟甲、知母等。六味地黄丸为其代表方。

补阳是治疗阳虚证的方法。所谓阳虚，主要是指肾阳虚而言。肾阳虚弱证临床可见腰膝酸痛，下肢软弱，阳痿早泄，溺后余沥，或小便频数等症状。补肾阳常用药物如附子、肉桂、杜仲、肉苁蓉等。肾气丸、右归饮为其代表方。

由于阴阳互根，"阴生于阳，阳生于阴"，所以补阴或补阳之时，应该将阴阳看成一个整体。补阴、补阳、阴阳两补都应从整体出发，不能强调一面而忽视另一面。

补法尚有峻补、平补之分。对病势急迫，如暴脱之证，宜用峻补，急救危亡；若对一般病势较缓，病程较长的虚弱证，宜用平补。峻补时宜药味少而剂量大，使其药力专而牵制少；至于平补法，在补益之中，又宜适当配伍健脾和胃、理气活血等药，以体现补正不忘祛邪，填补又兼理气的原则。

此外，使用补法应注意以下两点：

1. 对于"大实有羸状"的假虚证候，虽表面酷似虚证，其实是积热在中，不能误补。

2. 补法虽能强壮体质，增强抗病能力，但是滥用补法是不对的。应正确对待补法的作用，使补法真正发挥治病救人，增强体质的作用。

另外需要指出的是：必须辨虚了什么？虚在哪脏？虚到什么程度？用什么办法补？是直接补还是间接补？用补会出现什么弊端？都要仔细考虑。

从虚者补之的探讨来说明其他治法及思路，所要顾及考虑的问题，在此不一一列举。

不仅选方要对证，而且用药量还要恰如其分，处方药量一般不主张大量和极量，临床效果并不因量小而不著。临床用药还必须注意切合病情，做到合理使用，避免浪费和增加患者不必要的经济负担，如人参、鹿茸、犀角、羚羊等珍贵而又难得之品，能不用者尽量不用，同时注意选用价廉、宜得、效好之中草药。总之，以效为准。古人有"千方易得，一效难求"之说，寓意极深，提示我们：方药不在多，有效则验；药价不在贵，去病则灵；欲知效灵，实践最重。不论前人的经验或今人的实践，都是如此。

二、用药配伍

中药是构成处方的基本要素，因此，不仅要熟练掌握药的"四气五味""升降浮沉""归经炮炙"，更要重视药物的配伍。药物的配伍组合，有相须、相辅、相克、相反等相互配合，以尽其用。如：桂枝配麻黄是相须，葛根配麻黄是相辅，芍药配桂枝是相制，附子配三黄是相反等，各有深意存在其中，此处方用药之妙也。中药的配伍变化很多，药方中药物配伍的恰当与否，直接影响着治疗效果。例如麻黄本为发汗药，但如配用适当量的生石膏，则可减少它的发汗作用而发挥其宣肺平喘、开肺利水等作用；荆芥为解表药，如配防风、苏叶则为辛温解表药，如配薄荷、菊花则为辛凉解表药；防风可以治头痛，如配白芷则偏于治前头痛，配羌活则偏于治后头痛，配川芎、蔓荆子则偏于治两侧头痛。再如黄连配肉桂可治心肾不交的失眠；半夏配秫米可治胃中不和的失眠。药方的组织，也常因一两味药的配伍而增强治疗作用。临床用药如果不注意配伍变化和药量大小的变化，即使是立法和处方的大原则基本上是对的，也往往效果不理想，甚或无效。通过适当配伍能加强药物的效能，扩大治疗的范围，这是临床医生遣方用药要掌握的基本功和技巧。

搜集有关书籍及先辈医学家和自己的临床验证，现整理100多对有效药物配伍组合，供后学参考应用。

人参配黄芪——补气

人参配附子——温固卫气

人参配蛤蚧——纳气

人参配丹参——养心、和血

人参配麦冬、五味子——益气、敛汗、养阴、生津

丹参配檀香——活血、理气、止痛

黄芪配防风——治体虚感冒

黄芪配防己——行皮水

黄芪配当归——补气生血

黄连配肉桂——交通心肾

黄连配吴萸——平肝制吞酸

黄连配干姜——除胸中痞结

黄连配木香——止赤白痢

黄连配黄芩——泻心肺之火

黄连配半夏——止呕

黄连配乌梅——泄烦热

黄芩配厚朴——化脾胃湿热

黄柏配知母——清下焦湿热

黄柏配苍术——治下焦湿热

黄连、黄芩、黄柏——泻心、肺、肾之火

芦根配茅根——清肺胃热

沙参配百合——润肺止咳

沙参配麦冬——润肺生津

麦冬配天冬——滋养肺胃肾

石斛配玉竹——养阴、生津

仙茅配仙灵脾——补肾阳、祛寒湿

补骨脂配益智仁——补脾肾之阳，固精缩尿

龙骨配牡蛎——固脱潜阳

金樱子配芡实——固精缩尿

赤石脂配禹余粮——涩肠止泻

甘松配山柰——止胃气痛

海藻配昆布——消痰核、散结

三棱配莪术——消癥瘕痞块

茯苓配赤苓——利水

桃仁配红花——破瘀活血

蒲黄配五灵脂——祛瘀、止痛、止血

乳香配没药——理气、散瘀、止痛

藿香配佩兰——清暑醒脾

银花配连翘——清热解毒

桑叶配菊花——清风热、明目

苏梗配藿根——利脾胃之气

砂仁配蔻仁——健脾胃

青皮配陈皮——疏肝胃之气

羌活配独活——治风湿疼痛

川乌配草乌——治寒湿疼痛

杜仲配续断——补肾强腰

山药配扁豆——补脾止泻

谷芽配麦芽——助消化

神曲配山楂——消谷肉食积

柏子仁配枣仁——养心安神

鳖甲配青蒿——退骨蒸、清虚热

麻仁配瓜蒌仁——润肠通便

旋覆花配代赭石——降气镇呕

金铃子配元胡——止腹痛

香附子配高良姜——止胃脘痛

木香配槟榔——行气导滞

桔梗配枳壳——调胸膈气滞

柴胡配前胡——疏邪止咳

乌梅配生地——化阴生津

乌梅配黄连——泄烦热

枸杞子配菊花——明目

枸杞子配女贞子——滋补肝肾

五味子配干姜——化痰饮

半夏配陈皮——化痰顺气

杏仁配贝母——止咳利痰

贝母配知母——清热化痰

杏仁配苏子——降气化痰

杏仁配瓜蒌——润肺化痰

石膏配细辛——消牙龈肿痛

石膏配知母——清热除烦、生津止渴

桑皮配地骨皮——泻肺火、清虚热、止咳

半夏配麦冬——燥润相济、健脾胃

半夏配生姜——止呕逆

升麻配柴胡——升提气分、解表

牡蛎配石决明——潜阳

桑枝配丝瓜络——活络

豆豉配葱白——散寒通阳

丁香配柿蒂——止呃逆

当归配川芎——活血化瘀

当归配白芍——养血和血

乌药配小茴香——温下焦、散寒气

荆芥配防风——疏散风寒、胜湿止痛

薄荷配蝉蜕——疏散风热、透表利咽

桔梗配甘草——利咽

紫菀配冬花——止咳化痰

贝母配乌贼骨——制酸

苍术、白术，皆有燥湿、健脾之功，均可用于湿阻脾胃、脾胃气虚、运化失常而致的脘腹满闷、食欲不振、恶心呕吐、泄泻乏力，故二药常合用，不同之处有：宽中发汗，其功胜于白术；补中除湿，其力不足白术。脾虚可用白术培之；胃强可用苍术平之。补脾用白术，运脾用苍术，补运相兼，两者合用。湿盛的实证，多用苍术；脾弱的虚证，多用白术。

苍术配厚朴——燥湿行气宽中

苍术配白术——健脾燥湿

白术配枳实——健脾消痞

白术配附子——温补中气

白术配黄芩——健脾、清热、安胎

枳实配竹茹——和胃止呕

当归配牛膝——引血下行

当归配细辛——温经活血止疼

当归配首乌、黄精——养血滋阴

当归配枸杞子——滋补肝肾

熟地配生地——滋阴补血、治肝肾阴虚

白芍配甘草——甘酸缓急

白芍配柴胡——和肝泄热

白芍配桂枝——调和营卫

白芍配木香、黄连——治里急后重、痢疾腹痛

白芍配菊花、桑叶、钩藤——养阴平肝，治头疼、眩晕

蜈蚣配全蝎——通络止痛、祛风镇痉

临床用药配伍参考

自汗：黄芪、白术、五味子

盗汗：山萸肉、浮小麦、乌梅

浮肿

    阳水：麻黄、苏叶

    阴水：附子、肉桂、干姜

    腰以上肿：荆芥、桂枝

    腰以下肿：茯苓、泽泻、防己

头痛

偏寒：吴茱萸、川芎

偏热：菊花、桑叶、蔓荆子

偏后脑：羌活、天麻

偏前额：白芷、葛根

偏两侧：蔓荆子、白芍、白蒺藜

偏颠顶：藁本、牛膝

顽固性头痛：白附子、白僵蚕、全蝎

头晕：天麻、钩藤

目眩：枸杞子、菊花

视力减退：女贞子、覆盆子、蕤仁肉

耳鸣：胡桃肉、山萸肉、金樱子

鼻塞：苍耳子、辛夷、细辛

口苦：龙胆草、茵陈

口甘：佩兰、茯苓

口渴

风热：芦根、葛根

胃热：石膏、知母

肠热：大黄、芒硝

热毒：玄参、生地

伤阴：石斛、玉竹、花粉

牙痛

肾虚牙痛：骨碎补、细辛、露蜂房

风热牙痛：竹叶、石膏、生地、黄连

咽喉肿痛

实火：牛蒡子、山豆根、射干

虚火：盐知母、盐黄柏、熟地

声嘎

风寒：麻黄、杏仁、甘草

风热：蝉衣、木蝴蝶、胖大海

肺阴虚：梨汁、蜂蜜

项强

风寒：桂枝、葛根、白芷

风湿：羌活、防风、川芎

破伤风：南星、白僵蚕、蜈蚣、蝎子

肩痛：羌活、威灵仙、姜黄

四肢疼痛

上肢：桂枝、羌活、桑枝

下肢：独活、牛膝、续断

四肢麻木：当归、灵仙；上肢加桑枝、下肢加牛膝

四肢抽搐：蜈蚣、僵蚕、地龙

膝部肿痛：牛膝、独活

手指麻胀：豨莶草、丝瓜络、桑寄生、鸡血藤

咳嗽

风寒：麻黄、苏叶、杏仁

风热：桑叶、菊花、桔梗

湿痰：半夏、陈皮、川朴

阴虚：百合、麦冬、川贝

痰饮：干姜、细辛、五味子

肺痈：苇茎、鱼腥草、桔梗

久咳：百部、诃子

实喘

风寒：麻黄、杏仁、苏子

风热：桑白皮、黄芩、白果

虚喘

肺虚：党参、麦冬、五味子

肾虚：蛤蚧、附子、补骨脂

咯血

（外感）

邪在肺卫：沙参、玉竹

邪在营血：生地、玄参

火灼：山栀子、黄芩、知母

风热：桑叶、芦根、牛蒡子

燥咳：麦冬、天冬、百合

（内伤）

肝郁肝火：郁金、白芍、丹皮

内伤血络：旋覆花、降香、当归

烟酒伤肺：葛花、茜草根

脊骨痛

肾阳虚：狗脊、杜仲、牛膝、鹿角胶

寒湿：独活、防风、苍术

尾骶骨痛：牛膝、杜仲、补骨脂

胸痛

虚寒：瓜蒌、薤白

瘀滞：赤芍、红花、郁金

胸闷：枳壳、藿根、川朴

心下硬块：三棱、莪术、青皮

胁痛

胁痛寒热：柴胡、郁金

　　久痛刺痛：丹参、红花、延胡、木香

　　胀痛：柴胡、枳壳、香附、白芍

　　留饮：葶苈子、大枣

　　肝痛：川楝子、合欢皮、白芍

　　胁下硬痛：鳖甲、山甲、龟甲

腰痛

　　肾虚：杜仲、牛膝、续断

　　外伤：牛膝、乳香、没药

胃脘痛

　　寒痛：高良姜、吴茱萸、乌药

　　热痛：黄连、川楝子

　　虚痛：黄芪、党参、白术、白芍

　　气痛：沉香、砂仁、枳壳、香附

　　瘀痛：延胡索、五灵脂

　　食痛：麦芽、谷芽、神曲

　　虫痛：使君子、槟榔、乌梅

少腹痛

　　气滞：青皮、延胡索、乌药

　　肠痈：大黄、丹皮、桃仁

小腹痛

　　蓄血：丹参、桃仁、赤芍

　　热结膀胱：猪苓、茯苓、泽泻

呃逆

　　虚证：丁香、柿蒂、党参

　　实证：竹茹、枇杷叶

　　嗳气：厚朴、砂仁、藿香

　　吞酸：黄连配吴茱萸，或乌贼骨配川贝母，或煅瓦楞子、

煅牡蛎

    恶心：半夏、茯苓、生姜

呕吐

    胃寒：半夏、干姜、吴茱萸

    胃热：竹茹、半夏、山栀子、黄连

    伤食：陈皮、神曲、麦芽

    痰浊：半夏、生姜、茯苓、陈皮

    反胃：丁香、沉香、半夏

食欲差

    湿浊：半夏、茯苓、陈皮

    中气虚：人参、白术、茯苓、陈皮

大便溏薄

    中气下陷：白术、黄芪、桔梗

    湿热下注：香薷、黄连、黄芩、白头翁

    肝火偏盛：白术、白芍、防风、陈皮

    大便水泻：白术、茯苓

    寒证：煨姜、吴茱萸、补骨脂

    热证：黄连、黄芩

    湿热：白头翁、秦皮

    气虚：黄芪、党参、升麻

    滑脱：肉豆蔻、乌梅

大便秘结

    腑实：大黄、川朴、枳实

    津枯：肉苁蓉、锁阳

    热秘：麻仁、郁李仁

    气秘：沉香、槟榔、枳实

    虚秘：柏子仁、蜂蜜

冷秘：肉苁蓉、沉香、麻仁

排气：木香、川朴、莱菔子

便血：槐花、地榆、旱莲草

小便短黄：滑石、赤茯苓、通草

小便清长：金樱子、覆盆子、桑螵蛸

小便频数

肾虚：益智仁、覆盆子、桑螵蛸、山萸肉

湿热：车前子、柴胡、茯苓

消渴

上消：天花粉、麦冬、五味子

中消：石斛、葛根、花粉

下消：熟地、山萸肉、五味子

小便余沥：肉桂配知母，或杜仲配黄柏

小便刺痛

热淋：车前子、萹蓄、通草、山栀子

血淋：大小蓟、蒲黄、生地

石淋：金钱草、海金沙、琥珀、石韦

湿热：茵陈、车前子、通草

阴虚：生地、知母、黄柏

膏淋：滑石、淡竹叶、通草

小便不利

肺热：黄芩、芦根、杏仁

脾虚：黄芪、茯苓、猪苓

阳虚：麝香、附子、桑螵蛸

阴虚：知母、黄柏、肉桂

小便失禁：益智仁、桑螵蛸、覆盆子、白果

夜间多溺：桑螵蛸、覆盆子、金樱子

小便带血：茅根、地榆、石韦

怀孕浮肿：白术、茯苓、泽泻

怀孕胀闷：砂仁、橙皮、藿根

虚热

虚热有汗：秦艽、地骨皮、知母

虚热无汗：丹皮、青蒿、地骨皮

掌心热：丹皮、山栀子

掌心灼热多汗：鳖甲、地骨皮、乌梅

潮热骨蒸：银柴胡、白薇、胡黄连

口苦心热：黄连、栀子

口甜脾热：黄连、黄芩

口辣肺热：桑皮、地骨皮

口咸肾热：黄柏、知母

口酸而苦肝胆有火：龙骨、柴胡、青皮、龙胆草

第三章

跟师心得

学习席梁丞老中医经验治疗慢性萎缩性胃炎

甘肃省中医院内科　刘玲　王自立

席梁丞主任中医师是我省著名老中医，1981年去世。他从医五十余年，学验俱丰，辨证细微，治法灵活，用药量少而精，临床疗效显著。跟师学习，受益颇深。近年来，由于纤维胃镜的广泛应用，被确诊为慢性萎缩性胃炎的患者日趋增多，而目前对该病无特殊治疗方法，遂宗师训，借鉴席老治疗胃痞之经验，用于治疗经胃镜检查确诊为慢性萎缩性胃炎的患者，取得较满意效果。介绍如下：

一、肝胃气痛型胃痞

席老对中医辨证为肝气不舒，横逆犯胃，胃失和降而致胃痞者，尤其是患病日久，服诸药无效时，常以百合汤为主进行治疗。随师期间，席老常说，治疗胃病用药宜避免刚燥，因"胃喜润而恶燥""肝宜养而不宜伐"。方中百合可益气调中，滋养胃阴，台乌能顺气降逆，席老用百合汤为主，兼有瘀血的，常合用丹参饮；兼有脾胃虚寒者，合用黄芪汤；肝郁甚者，合用柴胡疏肝散等。我们治疗萎缩性胃炎时，除用上述组方外，多随证加用黄芩、金钱草，以清肝胆之热；加山楂、炒麦芽以消食和胃。

病案举例：

张某，女，32 岁，话务员。1987 年 4 月初诊。

患者胃脘胀满隐痛，连及两胁，嘈杂不适、食纳减少，烦躁易怒，嗳气呃逆，失眠多梦，大便干结。舌质偏红、苔薄白，脉沉弦。胃镜检查：胃黏膜水肿，呈花斑样改变，红白相间，幽门启闭缓慢，有少量胆汁反流。诊断：慢性萎缩性胃炎。病理检查报告：符合萎缩性胃炎。方药：百合汤合柴胡疏肝散加减。百合 30 克，台乌 10 克，柴胡 10 克，枳壳 12 克，白芍 12 克，香附 10 克，金钱草 15 克，柏子仁 15 克，川楝子 10 克，甘草 6 克。

服药 20 剂，上症减轻，惟觉头晕乏力，食纳仍少，睡眠差，改服归脾丸调理半月余，上述诸症全消。两月后复查胃镜：胃黏膜轻度花斑样改变，幽门舒缩良好，未见胆汁反流。诊断：慢性浅表性胃炎。

二、脾胃虚弱型胃痞

席老治疗善用古方但不泥古，用药主张少而精，反对药杂量重，力求恰如其分，尽量避免犀、羚、参、茸珍贵难得之品，注意选用价廉易得效好之中草药。对于脾胃虚弱寒象热象均不明显者，常采用健脾汤治疗，方中以四君子健脾益气为基础，加菖蒲宣通除湿；加陈皮、枳壳理气消胀；加山楂、麦芽化食去滞，共奏健脾开胃，益气和中之效。另外，对脾胃虚弱又兼有气血亏虚的患者，席老又常用黄芪汤合百合汤加味治疗。席老认为：虚则补之，用黄芪汤可大补气血，百合汤理气和胃。若喜暖畏寒，席老常根据寒象的程度加肉桂 3 ~ 9 克，以温中散寒。我们在临床上常以上方为基础，加香附、片姜黄行气止痛；加神曲开胃化食；加炙草补中益气。

病案举例：

1. 刘某，男，54 岁，干部。1987 年 6 月初诊。

胃脘间断饱胀不适十余年，时轻时重，伴嗳气返酸，有过间歇性黑便史，四肢无力，食欲不振，大便略稀，每日 1 ~ 2 次，舌淡苔白脉沉细。胃镜检查：胃黏膜红白相间，以白相为主，诊断：慢性萎缩性胃炎。中医诊断：胃痞（脾胃虚弱）。方药：健脾汤加味。党参 15 克，茯苓 10 克，白术 10 克，陈皮 10 克，菖蒲 12 克，枳壳 10 克，麦芽 10 克，山楂 10 克，甘草 6 克，山药 15 克，薏苡仁 12 克，煅瓦楞 12 克。

服药十余剂，患者精神好转，大便成形，每日一行，仍偶有反酸、恶心，上方去山楂，加半夏 10 克，继服一周后上述症状全消。

2. 华某，男，42 岁，工人。1986 年 3 月初诊。

患者自幼身体虚弱，平素易患感冒，近三年来经常胃痛，饥时痛甚，少食得缓，多食则胀满不适，遇冷胃痛加重，精神疲倦，头晕气短，面黄无华。舌质淡红，体胖有齿痕，苔白，脉沉细无力。平日常服香砂养胃丸之类，疗效不显。

胃镜检查：胃窦黏膜苍白，黏膜下血管显露，诊断：慢性萎缩性胃炎。病理检查报告：萎缩性胃窦炎伴肠上皮化生（中度）。

投以黄芪汤加味：黄芪 45 克，当归 15 克，肉桂 6 克，党参 15 克，白术15克，陈皮10克，神曲12克，炙草6克，丹参15克。

上药连服月余，精神大为好转，胃痛亦减，食欲增加，继以原方化裁治疗两个月，患者体重增加2公斤，"感冒"减少，复查胃镜报告同前，但病检肠化现象消失。

三、胃阴虚型胃痞

席老对胃阴不足型胃痞的患者，多用沙参麦冬汤治疗。他认为：在滋阴过程中，应避免过分滋腻，以防气滞中满之弊；有夹湿热的，应避免苦寒之品，以防伤胃。我们在临床运用中，常在本方加入乌梅以增强养阴之力；加丹参以活血化瘀，改善局部血液循环；加山楂以助消化。

病案举例：

唐某，女，40岁，某厂医生。入院日期：1984年7月17日。

患者胃脘胀满，隐隐作痛2年余，加重半年，胃脘胀满难忍，以胀为主，伴恶心，嗳气，口干不欲饮，食纳差，矢气多，手足心热，腰酸腿软，大便干结，小便短少。舌质偏红少津，舌体胖大，脉沉细数。1984年4月在当地医院胃镜检查诊断为萎缩性胃炎。入院后先辨证为气滞胃痛，方用柴胡疏肝散加减治疗，效果不显，后考虑到患者虽显气滞症状，然素体阴虚，其本仍属阴虚，宗席老经验，改用沙参麦冬汤加减治疗：北沙参12克，麦冬10克，石斛15克，玉竹10克，白芍12克，川楝子10克，炙草6克。服药34剂，胃脘胀痛基本消失，食纳增加出院。

四、脾胃积滞型胃痞

临床上有的患者因饮食积滞而致胃脘满闷，不思饮食，并见疲乏无力而要求吃补药，席老则认为：这是由于饮食积滞，胃失通降而致胃脘满闷，不思饮食。所以其虚为标，而实为本，应投以消导降浊之剂，以消为补方能取效，临证多予保和汤治之。

病案举例：

陆某，女，46岁，某公社卫生院医生。1986年元月初诊。

患者胃脘满闷，不思饮食，口干口苦，睡眠不安，头痛便秘，身体虚弱，日见消瘦。舌淡红、苔略黄腻，脉沉弦。患者自身为医，认为体弱乏力，不思饮食，而常进食滋补营养之品，病情却毫无起色，无奈求助于某医院服中药治疗，辨证为脾胃虚弱，投以香砂枳术汤、归脾汤等。住院期间，胃镜诊断为慢性萎缩性胃炎，还有胃黏膜充血、糜烂。服药治疗两月余，诸症略有减轻，但仍感脘胀纳呆，食物不香，因近年关，遂出院准备返回原籍。偶然相遇，邀开一方，追问病情后，考虑其长期用补，而使中焦壅滞不通，胃脘满闷难消，饮食更难增加，似犯有"实实"之嫌，故试投以保和汤加味：陈皮10克，半夏10克，茯苓10克，厚朴12克，莱菔子10克，连翘12克，黄芩8克，香附10克，枳壳10克，焦三仙各10克，内金12克，甘草6克。半年后患者来信告之自服上方月余，饮食渐增，体力恢复，现仍常服保和丸之类，并在当地县医院复查胃镜，报告为"慢性浅表性胃炎"。

小结：席梁丞老中医是我省一代名医，医术精湛，疗效卓著，上述治疗胃痞之经验，用之将效如桴鼓，宗师之教益，我们将扩大验证，传于来者，以济世救病。

《中医内科通讯》1989年1月

顽固性肾病综合征 1 例治验

甘肃省中医院 席梁丞

侯志民协助整理

顽固性肾病综合征是临床常见的疾病，病程较长，一般病情反复而严重。本例患者杨某，患病历时一年，治疗经过较为复杂，大体经历了单纯激素治疗，单纯中药治疗，中药合并激素及中药巩固疗效四个阶段。特别是以肃肺利水，温肾健脾为原则的中药——肃肺固本汤（自拟方），与激素并用治疗后，效如桴鼓，取效甚速，获得了十分满意的效果，患者得到了彻底治愈。经随访 3 年，效果巩固，再未复发。

一、病历及治疗经过

患者杨某，男，27 岁，甘肃省兰州市人，工人，已婚，于 1975 年 7 月 28 日住我院内科。

患者于 1975 年自觉低热，疲乏无力，食欲不振，尿量逐渐减少，继则眼、面部及两下肢浮肿。4 月 9 日在本单位职工医院检查，尿常规：蛋白（+++），红细胞（+），透明管型（+），颗粒管型 0 ~ 1，非蛋白氮 130mg%，胆固醇 525mg，腹水征可疑，诊断为肾病综合征。4 月 11 日住本单位医院治疗。用泼尼松每日 40mg 口服，并口服双氢克尿噻、氨苯蝶啶、维生素 C 等药物治疗近 1 个月，浮肿有所减轻。后因感冒，尿量减少，浮肿加重，5 月 12 日查尿常规：蛋白（+++），白细胞（+），透明管型（++），颗粒管型 0 ~ 1，继用前法又治疗 1 个月余，6 月 24 日查尿蛋白仍（+++），故于 6

月 28 日改用地塞米松 0.75mg 口服，一日四次，治疗月余，因疗程较短，疗效不够满意，来我院治疗。

入院检查：T37.2℃，P84 次 / 分，R24 次 / 分；BP110 / 70mmHg。

患者神清，面部及双眼睑浮肿，巩膜无黄染，心率 84 次 / 分，律齐，未闻及器质性杂音，两肺呼吸音清晰，腹部柔软无压痛，肝脾均未触及，腹部无移动性浊音，生理反射存在，病理反射未引出，下肢可见凹陷性水肿。舌质淡红苔少，脉象细数。

血常规：血红蛋白 11g/L，红细胞 36×10^{12}/L，白细胞总数 6.1×10^9/L，中性 72%，淋巴 28%。

尿常规: 黄色，酸性，蛋白(+++)，白细胞 0～1，颗粒管型 0～1。

酚红排泄试验：第 1 小时 65%，第 2 小时 15%，血浆蛋白 6 克，白蛋白 4 克，球蛋白 2 克。

肝功能：麝香草酚浓度（＋），硫酸锌浊度 10U，麝香草酚浊度 8U，谷丙转氨酶 145U。

8 月 15 日开始用健脾利水，消肿化湿之法，用猪苓汤和五皮饮加减。患者尿量仍不太多，且自觉恶心嗜睡，面部及下肢浮肿逐渐加重，腹胀且伴有腹泻，9 月 15 日易麻杏苡甘汤合五苓散加减，病情仍不见好转，又因感冒而畏寒咳嗽，痰白而多，纳食减少，全身明显水肿，按之凹陷，腹水征阳性，小便涩少，大便稀溏，每日 5～6 次，精神不振，疲乏无力，皮肤苍白，口渴、汗多，脉弦细数，舌质淡红，苔白。用助阳解表，健脾利水之法，方用麻黄附子细辛汤合四苓散加味服之，症状较前有所好转，但全身浮肿不减，尿量依然甚少，每日 400～500mL。11 月 21 日复因感冒，畏寒发烧，咳嗽，痰白，尿少，全身高度浮肿，面大如盆，眼睑

肿胀以至双眼不能睁开视物,下肢及阴囊高度浮肿,不能下床行走,腹水明显增加,病势急转直下。当时查:

血浆蛋白:总蛋白:3g,白蛋白1.7g,球蛋白1.3g,胆固醇410mg。

血清:钾5.9毫当量/升,钠120毫当量/升,氯108毫当量/升。

尿常规:蛋白(+++)白细胞0～2,颗粒管型1～4。

血常规:血红蛋白12g/L,红细胞4×10^{12}/L,白细胞10.2×10^{9}/L,中性68%,淋巴30%,嗜酸2%。

于11月22日起加用泼尼松10mg,一日四次,连续用至1976年1月16日,并服温肾健脾,利水消肿之中药,连服一周,病情仍未见好,尿量每日600～700mL左右。

11月28日患者面色㿠白,精神不振,咳嗽,痰白,小便短少,全身浮肿,阴囊亦肿,腰酸腿软,行动困难,食少便溏,脉沉细略数,舌质淡红,苔白而腻,此乃肺气不宣,脾肾阳虚之故。肺主气,为五脏之华盖,肺卫受感,于是肺气壅遏不宣,清肃之令失常,则咳嗽吐痰,肺为水之上源,上源不清,下流不利,肺气不宣,不能通调水道则浮肿难消;肾为先天之本,患者久病不愈,肾阴耗亏,不能化气行水,肾虚致水邪泛滥,外溢肌肤则全身浮肿,腰酸腿软。脾胃为后天之本,脾阳不振则面色㿠白,食少便溏,精神不振,运化无权,水湿停滞形成浮肿。拟宣肺利水,温肾健脾之肃肺固本汤(自拟方)治之:

处方: 防己15克　茯苓皮30克　　白术9克　　巴戟9克

　　　　附片6克　　葶苈子4.5克　　羊藿9克　　仙茅9克

　　　　猪苓15克　　薏苡仁6克　　　泽泻15克　大腹皮12克

杏仁 9 克　　车前草 30 克　　桑皮 9 克　　水煎服。

服两剂后，尿量增至每日 1000mL 以上，服五剂后尿量每日达 2000mL 以上，全身浮肿逐渐消退，服十剂后（12 月 8 日）腹水消失，病情显著好转。服十四剂后（12 月 12 日）全身浮肿皆消。12月 9 日尿蛋白（++），红细胞 0 ~ 2，12 月 18 日尿蛋白微量，服二十五剂后，尿蛋白阴性。以后则随证调整前方继服一月，在此期间虽感冒数次，但其病情未见复发。继服六味地黄汤加减巩固疗效，以善其后。

处方：熟地 15 克　　山药 15 克　　茯苓 15 克　　丹皮 6 克

泽泻 6 克　　萆薢 15 克　　川断 15 克　　山楂 12 克

神曲 9 克　　水煎服。

二、体会

本例患者具有高度水肿，大量蛋白尿，高胆固醇及低蛋白血症等四大特征，故诊断为"肾病综合征"。中医辨证属于水肿（阴水）病，是脾肾阳虚肺气不宣所致。本病与肺、脾、肾三脏有关。肺主气属卫，患者久病，肺气虚弱，卫气不固，所以每感冒而致病情反复；脾主运化，输布水谷精微，升清降浊，为化生之源，五脏六腑、四肢百骸皆赖以养，如脾虚则水液停滞而浮肿；肾与膀胱相表里，肾阳不足直接影响膀胱气化，气化失常，则小便不利，水液四溢则全身浮肿。

本例患者之治疗，大体经历了以下四个阶段，最初阶段单用激素等治疗，当病情稍减轻之际，总因感冒使病情反复而加重，继用激素治疗，效果不如开始。第二阶段单用中药辨证治疗，先后数次更方，虽见小效，但不巩固。第三阶段是经过再次辨证，以宣肺利水，温肾健脾之肃肺固本汤（自拟方）并重新加用激素，服两剂病情即见好转，服二十五剂而获痊愈。虽然多次感冒，但病情并未反复。最后阶段以六味地黄汤加减调治。

本例治验，第三阶段辨证所确立的原则，拟定的处方，以及加用激素等治疗措施是极其重要的，病情由此转危为安，迅速好转，患者得到了彻底治愈，随访三年未见复发。

席梁丞医师治验"狐惑"病 1 例

甘肃省中医院　张淑秋　唐士诚协助整理

张某，女，14 岁，系某印刷厂职工食堂陈某之女，门诊以"急性肠胃炎"收入住院，住院后经进一步检查确诊为口、眼、生殖器综合征。与中医称谓"狐惑"极为相似。

病历摘要：体温、血压、粪、尿均属正常。血检：血红蛋白 12.4g/L，白细胞总数 8.4×10^9/L，中性 78%，淋巴 22%，血沉 53 毫米/每小时。

体检：咽充血明显，扁桃体 I 肿大，右侧颊黏膜有黄豆大溃疡一个。外阴红肿（+），右侧大阴唇处有一如黄豆大的溃疡，左侧大、小阴唇有 3 个绿豆大的溃疡。右膝关节及双踝关节附近有数个风湿结节、压痛明显。

初诊（6 月 22 日）：自述复发性口疮已数年，常服核黄素但效果不著。经常咽喉干燥、疼痛，口燥发渴，读书声音嘶哑，前阴红肿、溃烂二十余日，刺痛难忍，尿道灼热，走路时由于摩擦引起阴部疼痛，故行动极为不便，膝踝关节肿痛，时出结节已有两年，近几月来，活动受限，由其父母用自行车接送上学。诊脉细数，舌苔黄腻。

辨证： 反复出口疮，咽干咽痛，声音嘶哑，口燥发渴，前阴红肿溃疡，下肢关节肿痛、出现结节，尿道灼热，脉象细数，舌苔黄腻。证属湿郁化热，经久肺胃阴伤，阴伤则肺燥胃热，热极成毒，毒盛在上，"蚀于上部则声喝（嘎）"，毒偏在下，"蚀于下部则咽干"。《金匮要略》云："狐惑之为病……蚀于喉为惑，蚀于阴为狐。"病为狐惑，证属湿热，类似下疳，好发部位多在鼻、眼、口、咽、前阴、后肛，蜃蚀黏膜，甚至溃烂。本例咽干、咽痛、声嘎，口腔、二阴出现溃疡是符合狐惑病的特点，至于膝踝关节灼痛，出现结节，亦属湿热下注，痹阻经络之故。

治则： 滋阴润燥、清热解毒，内服外敷、标本兼治。

处方： 甘露饮（局方）加味。

天冬 6 克　麦冬 10 克　枳壳 9 克　茵陈蒿 15 克

生地 15 克　石斛 12 克　黄芩 6 克　枇杷叶 10 克

苦参 10 克　甘草 5 克　雄黄 2 克 ^(冲服)

水煎二次服，七剂。

外敷方： 青黛 15 克，雄黄 9 克，枯矾 9 克。

用法： 共为细末，每用少许敷于溃疡，日敷两次，每次先以 1/4000P·P 坐浴，然后敷药。

二诊（6 月 29 日）： 药后仍感咽干喉痛、口渴喜饮，扁桃体Ⅰ度肿大，但口腔颊部溃疡基本愈合，外阴灼痛减轻，溃疡亦趋于愈合。关节仍痛，结节未消。脉弦细数，舌苔黄腻。证乃肺燥胃热，风湿热三气合邪，原方加石膏、青黛、槐子，力专解毒清热。

处方： 生石膏 15 克　槐子 6 克　　天冬 6 克　　青黛 3 克^(调)

枇杷叶 10 克　麦冬 10 克　枳壳 9 克　　黄芩 6 克

茵陈蒿 15 克　石斛 12 克　苦参 10 克　甘草 5 克

大生地 15 克　雄黄 2 克^(冲服)

水煎分两次服，四剂。

三诊（7 月 2 日）： 药后咽痛减轻、发音清亮，扁桃体已不肿大，但咽部充血，外阴已不灼痛，昨日经来先期，色紫、量多，伴有腹痛腰酸，脉象舌苔同前，继服原方调整。

处方： 生地 15 克　麦冬 10 克　　茵陈蒿 10 克　生草 5 克

石斛 15 克　元参 15 克　　枇杷叶 10 克　苦参 10 克

黄芩 5 克　青黛 3 克^(调服)　益母草 20 克　雄黄 3 克^(冲)

水煎服，七剂。

四诊（7 月 9 日）： 连服七剂，依然咽干发渴，口腔右颊部黏膜复出米粒大溃疡两个，外阴部原有几处溃疡呈基本愈合，但小阴唇又生小白点 6～7 个，不痛不痒。脉涩小数，舌红苔白。证乃热邪少熄，湿邪未去，拟芳香化湿，清热解毒法施治。

处方： 消疳饮（自拟方）。

元参 15 克　　藿香 6 克　　麦冬 10 克　何首乌 15 克

石斛 12 克　　苦参 10 克　　牛子 9 克　蒲公英 25 克

青黛 3 克^(调服)　雄黄 2 克^(冲)　甘草 5 克　土茯苓 30 克

水煎分两次服，七剂。

五诊（7 月 16 日）： 服上方咽干略减，发音清晰，口腔黏膜和前阴溃疡基本消失，惟小阴唇原有之白点，基底略红、顶端变黄。

精神、食欲大有好转,脉象、舌苔同前,继服前方加寄生以祛风胜湿;加忍冬藤、连翘以通络止痛、解毒清热。

处方:何首乌 15 克　玄参 15 克　　连翘 10 克　忍冬藤 20 克

　　　蒲公英 25 克　苦参 10 克　　牛子 9 克　　桑寄生 15 克

　　　土茯苓 30 克　青黛 3 克^(调)　雄黄 2 克^(冲)

水煎分两次服,七剂。

六诊(7月27日):下肢关节仍痛,但风湿结节已完全消失。阴唇仅见米粒大白点一个,左侧颊黏膜复出绿豆大溃疡一个,脉细滑,苔黄厚腻。原方调整。

处方:何首乌 15 克　苦参 9 克　桑寄生 20 克　独活 6 克

　　　土茯苓 30 克　菖蒲 6 克　蒲公英 15 克　木瓜 10 克

　　　威灵仙 9 克　丹皮 9 克　薏苡仁 15 克　甘草 3 克

水煎服分两次,四剂。

七诊(7月30日):服上方咽已不干,声音清亮,口颊黏膜及前阴再未继发溃疡,但关节仍有轻度疼痛,精神好转、面色红润、食欲增加,基本治愈而出院。

本例治疗过程中还肌注青霉素80万U一日两次,连注四日,口服维生素 B_1、Bco 及维生素 C。

于出院后一月半时追访,患儿身体恢复甚好,口腔及外阴再未出现溃疡,能够跑跳参加校内体育锻炼,一切行动已如正常。

1979 年 9 月 1 日

中西医结合治愈重度瘛疭证（舞蹈病）1例

甘肃省中医院 席梁丞

金文嬿　张淑秋　孟映霞　唐士诚协助整理

王某，男，9岁，于1979年4月5日因全身不自主抽动3个月，经西医确诊为：舞蹈病。此与中医称谓之瘛疭证极为相似，收入儿科住院。

病历摘要：患儿于1975年11月，发现全身抖动，到某院就诊，给"苯巴比妥""土霉素""Abc"等治疗后发作终止。1979年2月间发现患儿有时跺脚摆头，上肢不时抽动。当时家长认为小孩调皮，未予重视。近两月来全身出现多样不自主活动，如挤眉、弄眼、努嘴、吐舌、耸肩、抬腿、伸胳膊等动作，日渐频繁，症状不断加重而来就诊。

查体：神清，营养发育良好。体温37.2℃，咽红，扁桃体Ⅱ度肿大，颌下有数个淋巴结肿大如蚕豆，颈软无抵抗。双下肢有结节性红斑。观其发作表现，初则口唇、眼睑抽动，而后全身大动，手舞足蹈，其势猛烈，甚至铁床为之动摇。瞳孔等圆等大，光反应灵敏，双眼肌各方向活动好，眼底正常。四肢肌张力普遍降低，腱反射减弱。

血检：血红蛋白13.6g/L，红细胞3.5×10^{12}/L，白细胞10.2×10^9/L，中性78%，淋巴22%，血小板计数196×10^9/L，血沉2mm/第1小时。粪、尿常规均正常。

初诊（4月9日）：症见阵发性耸肩、摆头、挤眉、弄眼、努嘴、上肢抽动，剧烈时甚至头项倾斜，口发嘘声，双腿连续猛烈跳动，床铺亦随之大震，有时竟将鞋踢至半空。大发作过后，时而可见全身不自主多样性活动，观其意识清楚，问答自如，但纳食较少，睡眠不佳，常不易入睡，睡也不实，稍有响动，容易惊惕。诊脉细数，舌质略降，舌苔淡白。

辨证：据脉细数，舌质略绛，久患抽搐，失眠惊悸，四肢不自主多样性阵发抽动，证属瘛疭。瘛，筋脉拘急而缩。疭，筋脉缓疭而伸。手足伸缩交替，抽动不已，称为瘛疭。《类经》云："心主血脉，心病则血燥，血燥则筋脉相引而急，手足挛掣，病名曰瘛疭"。瘛由于肝肾阴亏所致。肝在体为筋，司全身筋骨关节之屈伸，其性刚强。若阴液不足，则水不涵木，血不养筋，而筋脉失养，故大筋挛急，四肢抽动；且因阴虚风动，风性善变，故其动作变化无常。

治则：补肾柔肝，镇静息风。

处方：大定风珠加味。

生地 15 克　白芍 12 克　炙龟甲 15 克　炙鳖甲 15 克
牡蛎 20 克　麦冬 10 克　阿胶(烊化) 9 克　炒枣仁 6 克
钩丁 6 克　炙草 10 克　琥珀(冲服) 3 克
鸡子黄 1 枚 (搅入煎服)

水煎服，一日一剂。

并用西药阿司匹林、激素、及非那更、苯巴比妥等镇静剂治疗。阿司匹林及激素用量在整个病程中根据病情有所增减，以下不再重复。

二诊（4月16日）：上方连服七剂后，四肢不自主多样性抽动明显减轻，但时有较小抽动，发作较轻。食欲增加，二便正常。舌脉同前，继服原方七剂。

三诊（4月23日）：近三天来因受感冒，舞蹈症状有所加重。服阿司匹林，出汗较多，食纳又差，故加大激素用量，继服原方加全蝎以搜风镇静。越二日（25日）自觉两腿难受，全身不舒，舞蹈动作连续出现，且下肢出现数个榆钱大小结节，继续中西药并用，连续观察十有三天，依然四肢抽动多样，时轻时重，时愈时犯，且每因感冒诱发抽动。

四诊（5月7日）：旬余之内，虽有时抽动，手舞足蹈，夜汗较多，但食欲增加，精神尚好，下肢再未出现新的结节。诊脉沉细，舌苔淡白。

据其祖母叙述：患儿此次未病之前，曾经出现幻视幻觉，入室则急速关门，说是有人追捕；睡时必以被蒙头，自谓眼见奇形怪状，警惕异常。夜间汗多，睡卧不安。

依此病因脉证合参，患儿初则幻视幻觉，异常惊恐，惊则伤神，神伤则气乱；恐则伤肾，肾伤则精亏。精液不足，水不涵木，不能柔肝息风，风动木摇，故四肢抽搐。经常汗出，是系表虚不固，荣卫不和，无抗邪能力。拟益气活血，扶正祛邪，固表敛阴，安神镇静之剂。

处方：补阳还五汤加味。

生黄芪 30 克	当归 6 克	白芍 15 克	牛膝 10 克
生龙骨 15 克	生牡蛎 15 克	红花 6 克	钩丁 10 克
川芎 5 克	琥珀 2 克 ^(冲服)	全蝎 3 个	桃仁 3 克
甘草 3 克	水煎服，一日一剂		

五诊（5月14日）：上方连服五剂后，抽搐动作有所减轻，食欲尚可，夜间汗出仍多。此后又给予桂枝葛根汤加味、三甲复脉汤加味调治半月，仍未控制。综前所述中西药并治五旬虽能获效，但不巩固。

六诊（5月28日）：观其抽动发作之际，主要先从双脚猛烈抽起，牵涉颈倾嘴歪，肩耸，口噤，手抖多样抽动。证乃久病，恐惧伤肾，汗多伤阴，阴液亏耗，血不养筋，致使脚筋挛急故抽动。据《伤寒论》"……脚挛急。……更作芍药甘草汤与之，其脚即伸"之意，遂拟芍药甘草汤加镇静安神、搜风舒筋之品。

处方：杭芍 20 克　　甘草 6 克　　怀牛膝 10 克　　木瓜 10 克

阿胶 9 克^{（烊化）}　钩丁 9 克　　伸筋草 12 克　　蜈蚣 1 条

龙骨 10 克　　牡蛎 10 克　　桑寄生 20 克

水煎服，一日一剂。

同时加大激素用量，并加氯丙嗪口服，肌注呋塞米连续四日以减轻脑水肿。

七诊（6月11日）：从服上方及调整西药一周以来，病情明显好转，舞蹈动作基本控制。每日仅有 1～2 次摇头、耸肩，动作极其轻微。但感胃胀反酸，食欲不振。前方奏效，继服原方去阿胶、龙骨，加二陈以和胃降逆。

八诊（6月29日）：症见感冒，鼻塞流涕，但再未引起明显舞蹈动作出现。病情稳定，脉细，苔白，给桑菊饮加葛根，连服三剂感冒即愈。

九诊（7月2日）：近来胃纳尚好，抽动极轻，只有轻微点头耸肩，日见 4～5 次。夜间尿床，右下肢复见红斑结节两处，药即对证，继以芍药甘草汤加味方，随证调治。

十诊（7月16日）：药后抽动现象，更有明显减轻，已不尿床，但感觉气短口干，手心发热。诊脉弦数，舌尖绛红。证乃久病伤阴，阴液未复，故拟益气养阴之剂。

处方：参麦汤合芍药甘草汤加味。

北沙参10克　麦冬6克　　五味子2克　　白芍15克

桑寄生15克　木瓜10克　生龙骨15克　生牡蛎15克

甘草5克　　　琥珀2克^{（冲服）}

水煎服，嘱连服七剂。

十一诊（7月23日）：抽搐小动作极微，犯次较前更少，但饮食量少，食后胃胀。苔微腻，脉滑数。拟健胃祛痰之剂，给保和汤三剂，以助消化增加饮食。

十二诊（7月26日）：住院3个月以来，经中西医药结合并治，虽四肢痉挛抽动症状，似已控制，但中药常服芍药、木瓜，西药多服阿司匹林，以致影响胃肠消化功能，胃胀泛酸，食少消瘦，营养不良。故暂停中药及阿司匹林（自7月18日停用），激素未停。

十三诊（8月6日）：停药十天，精神尚好，渐能进食，由原来日食1～2两增至5两，但舞蹈小动作似有似无。下肢结节亦未续出。舌苔白腻，脉象滑数。肝功报告均属正常。

住院四个月期间，中西医结合，中西药并用，对患儿半年多来的全身不自主抽动，基本得到控制，病告痊愈而出院。

半月后来院复查，一切正常，但患儿聪明伶俐，求学心强，此次因病休假已近半年，复学未满一月，既行补考，由于课程紧张，又有轻微摆头，耸肩之象。仍以芍药甘草汤加味方治之，并嘱家属让患儿再休学半年，将息疗养，以求彻底恢复健康。

1979 年 9 月 1 日

急惊后遗症——痉痹 1 例治验（风湿性脑炎）

甘肃省中医院 席梁丞

吴文磐 唐士诚协助整理

白某，女，3 岁。于 1978 年 10 月 30 日从长庆油田来我院就诊，以急惊后遗症收入儿科住院治疗。经西医会诊确诊为"风湿性脑炎"。

病历摘要：其父母代述并参考转院简介。患儿于 1978 年 7 月上旬，因被他儿突然夺取手中饼干，由此即惊又怒，当即哭闹不休，四肢乱动，手足抽搐。迨后，出现神志失常，不认双亲，语言错乱，多语狂笑，寐少纳差，烦躁惊叫。甚至昼夜不寐，力大异常，胡抓乱跳，抠鼻孔，咬指甲，手抓前阴及肛门。一次突然咬伤左手小指末节，以致坏死而被截指。病情日趋严重，后在当地住院两次，住院期间，曾服"黄连阿胶鸡子黄汤""安宫牛黄散"等后，烦躁减轻稍能入睡，但全身大汗出，手足冰凉。经服"参附汤加浮小麦"等，汗渐减少，手足转温。从此，变生诸证，病情更为复杂，逐渐口痉不能言语，下肢瘫痪不能站立行走，大小便失禁，量少次多。食欲不振，逐渐消瘦，终于卧床不起。患病三月有余，多方久治罔效。

检查：体温、胸片、抗"O"、血沉及肝功等均属正常。血检：

白细胞 14.2×10^9/L，中性多核 73%，淋巴 27%，红细胞 4.25×10^{12}/L，血红蛋白 125g/L。

初诊：（11月1日）：症见面色苍黄，形体消瘦，肌肤干燥，表情呆滞，口瘖不语，双下肢瘫痪，极度软弱，抱起时足不任地，丧失行动能力。母述患儿少寐纳差，日食 1～2 两，夜睡二三小时，睡后不久，突然尖叫，哭闹抽搐，醒则经常抠鼻孔，咬指甲，手抓前阴及肛门。时现心烦急躁，无喜笑面容。诊脉细数，苔白微腻，指纹射甲，色现青紫。

辨证：患儿病由突然受惊，同时发怒，惊怒交集，刺激情志。惊则伤神，神伤则气乱；怒则伤肝，肝伤则气郁，郁极生热，热甚生风生火，风火相煽，炼液成痰，痰火上冲，侵脑犯心，诱发急惊。邪侵心包，则现意识错乱，神志失常，烦躁失眠，抽搐不安。言为心声，声为肺音，痰火蒙蔽清窍，火邪侵灼肺经，则口瘖不语，金热不鸣。久则肝火乘脾，壮火食气，形成气弱脾虚。脾主肌肉，亦主四肢，气血为帅，血随气行，脾虚气弱，血不荣于下肢而肌肉痿痹，"气不达下肢，下肢无力""气足则有力，气虚则无力，无力故不能动"，不能动则双腿瘫痪，不能站立行走。

依据脉证分析：证属急惊未愈，慢惊又起。急惊是热甚生风，属热、属痰、属实；慢惊是脾虚肝旺，正气不足，脾肾双亏，属寒、属虚。本证是肝火犯心侮肺乘脾，上实下虚，虚实夹杂。上实为标，下虚为本。根据"急则治其标，缓则治其本""治病必求其本"及"治风先治血，血行风自灭"之旨，拟先以扶正益气，通络活瘀治其本，继以滋阴清热，通关开窍，镇静安神以治标。

处方：补阴还五汤合黄芪赤风汤加减。

生黄芪 30 克　　赤芍 10 克　　　防风 5 克　　桑寄生 5 克

生龙骨 10 克　　生牡蛎 10 克　　桃仁 3 克　　红花 5 克

怀牛膝 10 克　　石菖蒲 6 克　　　木瓜 10 克　　钩藤 9 克

炙甘草 5 克　　琥珀 2 克^(冲服)

水煎,分三次服,四剂并另服加味雄鼠散(处方附后),每服 1 克,日服 2 次。

二诊(11 月 6 日):药后夜睡比较安静,未见烦躁抽搐及哭闹,但头汗较多,纳食极差,每日仍进食 1 ~ 2 两,大小便时似有急躁现象。原方加地龙、山楂以疏脾健胃,再进七剂,继服加味雄鼠散。

三诊(11 月 13 日):睡眠明显好转,纳食大有增加。对周围事物有点反应,面部稍带表情,有时能笑。欲饮,尿量少,大便日行二次,量较多,但手心发热,微有汗出,偶有惊叫抽搐。左侧上下肢较有力,自己能屈伸和抬腿动足,但右侧较差。脉弦细数,舌苔同前。惟仍口痦不能语,足痿不能行。拟以清肺平肝,除风祛痰,开窍温肾,清上补下之剂。

处方:资寿解语汤加味。

羚羊角 1 克^(另煎兑服)　竹沥 6 克^(调服)　羌活 2 克

防风 2 克　　　　　石菖蒲 3 克　　桂枝 2 克

附片 1.5 克　　　　鲜姜 1.5 克　　明天麻 2 克

远志 3 克　　　　　炙甘草 2 克

水煎,分三次服,四剂。

四诊(11 月 17 日):从服上药后,下肢活动较前更为有力,亦能听到哭声,偶尔能呼叫妈妈、奶奶等。睡眠尚好,但有时惊嚏一二次。效不更方，继服上方七剂。

五诊（11月24日）：近日食欲睡眠已如正常，下肢虽不能站立，但活动大有进步。哭时有声有泪，间能大声叫喊，二便尚不能完全控制，仍不时心情烦躁。舌绛唇红，脉弦细数。证似心包余热未清，改用五清宫汤加味，以清心开窍。

处方：莲子心2克　玄参9克　　麦冬9克　丹参6克

　　　竹叶心5克　连翘6克　　菖蒲5克　山楂6克

　　　羚羊角2克^{（另煎兑服）}　　橘红2克

水煎分两次服，四剂

并配合针刺，每周三次以调整阴阳，舒经活络，促进发音，恢复下肢功能。

六诊（11月27日）：昨日感冒，症见发热微咳，体温37.6℃，脉搏120次/分，寐少不安。给以辛凉解表之桑菊饮三剂感冒即愈。越三日后（12月2日）开始自能下床，其母搀扶，能站立迈步行走，但步态蹒跚，左右腿步履不齐。翌日不用人扶，自能行走1～2米，但止步困难，必须急趋而行，以手扶桌椅。

七诊（12月4日）：活动渐有进步，在行走之际，口内呻吟，似仍心烦躁急。虽然能发出单音，但是不会说出复句；且原有抠鼻孔、抓二阴、咬指甲等症依然如故。此乃心肺余热未尽，累及清窍和二阴。仍以五心清宫汤加菖蒲、白芍、钩藤、琥珀以清热开窍，镇静安神，加入白蒺藜、蝉蜕止痒搜风。嘱服十剂，并拟通关清疳散（处方附后）每用少许吹鼻取嚏，以开窍解毒。

八诊（12月14日）：将通关清疳散吹入患儿鼻中少许，约莫片刻连打喷嚏二三十次。观其精神兴奋，心情急躁不能入睡，咿咿呀呀口不住声，仍不能说多字的语言，走路已如正常，继服原方半月。

九诊（1979 年 1 月 6 日）：近来精神、食欲、睡眠等大有好转，大小便已能自理，能叫妈妈，诊脉弦细，苔少质红，继服上方。

十诊（1 月 12 日）：患儿一般情况好，食纳二便正常，现已不抠鼻孔，亦不抓二阴，语言恢复之趋势比较明显，走跑正常。脉细稍数，舌苔薄白，拟温胆汤加味：

处方： 竹茹 5 克　半夏 3 克　茯苓 6 克　广陈皮 5 克

枳壳 3 克　黄连 2 克　钩藤 5 克　石菖蒲 3 克

甘草 2 克

水煎服，连服十剂。

十一诊（1 月 26 日）：近日来语言恢复甚好，说出的字音也很清晰，确切，舌脉如前。至此心肝热邪已经平熄，急惊后遗症——瘛疭将愈，苦寒清热之品理当避免。宜益气健脾，扶正培本以善其后。

处方： 醒脾汤加味。

党参 6 克	白术 6 克	半夏 5 克	茯苓 6 克
菖蒲 6 克	橘红 5 克	木香 1 克	远志 5 克
龙骨 9 克	薏仁 3 克	钩藤 5 克	炙草 5 克
琥珀 2 克〔冲服〕	神曲 5 克	茯神 6 克	

水煎服。

以上方出入调治二十余日，面色润泽，肌肉渐丰，语言及一切活动恢复正常。本例治疗过程中还配合西药治疗，主要的有：

1978 年 11 月 3 日—11 月 17 日：10% 葡萄糖 500 毫升，氢化考地松 50 毫克，维生素 C 500 毫克静点每日 1 次。

1978年11月17日—12月5日：泼尼松5毫克，一日两次。

1978年12月5日—1979年1月2日：泼尼松5毫克，一日一次。

另外还口服谷氨酸及维生素B、维生素C等。

本例患儿先后用中药汤剂（补阳还五汤合黄芪赤风汤加减、资寿解语汤加减、五心清宫汤加减、醒脾汤加减）及加味雄鼠散内服，通关清疳散吹鼻取嚏开窍，口服激素、维生素，后期配合针刺，住院共117天，痊愈而出院。

附：加味雄鼠散（自拟方）

朱砂20克　琥珀50克　龙骨30克　胎鼠50只

郁金30克　明矾15克　栀子15克　南星15克

半夏30克　茯苓50克　陈皮30克　天竺黄30克

共为细末，成人量每服2克，一日二次。

通关清疳散（自拟方）：芦荟、蟾酥、青黛、雄黄、冰片各等份，研细末，取少许吹鼻内取嚏。

席梁丞治疗肾病综合征的经验研究

上海普陀区中医医院　叶盛德

甘肃省中医院已故席梁丞主任医师是全国名中医，其学术思想在黄文东老师主编的《著名中医学家学术经验》一书中曾有较透彻的介绍。我在甘肃工作期间有幸经常侍诊席老左右。现将席老在肾病综合征方面的治疗经验作一初步研究，以纪念席老逝世16周年。

1.病历分析　本文选择席老在20世纪70年代直至1981年逝世时期内，在省中医院住院部内儿科治疗肾病综合征的完整病历

34 例。一是因为席老此时治疗肾病综合征的经验日趋成熟，二是因为住院病历各项资料比较完整、可靠，具有研究价值。

3 ~ 7 岁 12 例，其中男 11 例，女 1 例；8 ~ 14 岁 17 例，其中男 16 例，女 1 例；15 ~ 32 岁 5 例，其中男 2 例，女 3 例。

根据 1979 年儿科肾脏病科研协作组提出的分类方案。大量蛋白尿 +++ ~ ++++ 持续 2 周以上，尿蛋白定量大于 0.05 ~ 0.1g/（kg·d）。本文 34 例尿蛋白定性，23 例（++++），8 例（+++），3 例（++）以下者是原诊断明确而又复发入院者。凡做尿蛋白定量者均大于 0.2 g/（kg·d）。

低蛋白血症：血浆白蛋白低于 3g/dL。本文 31 例血浆白蛋白皆低于 3 g/dL（最低者 0.3 g/dL），3 例高于 3g/dL，是复发入院者。34 例血浆白蛋白均值为 1.67 g/dL，血浆总蛋白均值为 3.5 g/dL。

高胆固醇血症：血浆胆固醇高于 220mg/dL。本文 31 例血浆胆固醇高于 220mg/dL（最高者 800mg/dL），3 例低于 220mg/dL 是复发入院者，34 例血浆胆固醇值均为 398mg/dL。

水肿可轻可重。本文 34 例均有不同程度水肿。专家们认为，大量蛋白尿和低蛋白血症为必备条件。

另外本义 34 例中有合并症者 9 例，合并症有腹膜炎、阑尾炎、丹毒、肺炎、痢疾、肝炎等 9 种疾病。

34 例中，以初发病史入院 7 例，最短病程为 1 周；以复发病史入院 27 例，病程最长达 4 年。复发病例占 80.0%。复发病人入院原因以在外院经西医西药治疗无效或效果较差而来中医院请求中医中药治疗者居多，其中西药无效者 6 例，占 22.0%。

2. 治疗经验　肾病患者常以面睑浮肿，尿少为主诉入院。脉多弦数，舌淡苔白腻，少津，此时席老多以五苓散为主辨证加减，利水消肿。若头面浮肿加浮萍；四肢肿著加防己；全身水肿合五皮饮。患者若原为肾病趋愈，又罹外感复发，风温者合银翘散加减，去桂枝、白术；风寒者则合麻黄附子细辛汤加减，以桂易附；若阴囊水肿较甚，则用附子通阳利水祛肾风。如此用药，多忌复发者阴虚，当力避辛温伤阴之弊，以宗固护阴液之旨。若已阴虚，则加阿胶、滑石即为猪苓汤合用。

上法随证应用得当，一般用药2～3周，患者尿利，水肿消退亦较明显。但是，常规化验尿蛋白仍在（+++）左右波动，且血浆胆固醇仍高，血浆总蛋白较低。白蛋白、球蛋白比例倒置，肾功能较差（限于医院当时条件，NPN为主）。肾病进入此阶段，患者自觉纳差、乏力或便溏，或腹胀，脉多沉细，舌淡苔腻。席老此时常以萆薢分清饮为主辨证加减，健脾益肾，分清泌浊。原方去温燥之乌药，既免耗伤阴液，又避缩泉之嫌；加甘淡健脾之山药、薏苡仁，甘平益肾之莲子，力倡平补脾肾之说。加减后方药如下：萆薢、菖蒲、益智仁、茯苓、甘草梢、山药、薏苡仁、莲子。临床气虚加黄芪、白术；腹胀加大腹皮、陈皮；肺热加桑皮、青黛；舌苔厚腻加山楂、麦芽、神曲；水瘀交阻加丹参、水蛭；阴虚阳亢明显者则加知柏地黄丸合用。

在整个治疗过程中，席老强调肾病水肿总与肺脾肾三脏相干，以肺为标，以脾、肾为本。又谓脾为后天之本，气血生化之源，临床注重健脾，又忌伤阴耗液，因为阴液为人身之根本，肾病后期总归阴虚，但养阴又不能碍脾，要在平淡中见功夫。所以临床用药提醒慎用虎狼，药量要精、少，加减需得当，持之以恒，必有实效。

3. 疗效研究 观察有关化验指标结果，34 例病人经席老临床治疗后，血浆总蛋白量均值为 5.67g/dL，升高均数 2.17g/dL，经统计学处理，t 值为 7.40，$P < 0.001$；血 NPN 量，治疗前后下降均值为 14.27mg，经统计学处理，t 值为 3.64，$P < 0.01$，尿蛋白定性，治疗前（+），均数为 3.5 个，治疗后下降（+），均数为 3.3 个。

从上述结果表明，席老的治疗经验对 4 个客观指标，均有非常显著的意义。

观察整个疾病病情的治疗效果，34 例病人出院时的近期疗效判断为：完全缓解 17 例，基本缓解 14 例，部分缓解 2 例，死亡 1 例。部分缓解 2 例中，一例患儿住院 14 天，家长要求出院，门诊继续治疗，继服萆薢分清饮加减，结果完全缓解。一例死亡病人为合并败血症，感染中毒性休克，死亡。

远期疗效观察：随访 21 例，14 例巩固缓解，占 66.60%，7 例复发，占 33.30%。

4. 小结 本文初步总结了已故全国名中医席梁丞主任医师治疗肾病综合征的临床经验。通过对 34 例诊断明确的肾病综合征患者住院后的近期疗效判断和远期疗效随访，尤其是通过应用医学统计学方法对住院病人治疗前后的四项客观指标的数据处理和结果观察，说明席老的治疗经验对肾病综合征有明显疗效和显著性意义。因此，可以提供临床参考和进一步研究，以志对席老的纪念。

参考文献

1. 黄文东 . 著名中医学家学术经验 . 长沙：湖南科学技术出版社，1981；278

2. 席梁丞治验录．兰州：甘肃人民出版社，1978；121

3. 中医医案医话集锦．兰州：甘肃人民出版社，1981；301

《甘肃中医》1997 年第 10 卷第 3 期

席梁丞养阴五方

靖远县中医院 张玉明

席梁丞医师是甘肃省名老中医之一，原籍甘肃武威县，1981年逝世。他行医 50 多年，有着丰富的实践经验。席老在理论上除重视三经两典的研究外，对陈修园医书和后世温病学说更善研讨。临床治病，善于求本护阴，用药轻灵，多能权变。他提出："方不在多，有效则验，药不在贵，去病为灵"。

我跟随席老学习时，深深体会到席老运用养阴方剂有独到之处，现根据有关资料，对其常用的具有代表性的养阴五方，加以整理，供同道参考。

1. 加减生脉散　沙参、麦冬、五味子。

席老每遇阴分不足，或热病后期阴液大伤，或久病之后阴亏生燥的患者，常以生脉散用沙参易人参，取其补阴养液之功。盖热病后期，最易耗伤津液，只可养阴，不可补气，补气即可以动火，恐炉烟未熄，补气有复燃之患。故以沙参易人参，去其补阳之性，取其养阴之力。沙参、麦冬养阴生津，五味酸敛耗伤之阴，散失之液，共成养液敛阴、生津润燥之方。席老以此方为基础养阴方，临床加减甚为灵活。

2. 加减补阴益气煎　沙参、生地、山药、当归、陈皮、升麻、柴胡、甘草。

李杲（李东垣）的补中益气汤，张景岳嫌其偏燥偏温，故去方中之黄芪、白术、大枣，加山药、熟地，方名为补阴益气煎。席老喜用其方，临证又以沙参易人参，生地易熟地，补阴清热的作用更著。补中益气汤治疗气虚身热，取其甘温以除大热；席老的加减补阴益气煎，则治疗阴虚身热，取其甘润以除大热。补中益气汤升补脾阳，补阴益气煎加减升补脾阴。补中益气汤治疗气虚感冒，加减补阴益气煎治疗阴虚感冒。席老对肺虚久咳偏于阴虚者，于本方再加地骨皮、五味子，养阴敛气，润肺止咳，每获良效。

3. 加减养阴复液汤　生地、麦冬、元参、白芍、丹皮、川贝、银花、连翘、葛根、薄荷。

感冒有风寒、风热、风湿之辨，有气虚、阳虚、血虚、阴虚之别。就血虚、阴虚而言，教材皆载用葱白七味方和加减葳蕤汤。席老则不然，每遇血虚、阴虚感冒患者，常用加减养阴复液汤，取效甚捷。方中生地、白芍、丹皮补血凉血；葛根、薄荷轻清透表；银花、连翘清热解毒；川贝润肺化痰，共成补血养阴、透表清热之方。用以治疗阴血俱亏，感受温热之邪的身热、口渴、咳嗽等证，亦用于伏气温病初起的病例。温热病的斑疹、白痦，席老亦用此方获取良效。

4. 加减六神汤　山药、扁豆、苡仁、茯苓、橘红、炙草。

王肯堂的六神汤（四君子汤加山药、扁豆），是治疗脾虚泄泻的方剂。席老去方中白术之燥，加苡仁健脾渗湿，去党参之滋腻，加橘红理气和中，止泄而不留邪，共成健脾滋阴，渗湿利水，分清降浊之方。治疗久泻不止、脾阴有伤者每有良效。

需要说明的是脾阴虚与胃阴虚临床是有区别的，席老的加减六神汤，主要治疗腹胀肠鸣，大便溏薄，完谷不化，四肢倦怠，面黄体瘦，脉象虚细，舌苔薄白，指纹淡红等脾阴不足而泄泻不止者。

5. 五子养亲膏 苏子 100 克，白芥子 30 克，莱菔子 30 克，杏仁 100 克，五味子 15 克。

制法：上药共为细末，加入酥油 90 克，冰糖 90 克，蜂蜜 750 克，红白糖各 90 克，猪板油 90 克，共放瓷盆内和匀，蒸半小时，待冷时再搅匀，放罐内备用。

用法：每用一汤匙，加开水一杯，早晚空腹服。喘不已是痰不休，痰不休是食之滞，食之滞是气不顺，此乃韩氏制三子养亲汤之义也。人至老年，气阴已不足，再加痰喘，气阴更为耗伤，久喘不已，肺阴能为不虚？故席老加杏仁润肺，五味子敛阴，成为五子养亲汤。又因理气化痰之品，多燥多烈，只可暂用，不可久服，只可治标，不可图本，故席老为了服药方便，缓图其功，又于五子养亲汤加猪油、酥油等药制成膏剂，标本兼顾，缓取其效。

方中三子化痰，有二油、蜜糖则化痰不伤阴；二油、蜜糖润肺，有三子则润肺而不敛邪。杏仁降肺，五味敛气，共成降气平喘，消食化痰，润肺止咳，敛肺止嗽之剂。治久嗽、久喘，未作、已作皆可服用。

从以上五方可以看出，席老对方剂的加减有法，运用灵活，他善用古方，而不泥古，妙于加减，养阴为最。

《中医内科通讯》1986 年 1 月

席梁丞儿科用药特色及临床验方举隅

席书贤　席英贤

先父席梁承系甘肃省著名老中医，从事中医临床近 50 载，不仅擅长内、妇科，并且对儿科疾病的治疗，亦颇具特色，疗效卓著。在其晚年，笔者有幸跟随临证，耳濡目染，受益匪浅。现将父亲儿科用药特色及临床常用验方简介如下。

一、儿科用药特色

1. 方专药精　父亲基于对小儿生机蓬勃，活力充沛，反应敏捷，患病后病因较单纯，且"其脏气清灵，随拨随应，但能确得其本而摄取之，则一药可愈"之生理、病理的深刻认识，在治疗上认为儿科用药力求精炼，方宜专而药宜纯，方药简练，切中病机。忌用药繁杂重复，药效互相牵制而影响疗效。如小儿感冒见咳嗽发热，咽痛呕逆，腹痛泄泻及发惊等症，辨为外感夹食滞之病机，治以宣散导滞之法，则能使诸症平息。《锦囊秘录》有云："病情虽多，而其原头只在一处，治其一，则百病消，治其余，则头绪愈多，益增百病，既疗其他，又顾其此，本之不揣，药无精一，如着百家衣，徒为识者笑。"由此可见，仔细辨证，求病之本，药精方专，方能药到病除。

2. 量轻方小　因父亲选药精当，临床用药本着药味宜少，分量宜轻的原则，一般量 3 ~ 6 克，重则 9 克，较少用大剂量者。如蝉蜕、竹叶、薄荷、香薷、藿香及木香、枳壳、橘红等用量多为 3 克左右。临证力求辨证准确，处方简洁明了，忌大方大药，宁可再剂，不可重剂，重则欲速不达。一般处方 7～8 味，多者不超 12～13味。对泄泻患儿之服药，更是嘱其少量频服。因小儿稚阴稚阳，"如草之芽，如蚕之菌"，脾胃娇嫩，药量过重，易药过病所，脾胃亦受损。如若顿服量多，致胃不受药，亦犯胃气出现呕吐，因此应避免药气伤害脾胃，固护其本，则抗邪有力。这样轻剂频服乃因势导邪不伐无辜，顾全胃气，也正是他一贯倡导的"方不在多，有效则验，药不在贵去病为灵"在儿科治疗上的体现。

3. 气轻味薄 小儿"五脏六腑，成而未全，全而未壮"，神气怯弱，受邪致病，若调治不当，易轻病变重，重病转危。治疗成败与医者的辨证准确及用药恰当密切相关。父亲临证不但通过察苗窍、观色脉、看指纹、闻气息、问家长、审病因、辨虚实寒热、辨证论治，还重视选择质轻味薄之品，既不损伤正气，又能醒脾胃灵气机。忌妄用苦寒、辛燥、重浊之味伤阳耗阴伐小儿方生之气，损伤脏腑，使病情剧变。因此在治疗上对大辛、大热、大苦、大寒、有毒、攻伐、腻滞之药，嘱须慎用，需要用时注意中病即止，不可过剂。他认为药物均有偏胜，既可以治病，也可以致病。对小儿用药不可过于猛烈，补虚不宜呆滞，消导不宜太猛，清热不可过凉，渗湿适可而止。提倡在稳妥之中求变化，平和之中收效果。如治小儿泄泻强调健脾勿伤阴，养阴莫碍胃，用药喜择扁豆、怀山药、茯苓、薏苡仁、莲子等气味轻薄之品，甘淡健脾止泻，且药汁色味清淡，苦味不甚，小儿容易接受服药。

4. 善施药膳 小儿服药诸多不便，一者小儿畏苦，灌汤药多哭闹挣扎，易误入气管，且家长又多姑息，以致病情迁延。另外需久服长服药调治之疾病，煎药喂药常给家长造成困难。对此，父亲喜用药膳，即在患儿食物中掺入适量气味轻薄、苦味不甚之有关药物，以便服食。如小儿疳积，常令家长在蒸馍时将"羊肝散"（北沙参、怀山药、建莲子、炒扁豆、草决明、木贼、蝉蜕、密蒙花、甘草、羊肝）撒在面上做成花卷，常吃多能达到治愈目的。对泄泻反复不愈之患儿用参苓白术散依上法治愈者更多。也可用炒薏仁、炒芡实、炒粳米及少量干姜混合后碾成细粉，每次适量加糖或盐调成糊状烧开服用，效果亦佳。更有久泻、频泻及中毒性消化不良者用"燕窝粥"治愈。对肾炎、肾病综合征之蛋白微量久不消失之患儿，嘱用薏苡仁、怀山药、芡实、莲子、黄芪等适量熬粥时加入食用，或煎成汤剂服食，确能收到消除蛋白的作用。又如菌痢烧吃大蒜、肾病低蛋白血症喝羊奶及鲫鱼汤之类，利用食物本身对疾病的治疗作用，因地制宜，审时度势，不误病情地配合使用，使红枣、胡萝卜、白萝卜、藕、荸荠、梨、百合、绿豆等更添医疗光彩。充分利用食物中的药物，药物中的食物，不但治疗疾病，且可防患于未然。

二、验方举隅

1. 杏苏二陈汤　由杏仁、茯苓各6克，苏子、半夏、桔梗各3克，前胡4克，橘红5克，甘草2克组成。具有宣肺降气，祛痰止咳之功。适用于不发热，咳嗽甚，喉中痰鸣，流涕鼻塞，苔白或白腻，脉弦滑或浮，及表证不著，痰湿阻肺，气逆咳喘者。

例：杨某，男，6个月。

初生2周后发现婴儿痰鸣气促，呼吸困难，口唇、指甲发绀。在某军区医院诊治，确诊为"先天性心脏病"，准备手术治疗，家属未遂，以西药保守治疗，病情未见好转，即抱来就诊。诊时患儿喉中痰声辘辘，犹如拉锯，喘息抬肩，点头呼吸可见三凹征。抱起稍轻，卧则喘息痰鸣更剧，整日不能平卧，病情每因感冒而加重。舌苔白腻，脉弦滑，指纹紫红。证系心脾阳气不振，痰湿阻肺，治宜宣肺降逆，燥湿豁痰。

处方：炒杏仁、陈皮、贝母各3克，苏子、法半夏、莱菔子各2克，茯苓5克，白芥子、甘草各1.5克。

服2剂后痰鸣大减，但平卧仍闻痰声犹如拽锯，呼吸困难。上方加桂枝尖、蜂房各2克，瓜蒌3克，以强心宽中，温通祛痰。进2剂见患儿面色好转，已无发绀。呼吸微促，喉间偶有痰鸣，三凹征消失。效不更方，原方再投3剂而愈。

按：此例患儿证系先天禀赋不足，心脾阳气不振，痰浊内生，阻遏气机，肺气不宣，痰湿不降所致。先以本方加白芥子、莱菔子、贝母宣肺降逆开窍祛疾以治标，终以本方加桂枝尖、瓜蒌、蜂房调和肺胃、强心益气以治本，使病情日趋好转而愈。

2.加减六神汤　由炒扁豆、茯苓、怀山药、薏苡仁各6～9克，橘红3～6克，甘草1.5克组成。具有健脾止泻，理气和胃之功。主治脾虚泄泻，症见腹胀肠鸣，完谷不化，色淡黄不臭，四肢厥冷，面黄体瘦，舌苔白薄，脉虚细，指纹淡红或青淡。

例：杨某，男，1岁。

患儿1月前因吃不洁食物，引起下痢，经中西医治疗痢疾已止，未过几日腹泻又作，月余未止，曾住兰州某医院，诊为"单纯性消化不良"。前来就医，家属诉：大便日泻20余次，质稀薄时为水样，夹有不消化之食物，在就诊时即大便二三次。查其舌苔薄白，脉沉细，指纹淡红。证属脾胃损伤，脾虚泄泻，治宜健脾止泻，和胃固脱。

处方：怀山药、茯苓、扁豆、薏苡仁各 6 克，橘红、焦山楂、诃子肉各 3 克，罂粟壳 1.5 克，甘草 2 克。

连服 3 剂，大便次数明显减少，似已成形。再进 2 剂，大便成形而痊愈。

按：本方系《证治准绳》方六神散加减而成。因小儿脏腑娇嫩，脾胃薄弱，且多因伤食伤乳而腹泻，故去滋补之党参，免滞其邪；泄泻次多极易伤阴，则去药性温燥之白术。薏苡仁以健脾渗湿止泻，加橘红理气和胃，使其止泻而不留邪。本案患儿之脉症合参，知为饮食不节，损伤胃脾，泻下日久，大有滑脱之象，急投加减六神汤加焦山楂、诃子肉、罂粟壳收涩固脱，使脾运健，胃气和，泄泻止。

《新中医》1993 年 9 月

后记

　　在先父席梁丞离世32年之时，凝聚了先父一生心血结晶的《席梁丞医案医话选》一书终由我们兄弟姐妹四人合力搜集编纂完成，不日即出版面世。此时此刻，正值2013年初夏，天晴气朗，万物蓬勃，余临风抚书，百感交集，不禁想再作几句蛇足之言。

　　先父一生攻医，终有春华秋实之报；医德高尚，行业内外有口皆碑；脾性霭如，后辈皆袭忠厚之风。35年前的1978年，收集有先父部分经典医案的《席梁丞治验录》出版刊行，3年后，另一部颇具价值的《席梁丞医话》完成初稿，本可与前书合为姊妹篇，但惜先父突患急疾而溘然离世，此稿因之搁置，未能付梓完璧。日月迁延，此憾在余心中长存久矣！余数十年在玉门油田、吐哈油田医院行医，闲暇时，为父"完璧"之夙愿与日俱增。近年，余兄弟姐妹次第步入花甲或古稀之年，个个鬓发萧然，亦更怀旧念旧。环坐剪烛时皆叹：吾等持有先父庇荫而业固家稳、衣食有资，今逢太平盛世，正是对父衔环结草以报之时；而与亲朋故旧小聚时，众犹不时念及先父惜未刊行之书。这又勾起吾等的"城南旧事"，复忆及先父"勿愤愤于哀，毋朦朦于志"等励志语，遂决定以先父言行为箴，毋负其训，完成32年前未竟之事，了却心中夙愿。

之后，经一年多时间的搜集梳理、编纂勘校，一本全新的基本能囊括先父一生从医治学精髓的《席梁丞医案医话选》终于脱稿。此书由"医案""医话"和"跟师心得"三部分组成。医案篇内精选了《席梁丞治验录》一书的部分内容；医话篇是由《席梁丞医话》及先父遗留的部分讲稿、手稿合并而成；跟师心得篇则收录了先父的弟子们撰写并在书刊发表过的从师心得体会。在整理编修过程中，余不敢有丝毫懈怠和大意，常常是疏窗孤灯，逐条核对；为安一字，呵笔三更，以免此书在传至后人时留舛误也。

余要特别提及的是，此书医案篇、医话篇的内容，系20世纪70年代在甘肃省中医院的鼎力支持与组织下，由王自立、唐士诚、梁玉珍、席书贤等协助整理而成，诸位医届先贤曾为此辛勤耕作，不惮心血。今次在吾等重新编纂《席梁丞医案医话选》时，又承蒙王自立、唐士诚二位贤达不时地赐教和指谬。继之，二老又以耄耋之体，拨冗欣然为先父作忆。此外，诸多医家亲自撰写的跟随余先父学医的心得体会，不啻是先父学术思想和临床经验的鲜活记录，更是十分宝贵的专业资料文献。诸多先贤之文，其情也真，其意也切，霍然为书添彩。吾等高谊铭心，由衷感谢！

在此书的编纂、出版过程中，众多师长和朋友们热心相助，才使此书得以刊行。在此，谨一并致以深切之谢忱！吾等才疏学浅，尽管使出驾马之力，然此书定有不足、差错甚至谬误，亦恳望专家学者不吝指正。

言及此，意未尽。完成此书，自可告慰先父在天之灵，然余由此及彼，思先父一生业有成、德有立，其中不乏内助之功也。余之先母不惟贤惠慈爱，治家亦克勤克俭，从不以家事牵累先父。而先父以一介寒士，能终身埋首向医而有荣焉，自与先母虔心辅助不可分也。故此书面世，亦可使先母在天之灵欣然安然矣。灯下摩挲此书稿，心似七月钱塘潮，儿时故事层层涌来，犹仿佛还在故园书斋中，侍坐向父请教问难时也。

2014 年 5 月 12 日

席守贤谨识